图解人体手册

详细了解巧妙的人体结构和机制

〔日〕牛顿出版社　编

《科学世界》杂志社　译

U0289548

科 学 出 版 社

北 京

图字号：01-2021-6737

内 容 简 介

人体，即我们自身。吸一次气，能吸入多少氧？从心脏流出的血液在体内循环一周需要多长的时间？肾脏每天过滤的血液量是多少？虽然是自己的身体，但想必也有许多事情是自己所不知道的吧！

本书通过丰富的图片介绍精巧无比的人体结构和功能，从探索食物去向的"消化与吸收"开始，依次介绍了承担排尿和新生命诞生使命的"泌尿器官与生殖器官"、永不停息的生命维持装置"肺与心脏"、支撑身体的"皮肤、骨骼与肌肉"、用于了解外部世界的巧妙的"感觉器官"、统领和调节人体的"脑、神经、激素"，以及"血液与免疫"等内容，并在各章节中列举与各类器官有关的主要疾病及其病因，通过了解人体机制，也可以深入了解疾病。

归根结底，复杂的人体也是由一个小小的"受精卵"发育而成的，经过怎样的过程才形成了人体？在最后一章中，我们换一个角度来看看从受精卵到复杂人体构造的演变过程。"为什么人类有智齿？为什么男人也有乳头？"等，从有关人体的朴素问题中，也可以探寻人类进化之谜。

NEWTON BESSATSU JINTAI KANZEN GUIDE KAITEI DAI 2 HAN

©Newton Press 2020

Chinese translation rights in simplified characters arranged with Newton Press

Through Japan UNI Agency, Inc, Tokyo

www.newtonpress.co.jp

图书在版编目（CIP）数据

图解人体手册 / 日本牛顿出版社编；《科学世界》杂志社译 . —北京：科学出版社，2023.2
ISBN 978-7-03-070680-5

Ⅰ.①图… Ⅱ.①日…②科… Ⅲ.①人体 – 图解 Ⅳ.① R32–64

中国版本图书馆 CIP 数据核字（2021）第 232374 号

责任编辑：周 辉 王亚萍 / 责任校对：刘 芳
责任印制：李 晴 / 排版设计：楠竹文化

科 学 出 版 社 出版
北京东黄城根北街16号
邮政编码：100717
http://www.sciencep.com

北京盛通印刷股份有限公司 印刷
科学出版社发行 各地新华书店经销

*

2023 年 2 月第 一 版 开本：889 × 1194 1/16
2024 年 4 月第二次印刷 印张：11
字数：280 000

定价：88.00 元
（如有印装质量问题，我社负责调换）

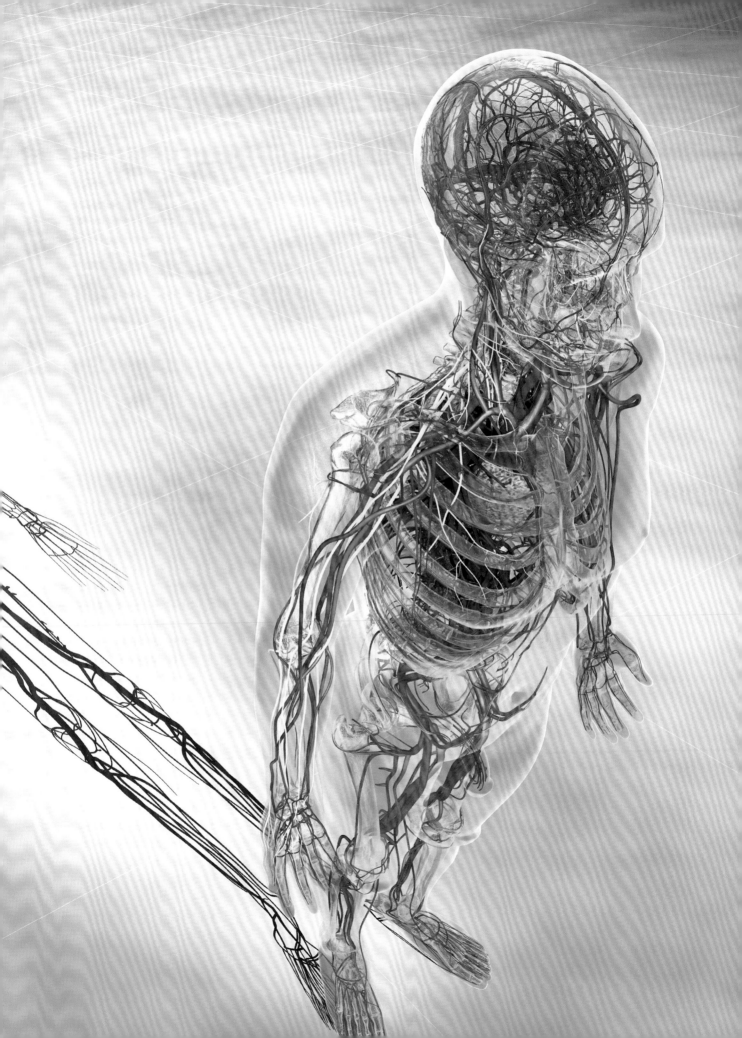

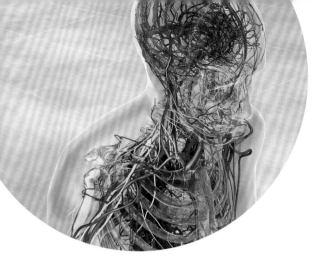

详细了解自身巧妙的结构和机制！
图解人体手册

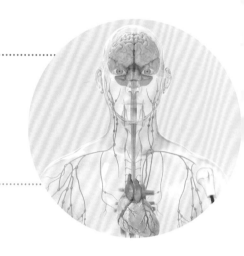

1 消化与吸收

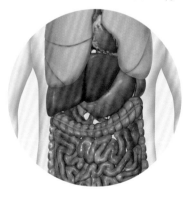

2 泌尿器官与生殖器官

3 肺与心脏

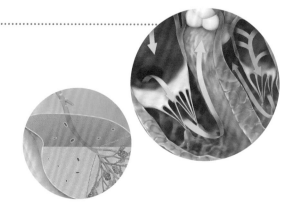

4 皮肤、骨骼与肌肉

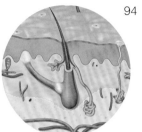

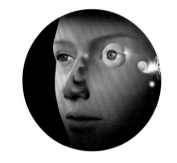

5 感觉器官

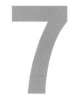

6 脑、神经、激素

7 血液与免疫

8 人体是怎样形成的？

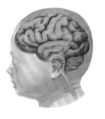

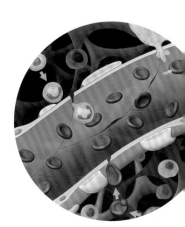

探秘人体内部结构！

图片描绘了人体内部的主要器官和血管。下面，就让我们一起看看肺、心脏、肝脏、胃、肠、膀胱等器官的位置和大小吧。

血管是人体运送血液的管道。"动脉"将血液从心脏带至全身各处，"静脉"则将血液自全身各处带回心脏。图中用红色表示动脉，用蓝色表示静脉。此外，图片仅描绘了腰部和腿部的大小和重量部分骨骼和肌肉。图片中各种器官的大小和重量是成年男性（身高约 170 厘米、体重约 65 公斤）的平均值。

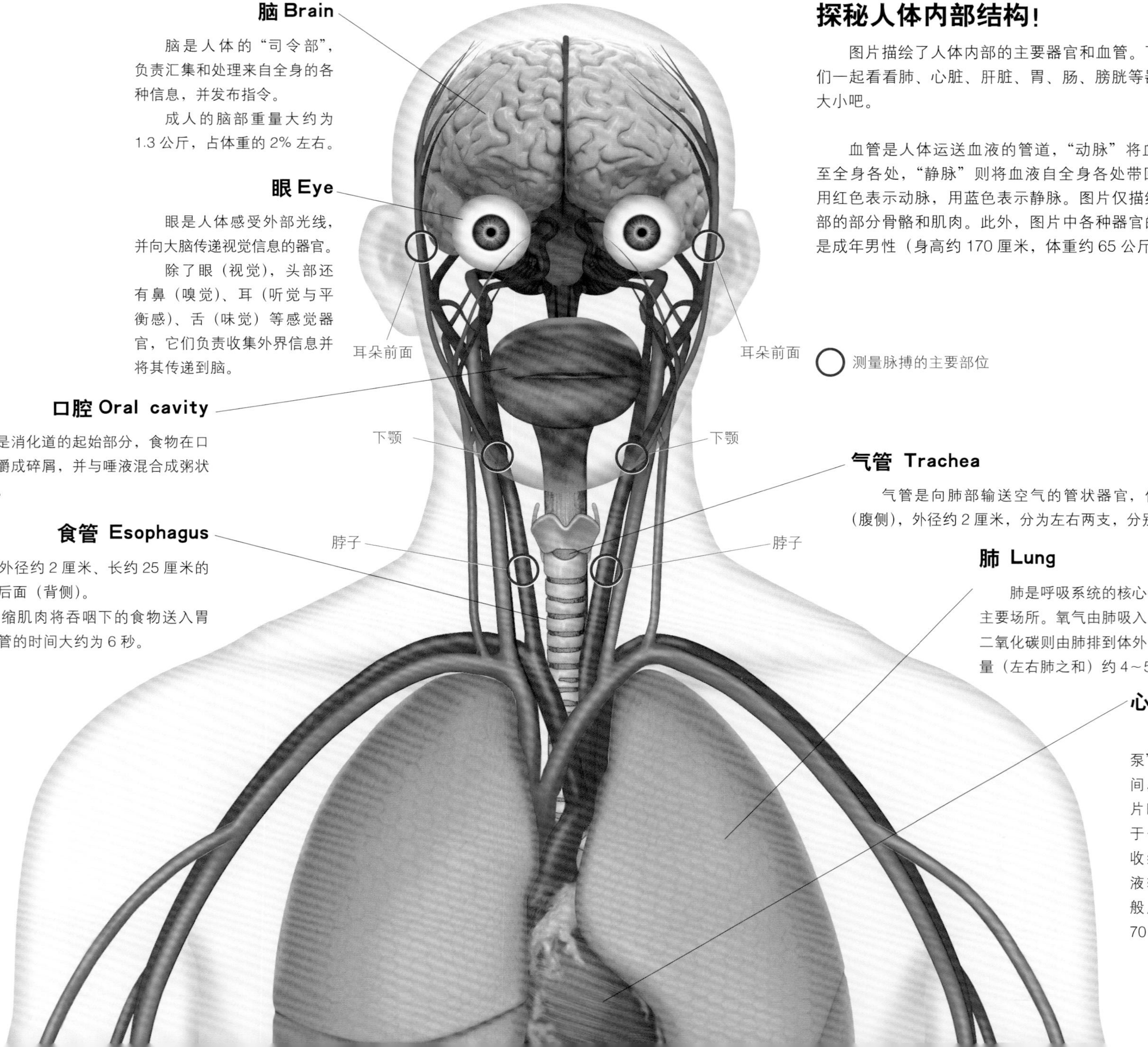

耳朵前面 ○ 测量脉搏的主要部位

脑 Brain

脑是人体的"司令部"，负责汇集和处理来自全身各种信息，并发布指令。成人的脑部重量大约为 1.3 公斤，占体重的 2% 左右。

眼 Eye

眼是人体感受外部光线，并向大脑传递视觉信息的器官。除了眼（视觉），头部还有鼻（嗅觉）、耳（听觉）、舌（味觉）等感觉器官，它们负责收集外界信息并将其传递到脑。

口腔 Oral cavity

口腔是消化道的起始部分，食物在口腔中被咀嚼成碎屑，并与唾液混合成粥状以便吞咽。

食管 Esophagus

食管是一条外径约 2 厘米、长约 25 厘米的通道，位于气管后面（背侧）。食管通过收缩肌肉将吞咽下的食物送入胃中。食物通过食管的时间大约为 6 秒。

下颚

脖子

气管 Trachea

气管是向肺部输送空气的管状器官，位于食管前面（腹侧），外径约 2 厘米，分为左右两支，分别连接左右肺。

肺 Lung

肺是呼吸系统的核心器官，气体交换的主要场所。氧气由肺吸入后进入血液，体内二氧化碳则由肺排到体外。正常人的肺总容量（左右肺之和）约 4～5 升。

心脏 Heart

心脏是"生命之泵"，位于左右两肺之间，稍稍偏左（面向图片时为右侧），体积相当于一个拳头大小，通过收缩厚厚的肌肉将全身各处。一般成年人每分钟心跳约 70 次，可输出 5 升血液。

遍布全身各处的血管

这是从背后看到的人体构造图，可以清晰地看到全身上下分布着许多粗血管。图中仅画出了部分较粗的主要血管，其实，全身还遍布着不计其数的毛细血管，它们将血液输送到人体的各个角落。

所有的动脉和静脉通过末端的毛细血管连在一起。人体的血管系统非常庞大，包括毛细血管在内，所有血管的总长度可达 10 万公里。如果全部首尾相接的话，可以绕地球 2.5 圈※。

一般成人的血液总量约为 5 升，在体内循环一圈大概需要 15～25 秒钟。血液在人体生命活动中具有非常重要的作用：它将氧气和营养物质运输到全身的每一个细胞，并将代谢产生的废物运输到排泄器官而排出体外。此外，血液还具有防御作用，可以消灭侵入人体的病菌。当然，血液也为尿液和消化液提供了原料。

※：没有办法直接测量全部毛细血管的长度，但有各种推测血管总长度的方法。需要注意的是，前提条件的设定方法不同，长度也不同。

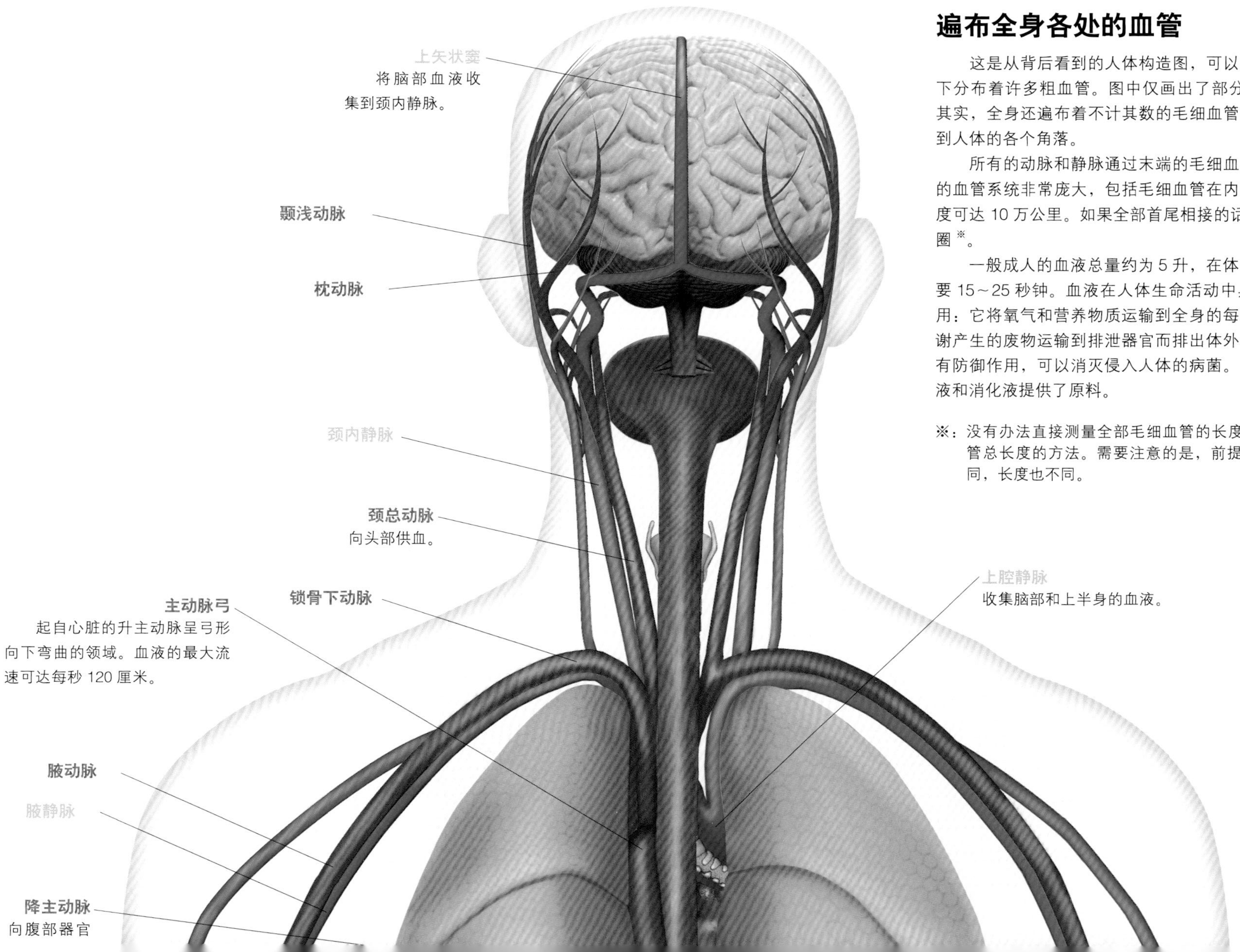
上矢状窦
将脑部血液收集到颈内静脉。
颞浅动脉
枕动脉
颈内静脉
颈总动脉
向头部供血。
锁骨下动脉
主动脉弓
起自心脏的升主动脉呈弓形向下弯曲的领域。血液的最大流速可达每秒 120 厘米。
腋动脉
腋静脉
降主动脉
向腹部器官
上腔静脉
收集脑部和上半身的血液。

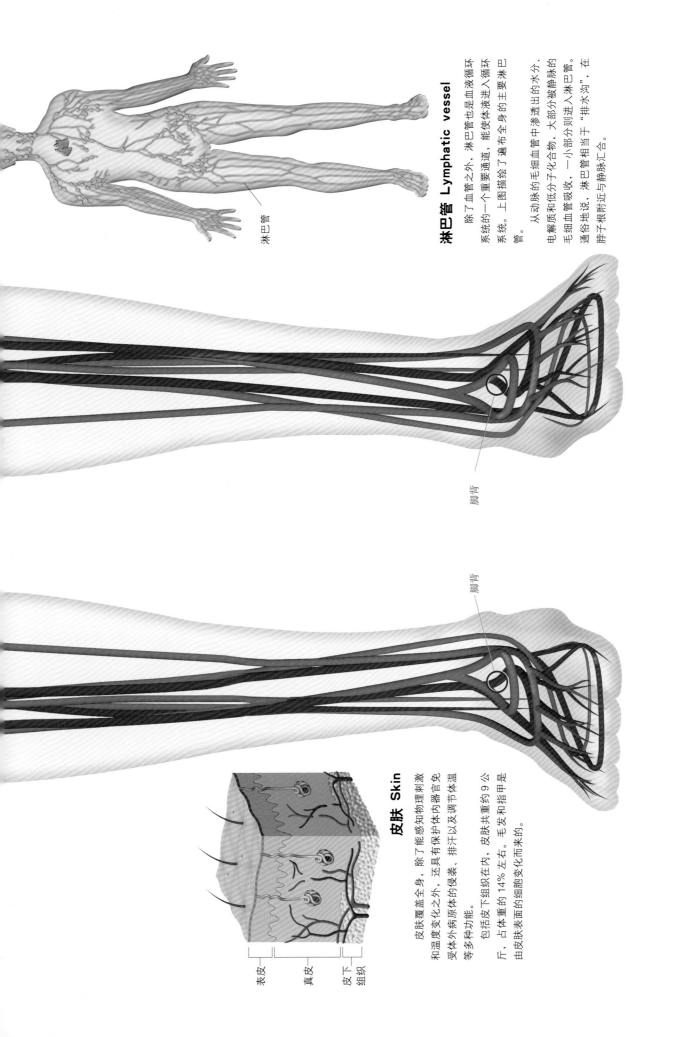

淋巴管

脚背

脚背

淋巴管 Lymphatic vessel

除了血管之外，淋巴管也是血液循环系统的一个重要通道，能使体液进入循环系统。上图描绘了遍布全身的主要淋巴管。

从动脉的毛细血管中渗透出的水分、电解质和低分子化合物，大部分被静脉的毛细血管吸收，一小部分则进入淋巴管。通俗地说，淋巴管相当于"排水沟"，在脖子根附近与静脉汇合。

皮肤 Skin

表皮

真皮

皮下组织

皮肤覆盖全身，除了能感知物理刺激和温度变化之外，还具有保护体内器官免受体外病原体的侵袭、排汗以反调节体温等多种功能。

包括皮下组织在内，皮肤共重约9公斤，占体重的14%左右。毛发和指甲是由皮肤表面的细胞变化而来的。

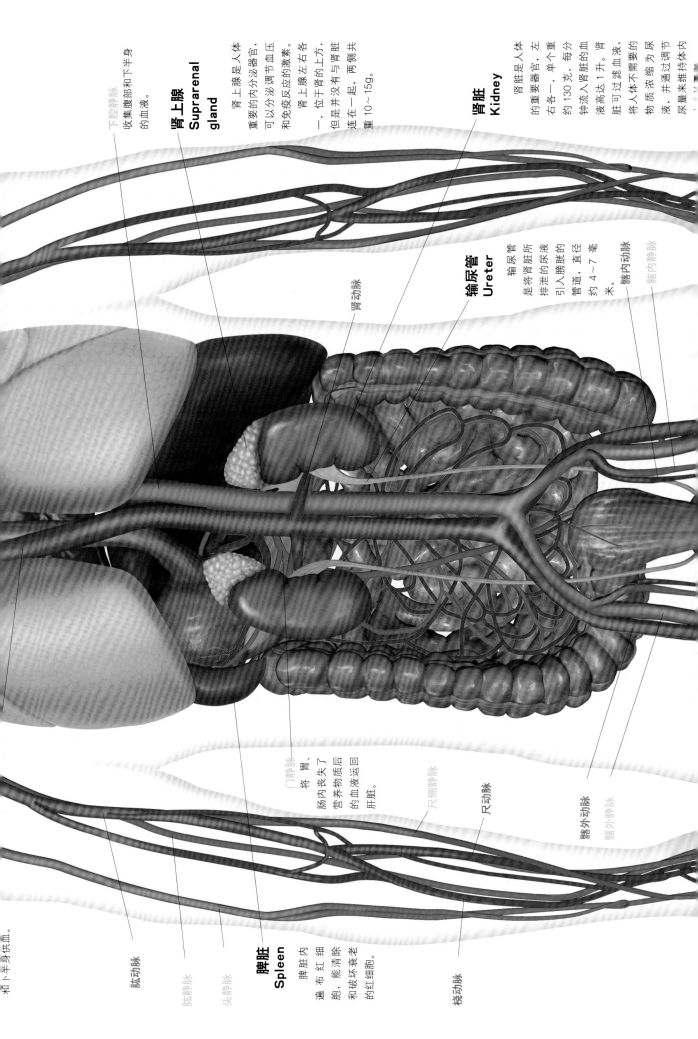

肾上腺 Suprarenal gland

肾上腺是人体重要的内分泌器官，可以分泌调节血压和免疫反应的激素。肾上腺左右各有一，位于肾脏的上方，但是并没有与肾脏连在一起，两侧共重10～15g。

下腔静脉
收集腹部和下半身的血液。

肾动脉

肾脏 Kidney

肾脏是人体的重要器官，左右各一，单个重约130克，每分钟流入肾脏的血液高达1升。肾脏可过滤血液，将人体不需要的物质浓缩为尿液，并通过调节尿量来维持体内

输尿管 Ureter

输尿管是将肾脏所排泄的尿液引入膀胱的管道，直径约4～7毫米。

髂内动脉
髂内静脉

门静脉
将胃、肠内丧失了营养物质后的血液运回肝脏。

尺侧静脉

尺动脉

髂外动脉
髂外静脉

脑动脉

脏静脉

头静脉

脾脏 Spleen

脾脏内遍布红细胞，能清除和破坏衰老的红细胞。

桡动脉

和下半身供血。

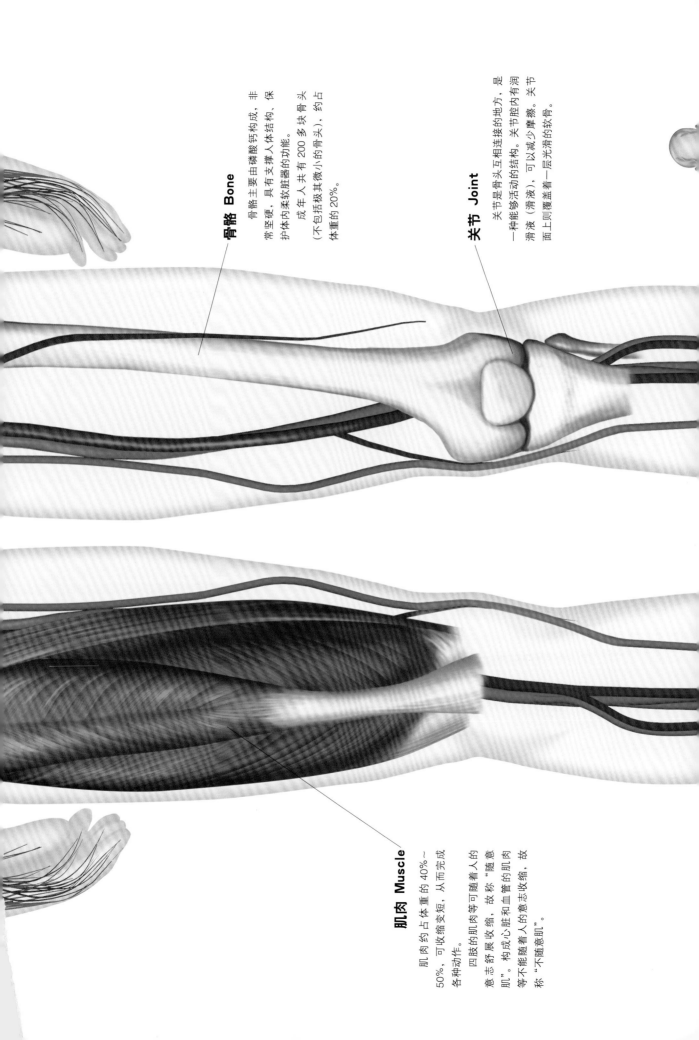

骨骼 Bone

骨骼主要由磷酸钙构成，非常坚硬、具有支撑人体结构，保护体内柔软脏器的功能。

成年人共有 200 多块骨头（不包括其微小的骨头），约占体重的 20%。

关节 Joint

关节是骨头互相连接的地方，是一种能够活动的结构。关节腔内有润滑液（滑液），可以减少摩擦。关节面上则覆盖着一层光滑的软骨。

肌肉 Muscle

肌肉约占体重的 40%～50%，可收缩变短，从而完成各种动作。

四肢的肌肉等可随着人的意志舒缩收缩，故称"随意肌"。构成心脏和血管的肌肉等不能随着人的意志收缩，故称"不随意肌"。

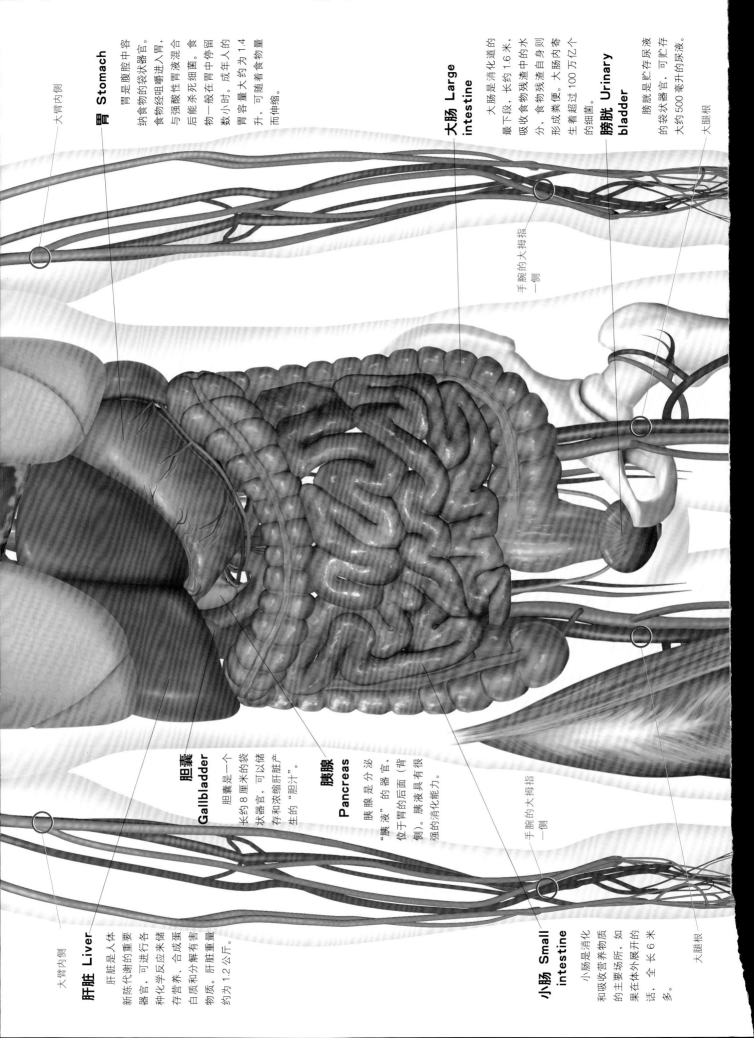

大臂内侧

胃 Stomach
胃是腹腔中容纳食物的袋状器官。食物经咀嚼进入胃，与强酸性胃液混合后能杀死细菌，合成白质和分解有害物质。食物一般在胃中停留数小时，可随着食物量而伸缩。成年人的胃容量大约为 1.4 升，可随着食物量而伸缩。

大肠 Large intestine
大肠是消化道的最下段，长约 1.6 米，吸收食物残渣中的水分，食物残渣则形成粪便。大肠内寄生着超过 100 万亿个的细菌。

膀胱 Urinary bladder
膀胱是贮存尿液的袋状器官，可贮存大约 500 毫升的尿液。

手腕的大拇指一侧

大腿根

肝脏 Liver
肝脏是人体新陈代谢的重要器官，可进行各种化学反应来储存营养，合成蛋白质和分解有害物质，如死细胞等。肝脏重量约为 1.2 公斤。

大臂内侧

胆囊 Gallbladder
胆囊是一个长约 8 厘米的袋状器官，可以储存和浓缩肝脏产生的"胆汁"。

胰腺 Pancreas
胰腺是分泌"胰液"的器官，位于胃的后面（背侧）。胰液具有很强的消化能力。

小肠 Small intestine
小肠是消化和吸收营养物质的主要场所，如果在体外展开的话，全长约 6 米多。

手腕的大拇指一侧

大腿根

水分的平衡。

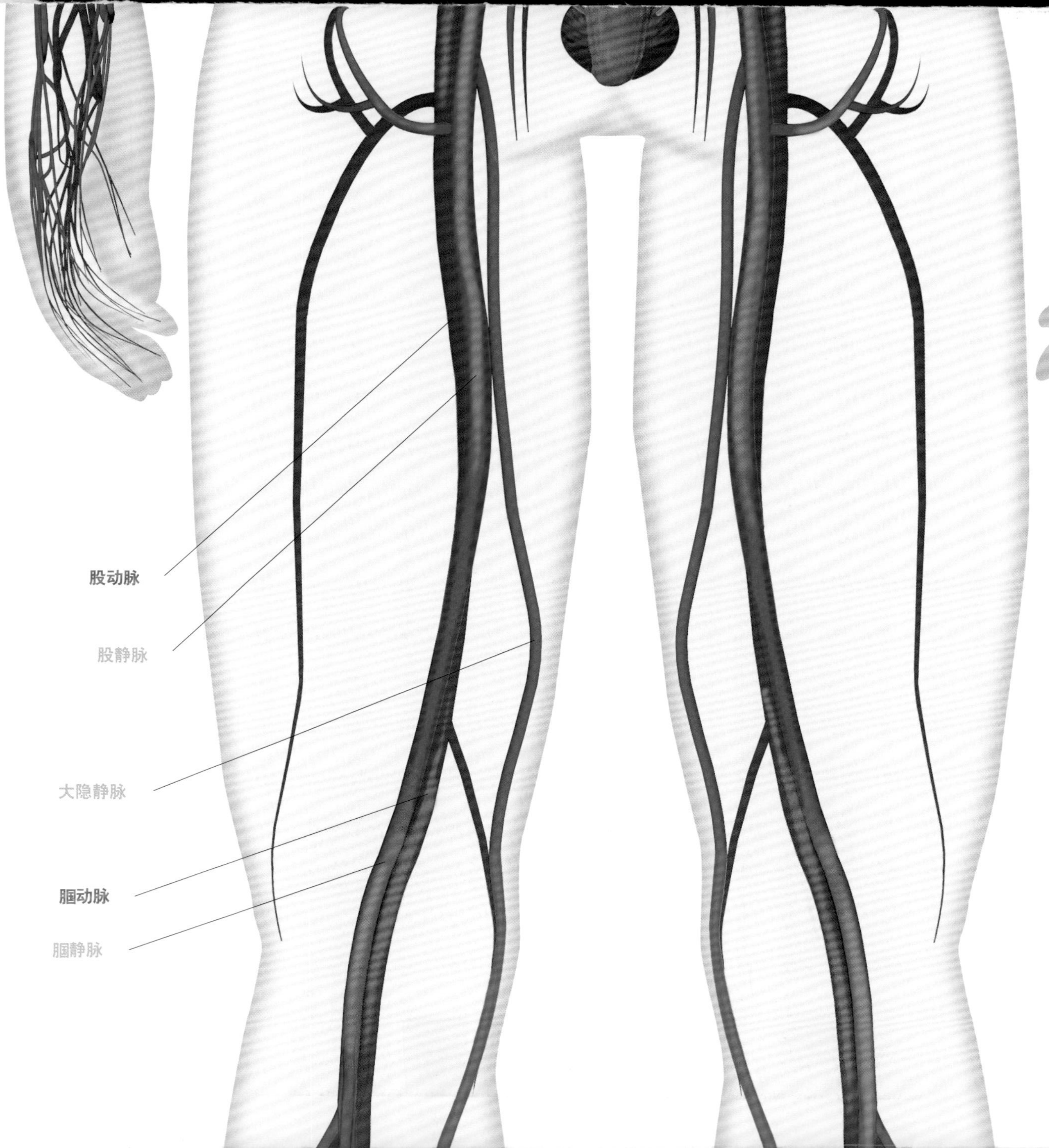

股动脉
股静脉
大隐静脉
腘动脉
腘静脉

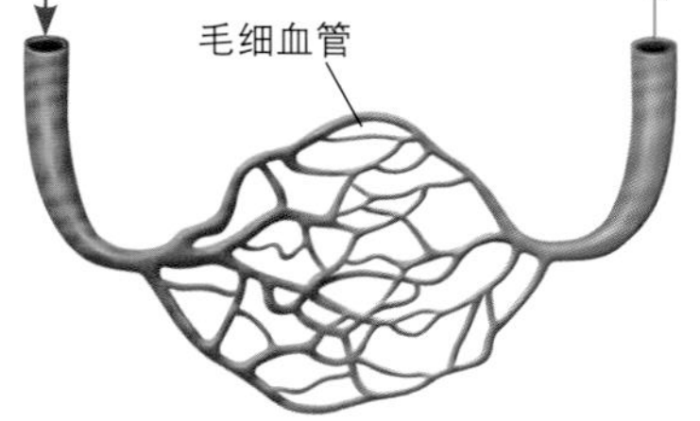

动脉
静脉
毛细血管

毛细血管 Blood capillary

如图所示，动脉和静脉通过毛细血管连接在一起。毛细血管的管壁非常薄，仅由一层细胞构成，管径极小，低于0.01毫米。

血液流过毛细血管时，能把氧气和营养物质带给细胞，并将细胞中的二氧化碳和废物带走。

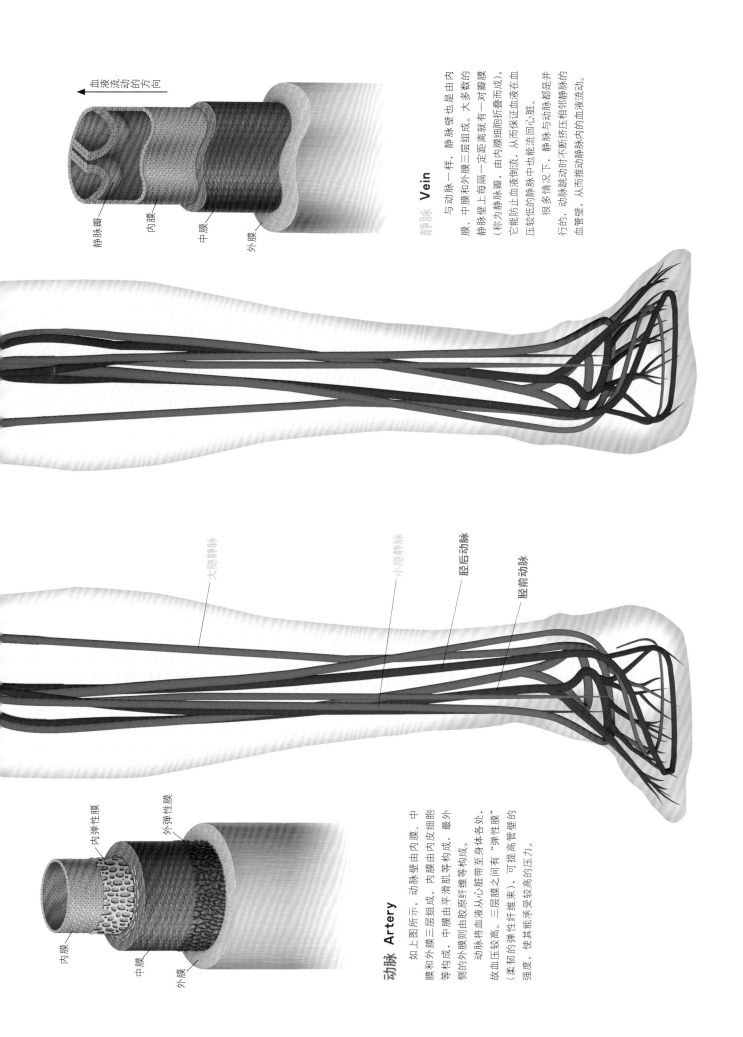

血液流动的方向

静脉瓣
内膜
中膜
外膜

静脉 Vein

与动脉一样，静脉壁也是由内膜、中膜和外膜三层组成。大多数的静脉壁上每隔一定距离就有一对瓣膜（称为静脉瓣，由内膜细胞折叠而成），它能防止血液倒流，从而保证血液在血压较低的静脉中也能流回心脏。

很多情况下，动脉与静脉都是并行的，动脉跳动时不断挤压相邻静脉的血管壁，从而推动静脉内的血液流动。

大隐静脉
小隐静脉
胫后动脉
胫前动脉

内膜
中膜
外膜
内弹性膜
外弹性膜

动脉 Artery

如上图所示，动脉壁由内膜、中膜和外膜三层组成。内膜由内皮细胞等构成，中膜由平滑肌等构成，最外侧的外膜则由胶原纤维等构成。

动脉将血液从心脏带至身体各处，故血压较高。三层膜之间有"弹性膜"（柔韧的弹性纤维束），可提高管壁的强度，使其能承受较高的压力。

内分泌系统
Endocrine system

通过分泌激素来调节各种脏器的功能。图片描绘了专门从事内分泌的主要器官（松果体、垂体、甲状腺、肾上腺）。

松果体 Pineal body
分泌调节生物钟的激素。

垂体 Pituitary gland
位于脑下部，通过分泌各种激素来控制全身的功能。

甲状腺 Thyroid gland
位于气管的前面和侧面，分泌促进身体新陈代谢的激素。

肾上腺 Adrenal gland
位于肾脏上方，就像盖着肾脏一样，由中央的髓质和周围的皮质构成，两者都可以分泌激素，从而调节以肾脏和免疫系统为首的全身功能。

免疫系统
Immune system

识别并击退细菌或病毒等外敌。图片描绘了免疫系统的主要器官（淋巴管、淋巴结、胸腺、骨髓、脾脏）。

淋巴结 Lymph node
位于淋巴管的通道上，类似过滤器的组织，可以捕捉和清除淋巴管的异物。聚集了T细胞和B细胞（两者都是免疫细胞），有时会增殖。

胸腺 Thymus
位于心脏前上方的器官，T细胞在胸腺中分化。青春期后，胸腺逐渐退化萎缩。

淋巴管 Lymph vessel
是渗透到血管外的淋巴液回归血液循环的管道。遍布全身，回收侵入体内的异物及代谢废物，并将其运输到静脉。

骨髓 Bone marrow
骨内的柔软组织，所有的血液细胞都是在这里形成的。而且，B细胞是在骨髓中分化的。

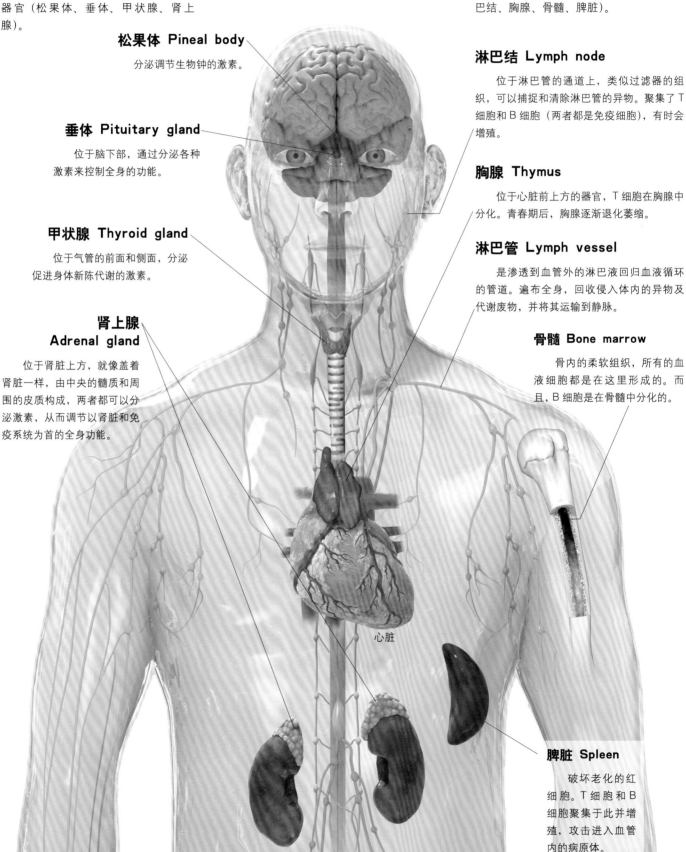

心脏

脾脏 Spleen
破坏老化的红细胞。T细胞和B细胞聚集于此并增殖，攻击进入血管内的病原体。

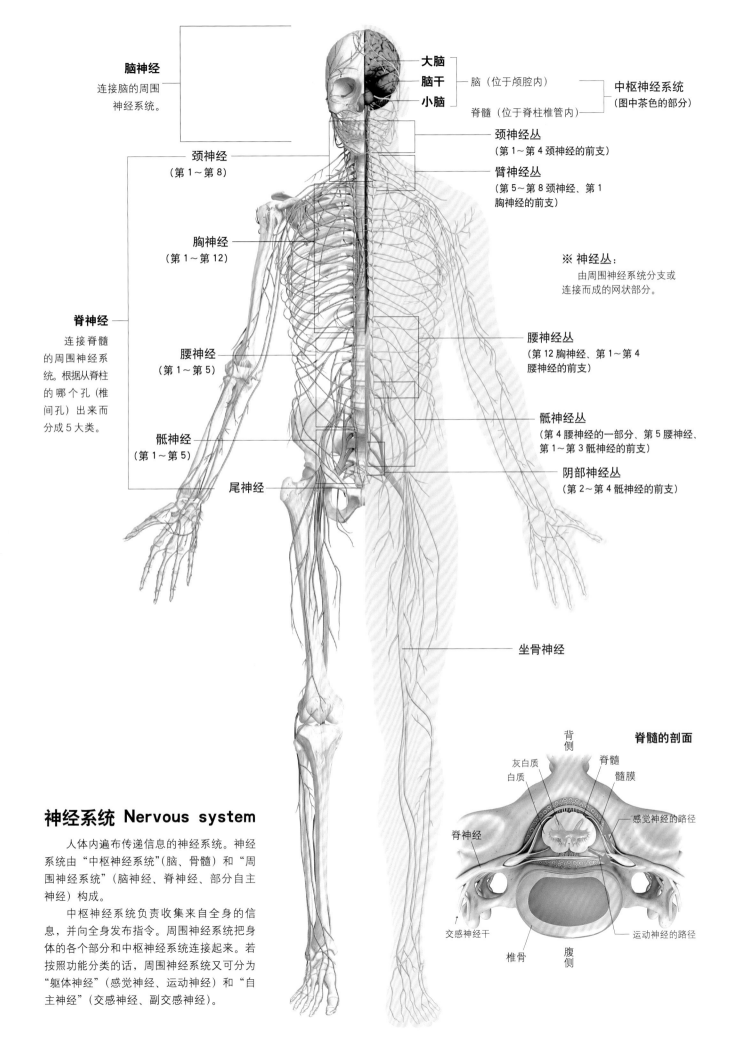

脑神经
连接脑的周围
神经系统。

大脑
脑干   脑（位于颅腔内）
小脑

脊髓（位于脊柱椎管内）

中枢神经系统
（图中茶色的部分）

颈神经
（第1～第8）

颈神经丛
（第1～第4颈神经的前支）

臂神经丛
（第5～第8颈神经、第1
胸神经的前支）

胸神经
（第1～第12）

※ 神经丛：
由周围神经系统分支或
连接而成的网状部分。

脊神经
连接脊髓
的周围神经系
统。根据从脊柱
的哪个孔（椎
间孔）出来而
分成5大类。

腰神经
（第1～第5）

腰神经丛
（第12胸神经、第1～第4
腰神经的前支）

骶神经丛
（第4腰神经的一部分、第5腰神经、
第1～第3骶神经的前支）

骶神经
（第1～第5）

阴部神经丛
（第2～第4骶神经的前支）

尾神经

坐骨神经

脊髓的剖面

背侧

灰白质   脊髓
白质   髓膜

脊神经   感觉神经的路径

交感神经干   运动神经的路径

椎骨   腹侧

神经系统 Nervous system

　　人体内遍布传递信息的神经系统。神经
系统由"中枢神经系统"（脑、骨髓）和"周
围神经系统"（脑神经、脊神经、部分自主
神经）构成。
　　中枢神经系统负责收集来自全身的信
息，并向全身发布指令。周围神经系统把身
体的各个部分和中枢神经系统连接起来。若
按照功能分类的话，周围神经系统又可分为
"躯体神经"（感觉神经、运动神经）和"自
主神经"（交感神经、副交感神经）。

骨骼 Skeleton

图片描绘了全身的骨骼。骨骼具有构成人体、保护内脏的功能。骨与骨通过关节和韧带连在一起。骨骼肌附着在骨骼上，从而使身体运动。

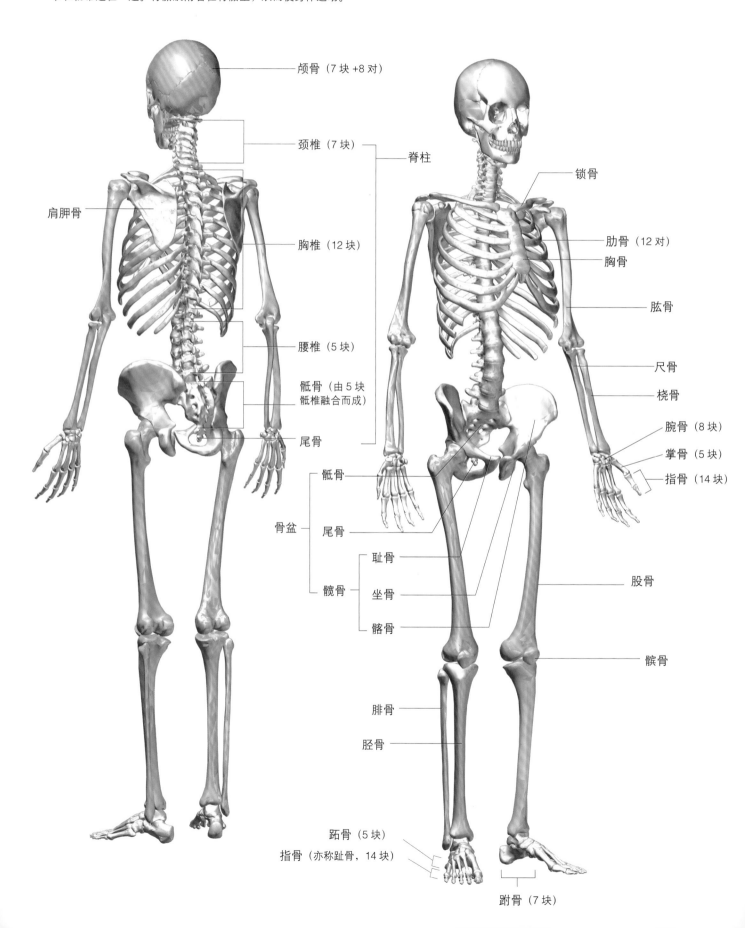

颅骨（7 块 +8 对）

颈椎（7 块）

脊柱

胸椎（12 块）

肩胛骨

锁骨

肋骨（12 对）

胸骨

肱骨

腰椎（5 块）

尺骨

桡骨

骶骨（由 5 块
骶椎融合而成）

尾骨

腕骨（8 块）

掌骨（5 块）

指骨（14 块）

骶骨

尾骨

骨盆

耻骨

坐骨

髋骨

髂骨

股骨

髌骨

腓骨

胫骨

跖骨（5 块）

指骨（亦称趾骨，14 块）

跗骨（7 块）

全身图

骨骼肌 Skeletal muscle

肌肉附着在骨骼上，能使骨骼运动。图片描绘了最表层的主要肌肉，内部还有肌肉层。

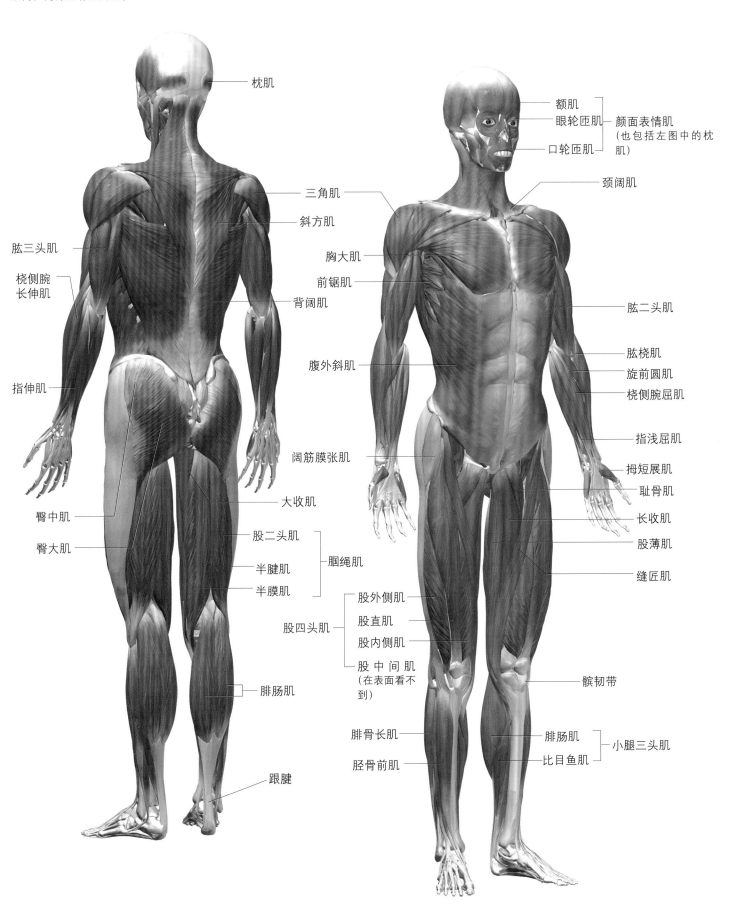

枕肌

额肌
眼轮匝肌
口轮匝肌

颜面表情肌
（也包括左图中的枕肌）

颈阔肌

三角肌
斜方肌

胸大肌
前锯肌
背阔肌

肱二头肌

肱桡肌
旋前圆肌
桡侧腕屈肌

指浅屈肌

拇短展肌
耻骨肌
长收肌

股薄肌

缝匠肌

肱三头肌

桡侧腕长伸肌

指伸肌

腹外斜肌

阔筋膜张肌

大收肌

臀中肌
臀大肌

股二头肌
半腱肌
半膜肌

腘绳肌

股外侧肌
股直肌
股内侧肌
股中间肌
（在表面看不到）

股四头肌

腓肠肌

跟腱

髌韧带

腓骨长肌
胫骨前肌

腓肠肌
比目鱼肌

小腿三头肌

采访坂井建雄博士

探索人体的自然奥秘

随着医疗技术的发展，我们越来越需要深入了解人体。解剖学是客观观察人体，探索人体机制的一门学问。解剖学始于公元前，直到今天依然是医学发展的原动力和起点。坂井建雄教授任职于日本顺天堂大学，从事解剖学研究和教育工作40年，他向我们介绍了关于了解人体的意义及其自身的研究。

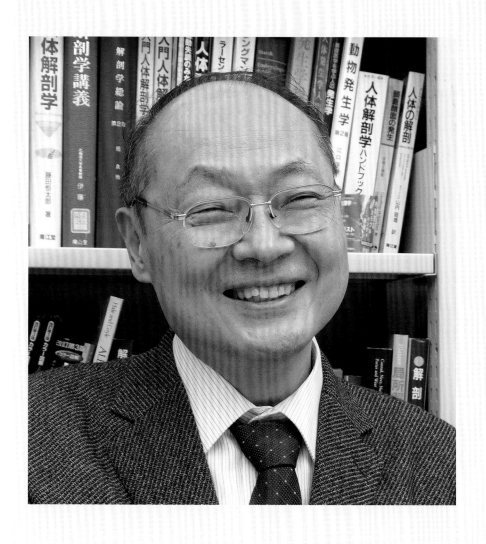

Ⓝ人体是什么样的呢？

坂井：我们的身体内部像宇宙般广阔。地球上生活着大约70亿人，而每个人的身体都不相同。很明显，你和我是不同的身体、不同的人格，胖瘦不同、身高也不同。构成身体的结构，如皮下组织、神经、血管分布、器官形状等，每个人都不一样。

Ⓝ虽然这本书也描绘了人体，但和真实的人体还是有很大差别吧？

坂井：书里的绘图整理得非常好。实际上的身体是有噪声、波动的，有一些不太容易分辨的地方，也没有清晰的轮廓。多余的结合组织、胶原蛋白的细纤维就像丝网一样粘在脏器上。

解剖学书中的人体解剖照片是把这些多余的东西小心翼翼地清除干净，把表面清理得很漂亮。尽管如此，但也可以说，人体与图画相比还是有些难懂。

解剖学是医学的原动力和起点

Ⓝ人体解剖始于什么时候呢？

坂井：现存最古老的解剖学图书是古罗马医师盖仑（129～216）在公元2世纪撰写的著作。因为当时禁止解剖人体，所以盖仑主要解剖了猴子。猴子与人类的结构非常相似，也可以说是几乎完全相同。

如果你阅读盖仑的希腊语原著，就会发现它对每个骨骼、肌肉、血管和神经都有详细的描述，而且解剖得非常精确。

N 只有描述，没有任何图片遗留下来吗？

坂井：那个时代还没有印刷术，是在纸草卷上写下口述内容的时代。

后来，解剖学几乎没有什么发展，直到进入16世纪后，出现了一个叫作安德烈·维萨里（1514～1564）的解剖学家。维萨里解剖了人体，并指出与盖仑解剖的不同之处，即猴子与人类的不同。后来，维萨里在盖仑解剖学的基础上，加入了自己在解剖方面的见解，完成了一部含有大量精美解剖图、A3尺寸的大约700页的巨著——《人体构造》。

N 这本书里还有摆着各种姿势的骸骨图片（参照第18页图片）。

坂井：很酷吧。不光有这样的"骨骼人"，还有"肌肉人"的图片，包括人体朝前、侧面及朝后的图片在内，一共有14张。就像从表面一点点地剥离肌肉那样，在人体朝向前面的"肌肉人"中，最后一个"肌肉人"用绳子支撑着，瘫靠在墙壁上。

N 真是幽默啊！

坂井：对于生活在16世纪的人们来

说，包含这种解剖图的解剖学书籍是一个巨大的冲击。那时，人们把古代的盖仑称为"医学之王"或"医学王子"，对他非常尊敬，并坚信盖仑的解剖学完全适用于人体。然而，维萨里却指出，应该在人体中进行研究，而不是在权威的著作中。维萨里用《人体构造》唤醒了人们探索人体中存在的真相。

N 当时，为什么要进行解剖呢？是为了治病吗？

坂井：首先是好奇心。通过解剖，就算了解了人体的结构，也不能治愈疾病。虽然对伤口等外科的治疗有点用处，但对内科的治疗没有任何帮助。

据说，现代医学始于维萨里的《人体构造》。但实际上，医学是在19世纪才转变为现代医学的。18世纪之前的医疗水平与盖仑及公元前古希腊的希波克拉底[※1]（公元前460～公元前370）时期相比几乎没有什么改变。

当时的标准诊断方法是把尿液倒入玻璃瓶中，根据浑浊度和颜色进行判断，或者通过手感而不是跳动次数来判断脉搏，之后进行放血或用草药治疗。直到今天，中药依然被认为具有疗效而在使用，但现在根本没有人再使用18世纪之前的西方传统医学了。我认为，18世纪的西方传统医

※1：被称为医学之父，首位打破对疾病进行神秘解释的禁令，注重经验与观察的医生。提出了著名的"四体液学说（血液、黑胆、黄胆、黏液）"来解释疾病，并认为人的体质，即是否容易患病，取决于这些体液的平衡。

学的医疗水平并不比中医的传统医学更优秀。

进入19世纪后，西方医学发生了巨变，变成了现代医学和科学。

N 如何转变的呢？

坂井：科学是通过观察和实验来验证假说的。以已经得到验证的理论为依据，就可以进入下一个阶段——积累事实。作为这种科学的医学始于19世纪。例如，通过实验来确认人体器官的机能，或进行病理解剖等。

实际上，18世纪之前的解剖学也是积累事实的科学。作为人体科学的解剖学始于古代，虽然在很长一段时间里，只是停留在了解人体的层面，但我觉得，它也称得上是整个医学在19世纪实现了现代化发展的原动力。解剖学是医学的原动力和起点。

客观地了解人体

N 在医学部，解剖实习好像是必修课。走进实际面对人体的医学世界，对人体的看法也会发生改变吧？

坂井：以护士、理疗师等各种职业为目标的人们都会到解剖实习室参观学习。在这种情况下，我也会说，看到真实的人体，对从事医疗的人来说是非常重要的经验，让他们感受到医疗对象的人体并不是凭空想象的，而是真实存在的，是支撑着每个人生命的东西。

在开始学习医学之前，我们只能一味地以文字或图像为基础来加深知识。即便做了实验，那也是可以再现

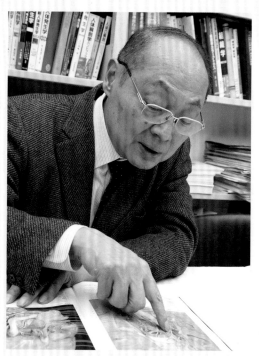

指着人体解剖图片进行说明的坂井教授。

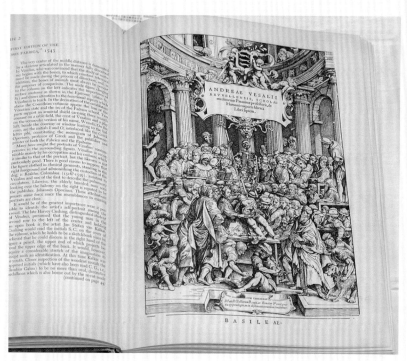

《人体构造》（De humani corporis fabrica libri spetem：关于人体结构的七本书）的封面图片。中央解剖台左侧画的是维萨里。

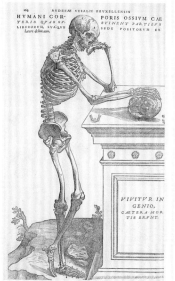
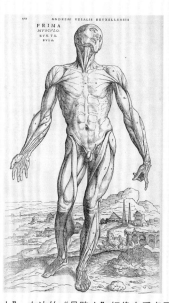
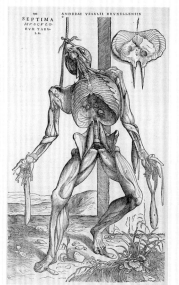
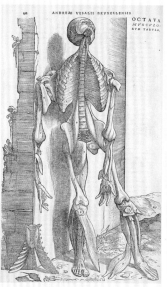

《人体构造》中的"骨骼人"与"肌肉人"。左边的"骨骼人"好像在看桌子上的颅骨。其余3个"肌肉人"是7张朝前图片中的3张。如果把"肌肉人"的图片全部并排在一起的话，它们背后的景色就是一张连续的风景画（日本国立大学法人东京医科齿科大学图书馆收藏）。

或可以复原的。但是，我们解剖的遗体是每个人固有的身体，并且是为了医学发展而自愿捐献的，我们才能够把遗体的器官一个个地拿在手中仔细

观察。

例如，作为知识，大家都知道心脏的功能，它是一个输出血液的泵。但如果问你真的理解和接受了吗，其

实并不然吧。例如，自己的家人不幸处于脑死亡状态。现代医学对死亡的定义是脑死亡，但我觉得，很多人在自己的亲人处于脑死亡时，也就是说

还有体温，心脏还在跳动，也能摸到脉搏的时候，如果要问他能不能接受自己的亲人死亡了这一事实，恐怕很多人都会有抵触情绪。

但是，解剖后把心脏拿在手里观察的话，很显然，它只是一个肌肉袋。作为实际存在的物体，客观地观察和感受构成人体的每个器官，对于从事医疗的专业人士来说是非常必要的。如果认为心脏是有灵魂的，那就很难从事医疗工作。

我觉得，普通人即使不能达到医疗工作者的了解程度，但只要拥有与之相近的客观视角就可以了。现在的图像非常具有真实感，越发让人感觉到鲜活的人体是真实存在的。我认为从书中获得信息有很大的帮助。

从观察中产生新的视角

Ⓝ 您是怎样踏上解剖学研究之路的呢？

坂井：我参加医学部的考试时，对治疗患者的"临床医学"并没有强烈的兴趣。我喜欢历史，对地球历史、地球物理等很感兴趣，但学习物理学的哥哥[2]碰巧对我说"物理学是不能当饭吃的，如果你没有想做的事，还是当医生吧"，我想想也有道理，就这样走上了医学的道路。

在大学期间，我从低年级就开始偶尔出入解剖学教室，那时教室里的人都非常好，有一种做什么都可以的自由宽松氛围。来到这里思考各种事物后，我觉得包括教学在内，是非常充实的，而且，我开始觉得人体本身也非常有趣。尽管我也还喜欢历史。

Ⓝ 您详细研究了肾脏。肾脏是形成尿液的装置吧。

坂井：肾脏生成尿液的功能不仅是把不需要的物质排出体外这么简单。

肾脏都做些什么呢？它负责保持体内水分和盐分含量（浓度）恒定。生理盐水的浓度是 0.9%，注射到人体时不能高于或低于这个浓度。也就是说，体液的盐分浓度要严格地控制在 0.9%，这就是肾脏的工作。

虽然消化器官、呼吸器官和皮肤等都是人体吸收和排放水分、盐分的器官，但只有肾脏承担着把体内的盐分和水分含量维持在一定水平的任务，其余的器官都是以完全不同的理由吸收或排放的。烦恼时，有人会喝啤酒解愁，但最后帮人体"收拾残局"的是肾脏。

Ⓝ 肾脏是怎么做到的呢？

坂井：肾脏通过随机应变不断大幅度地迅速改变尿液量和成分来维护体液。我们不能确定 1 小时后肾脏产生的尿量和成分。例如，你突然喝一瓶水，1 小时后排出的尿液量就会明显增加。

为了能够大幅度地迅速调节，肾脏通过两个阶段产生尿液。第一个阶段是用肾小球过滤，每天能过滤大约 150 升的血液，生成相当于体重 3 倍的尿（原尿）。但在第二个阶段，高达 99% 的原尿又被回收到血液中，只有剩余的 1.4 升变成尿液。猛一看，肾脏好像在做无用功，但借助这两个

阶段，只要把 99% 的原尿变成 95%，就能把尿液量提升 5 倍。

正因为这种机制，即使肾小球的过滤量稍微减少一些，人体也不会出现什么大问题，但如果过滤量过少的话，就会导致肾功能衰竭，甚至危及生命。因此，肾脏是人体不可或缺的器官之一。

但是，随着医疗技术的进步，从某种意义上来说，肾脏的地位有所下降。这是因为现在可以进行人工透析，从而挽救很多人的生命。不过，人工透析不仅会降低生活质量（QOL[3]），还会增加医疗费用。所以，为了提高患者的生活质量，肾脏学专家正在努力，尽量不让患者做人工透析。

顺便说一下，肾脏也会生成调节血压和红细胞数量的物质，以及帮助肠道吸收钙的活性维生素 D 等物质。

Ⓝ 刚才听您说，您喜欢地球科学。您在研究肾脏等人体结构时，也有觉得有趣的内容吗？

坂井：有呀。解剖学首先始于行动和观察，而不是假设。实际上，是从观察开始的，思考人体到底是怎么回事，然后才会形成新的视角。

我们想一下肾脏的过滤装置——肾小球。很早之前，大家就认为肾小球毛细血管中的压力很高，这是过滤的原动力。但在 1987 年，我忽然产生了一个疑问：如果毛细血管这样的圆筒中存在很大压力的话，血管壁不

※2：东京工业大学名誉教授坂井典佑。

※3："Quality of Life"，生活质量。

就会像气球一样膨胀起来吗？

那么，到底是什么在支撑着毛细血管壁呢？首先，我们观察到它有 3 层结构，外层由"足细胞"构成，内层由"内皮细胞"构成，上面有大量的小孔，中层是"肾小球基膜"。其中，内皮细胞满是小孔，不起任何作用。而且，足细胞和基膜覆盖着被毛细血管缠绕的整个肾小球，血管壁的支撑力并不是由每一条毛细血管完成的。继续进一步观察后，我们发现"肾小球系膜细胞"从肾小球的内侧"拉"着血管。

以前，我一直对为什么肾小球受损后会得肾病感到不可思议，后来才知道，易损坏的东西，是靠着绝妙的平衡在勉强支撑着。在肾小球中，相对于血管内的压力，基膜的张力和向肾小球系膜细胞内侧拉伸的力量是勉强平衡的。

这样一来，我因为关注肾小球的

力学而看到了其中的意义，研究就取得了进展。

人体毛细血管的总长度高达 9 万千米？

N 今后，解剖学的教科书也会有变化吧？

坂井：我们要接受教科书上的信息，但教科书也经常出错。例如，人体毛细血管的总长度经常被说成是 9 万千米。不过，这可能没有可靠的依据，因为根本没有办法去测量毛细血管的总长度。

认真考虑的话，人体中的血液量大约是 5 升，占体重的 8%。其次，最细的毛细血管直径是 8 微米（1 微米 =100 万分之 1 米）。如果 5 升除以直径 8 微米的圆的截面面积的话，也就是说，把全身的血液装满毛细血管的话，的确是 9 万千米。不过，毛细血管中的血液量实际上很少，仅占

全身血液的 5%。其余 95% 都在更粗的动脉和静脉中。如果大致平均分配的话，计算结果会比 9 万千米少一位数，充其量是 6000 千米。

N 6000 千米也是相当长啊！

坂井：另外，教科书上说，在由毛细血管把动脉和静脉连在一起的"微循环"中，在从后微动脉向毛细血管分离之前，有一种叫作"括约肌"的肌肉，它是生理学上必须学习的内容。不过，我用电子显微镜观察不到括约肌，而且在论文中也没有见到有关括约肌的内容。后来发现，这是因为 20 世纪 30 年代研究肠系膜微循环的人发现了括约肌，并将其当作了毛细血管的典型例子。几年前我就在论文里提出了这一点，但教科书一直没有改过来。有时，解剖学的教科书也会原封不动地沿用以前的图画。

N 修改教科书也需要一些时间吧。打开解剖学的教科书或图册，里面有大量的知识，甚至连身体的名称也有成千上万个。记住这些专业词汇想必很难吧？

坂井：解剖学的专业术语很容易记住。例如，构成脊柱的脊椎主体叫作"椎体"，弓形部分是"椎弓"，有孔的地方是"椎孔"。像这样，看到术语后马上就知道是指什么，并不需要死记硬背。

N 那样的话，学习人体的人就可以放心了。

了解人体是长寿和健康的基础

N 在现代社会里，我们学习人体有什

肾脏的过滤装置——肾小球

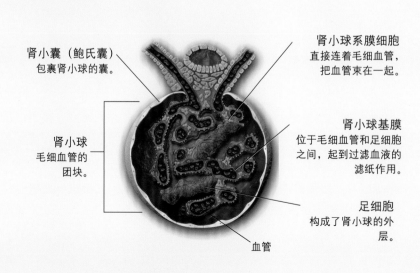

肾小囊（鲍氏囊）
包裹肾小球的囊。

肾小球
毛细血管的团块。

肾小球系膜细胞
直接连着毛细血管，把血管束在一起。

肾小球基膜
位于毛细血管和足细胞之间，起到过滤血液的滤纸作用。

足细胞
构成了肾小球的外层。

血管

么意义呢？

坂井：为了了解人的身体，必须进行解剖，打开身体内部，长期以来一直都是这样的。然而，从 20 世纪 80 年代前后开始，图像诊断技术实现了飞跃性发展，开启了一个崭新的时代，我们在自己的身体，甚至活着的身体中就能看到人体的内部结构。

对于医疗来说，这是一个巨大的进步。大概在 40 年前，很多疾病基本上是治不好的，有些偶尔能治好。得益于诊断技术和治疗技术的巨大进步，现在，我们可以对绝大多数疾病进行某种治疗，大多数人都能在日常生活中享受到这种医疗的益处。如今，大家普遍相信，几乎所有的疾病都能治疗，只要去医院就能治疗，医务工作者的责任重大啊！

人体变得越来越亲近且富有魅力。在医院里，医生会向患者提供信息，让其对自己的病情、诊断结果及治疗方案"知情同意"。利用 CT 或 MRI 图像让患者看到病变在哪里，患者就会认可自己真的生病了。

以前没有能够提供的信息，只要交给医生处置就可以了，患者什么都不知道也可以。如今却是医生提供信息，让患者自己做决定，患者有各种各样的选择，很多人都会犹豫，到底哪种治疗方法最好呢？了解人体还是很有必要的，从这个意义上来说，我认为人们对人体的关心程度也在增长。

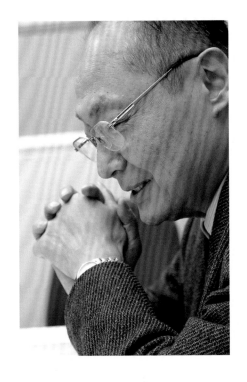

N 最后，请您对读者说几句话。

坂井：现在是一个自己的健康由自己守护的时代，是一个如果自己主动关心医疗的话，就能获得很多信息的时代。不过，想必也有很多人虽然关心却无法深入了解。我想可能会出现巨大的信息差距，首先需要的是让大家获取医疗信息。

另一方面，恐怕也有很多人由于各种各样的原因而徘徊在大量信息中，结果丧失了治疗的机会。虽然"得了癌症，不要去医院"之类的信息是题外话，但最终还是取决于个人的判断。

请大家充分了解自己的身体，明智地进行判断并保持身体健康，度过一个丰富多彩的人生。了解人体是长寿和健康的基础。

N 也请您对今后立志从事医学和医疗职业的年轻人说几句话。

坂井：在医学和人体科学迅猛发展的今天，年轻人不仅要吸收有关人体及医学知识，还要以进一步促进医学的发展为目标而投身到科学研究中。探索包括人体在内的自然或世界也好，探索人体也好。在所有领域去更全面地了解世界，这也是了解自己，也是守护自己。凭借这种求知的好奇心和探索力，成为开拓世界的先锋吧！

N 谢谢您！

1 消化与吸收

民以食为天，人类通过食物获取生命活动所需的能量。食物经过咀嚼进入人体，最后形成粪便排出体外，其原有的颜色和形状早已变得"面目全非"。人体到底是通过什么样的机制从食物中摄取营养的呢？

食物从口腔进入人体，最后从肛门排出体外，它们在人体中的整个"旅程"全长9米，历时20多个小时。在第1部分，我们将通过追踪食物的"人体之旅"来探寻支撑人类生命活动的消化与吸收机制。

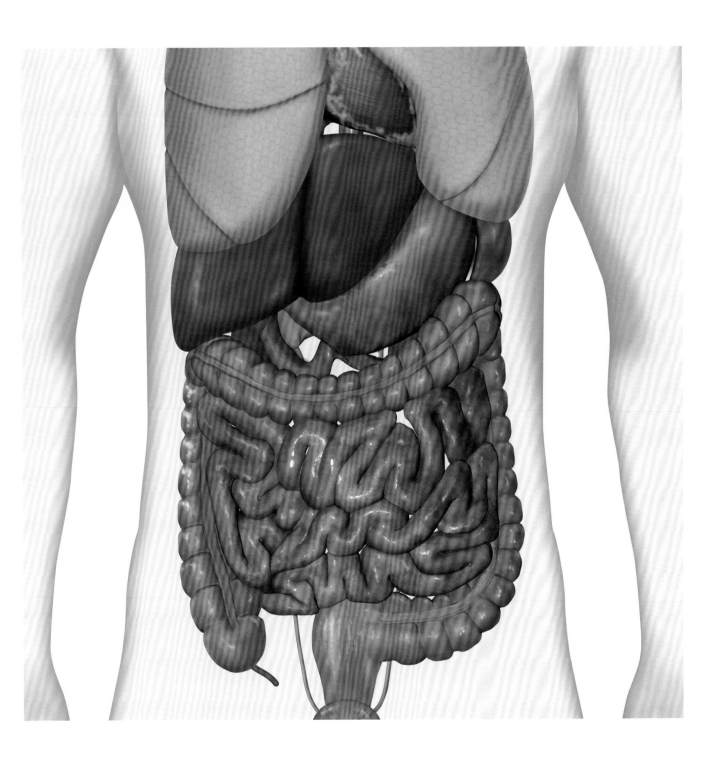

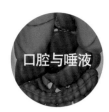
唾液具有助消化、灭杀病菌及预防蛀牙的效果

口腔是食物消化开始的地方。消化是指将大块的食物嚼碎，并通过消化液的化学反应分解为能被人体吸收的营养成分的过程。

唾液是口腔分泌的一种消化液，正常人每天大约分泌 1~1.5 升唾液。唾液的分泌量并非一成不变的，饮食时唾液的分泌量较大，每分钟可产生大约 4 毫升。

唾液主要由唾液腺分泌。人体有多个唾液腺，主要分布在左右两侧耳朵下方及舌头下面（见右图）。唾液腺分泌的唾液从脸颊内侧和口腔底部进入口腔内。食物进入口腔时的刺激及气味都会引起唾液分泌。此外，当我们看到或想到好吃的或酸的食物时，也会条件反射地分泌唾液，"望梅止渴"的道理就在于此。

唾液帮助食物顺利进入食管

唾液的主要作用如下：首先，唾液可以湿润和软化食物，便于吞咽。食物经牙齿咀嚼成小颗粒，与唾液混合后变软，从而得以顺利进入连接咽与胃的食管。唾液中含有黏蛋白，它与食物混合后发挥着"润滑剂"的作用，可以帮助食物进入食管。

唾液的第二个作用是分解食物中的碳水化合物。唾液中含有淀粉酶（一种消化酶）。消化酶是一种蛋白质，能够分解特定的营养物质。碳水化合物是糖的结合物，淀粉酶能切断糖的结合，将碳水化合物分解为小分子物质。

此外，唾液还可以冲洗掉牙缝内的食物残屑，清洁口腔。唾液中的溶菌酶则具有杀菌作用，可以防止细菌繁殖，保护口腔。另外，唾液使得口腔内的 pH 接近中性，可防止蛀牙（牙齿在酸性环境中容易被腐蚀）。唾液还能湿润口腔，便于嘴巴活动和说话。

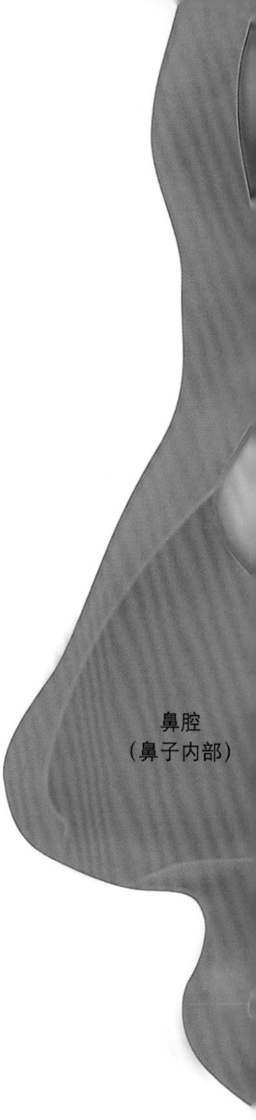

鼻腔
（鼻子内部）
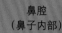

唾液因分泌部位不同而黏性不同

图片描绘了唾液腺的位置。大唾液腺共 3 对，分别为腮腺、下颌下腺和舌下腺。大唾液腺开口于颊部内侧或舌根，用肉眼就能看到。图片没有画出的小唾液腺则分布在舌头表面和口腔的黏膜中。

唾液的主要成分是水，约占 99.5%，其余是消化酶（淀粉酶）及具有黏性的蛋白质（黏蛋白）等。唾液中的蛋白质种类和数量因唾液腺不同而不同，因此唾液的黏性也有所不同（参考右图）。

当我们悠闲地享受美食时，大脑就会发布指令分泌更多的唾液。当我们高度紧张时，唾液的分泌量就会减少，蛋白质的分泌量则会增多，导致唾液的黏性增大，我们就会感到嘴里黏糊糊的。

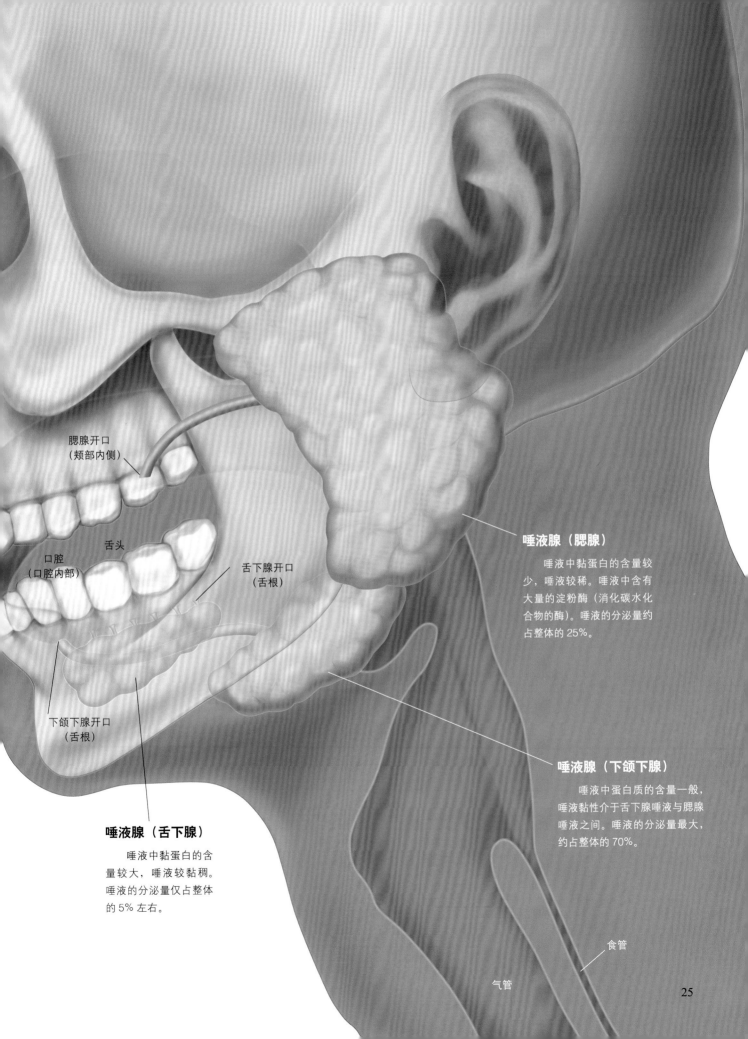

腮腺开口
（颊部内侧）

舌头

口腔
（口腔内部）

舌下腺开口
（舌根）

下颌下腺开口
（舌根）

唾液腺（舌下腺）

唾液中黏蛋白的含
量较大，唾液较黏稠。
唾液的分泌量仅占整体
的 5% 左右。

唾液腺（腮腺）

唾液中黏蛋白的含量较
少，唾液较稀。唾液中含有
大量的淀粉酶（消化碳水化
合物的酶）。唾液的分泌量约
占整体的 25%。

唾液腺（下颌下腺）

唾液中蛋白质的含量一般，
唾液黏性介于舌下腺唾液与腮腺
唾液之间。唾液的分泌量最大，
约占整体的 70%。

食管

气管

25

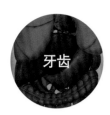

牙齿

牙齿上覆盖着人体中最坚硬的成分

下面，我们来看看负责嚼碎食物的牙齿。

牙齿由非常坚硬的组织构成，主体由牙本质构成，牙本质大约含有 70% 的磷酸钙。在伸出牙龈的"齿冠"上，牙本质的表面覆盖着牙釉质。牙釉质的主要成分是磷酸钙，是人体中最坚硬的部分，硬度甚至可以和水晶相匹敌。而且，埋在牙龈里的"牙根"的牙本质表面覆盖着牙骨质，通过结实的组织（牙周膜）和周围的骨骼（牙槽骨）紧密联结在一起。牙本质内部的空腔内充满了"牙髓"，牙髓里分布着神经和血管。

智齿是咀嚼功能退化的表现

包括人类在内的哺乳动物有多种形状的牙齿，如切断食物的犬齿或切牙（人类的门牙）、磨碎食物的磨牙等。牙齿因物种不同而多种多样，但人类牙齿的咀嚼功能正在退化。与大猩猩等类人动物相比，人类的犬齿变得不显眼，牙齿的排列也不再是类人动物那样的 U 形，而是因下颌缩短变成了放射线状。最里面的"智齿"也是人类咀嚼功能退化的一个例子，有些人一生都不会长智齿。

成人有 28～32 颗牙齿

成人约有 32 颗恒齿，左右上下各有 4 组，每组 8 颗，包括 3 颗门牙（2 颗切牙、1 颗犬齿）和 5 颗磨牙（2 颗小磨牙、3 颗大磨牙）。不过，有些人没有最里面的第 3 颗大磨牙。儿童的乳牙没有与恒齿的大磨牙相对应的牙齿，共 4 组，每组 5 颗，共计 20 颗。

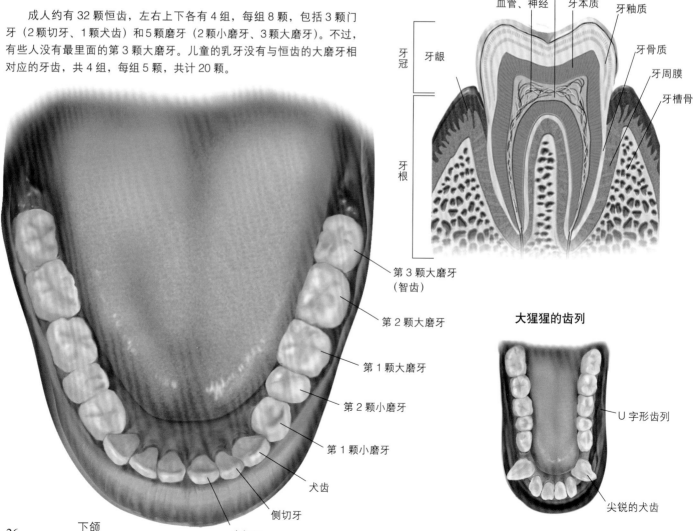

血管、神经　牙髓　牙本质　牙釉质　牙骨质　牙周膜　牙槽骨

牙冠　牙龈

牙根

第 3 颗大磨牙（智齿）

第 2 颗大磨牙

第 1 颗大磨牙

第 2 颗小磨牙

第 1 颗小磨牙

犬齿

侧切牙

中切牙

下颌

大猩猩的齿列

U 字形齿列

尖锐的犬齿

龋齿和牙周病是一种传染病。龋齿是因"变形链球菌"等致龋菌增殖，产生乳酸等酸性物质所导致的。这种酸可以溶解牙齿表面的牙釉质，进而破坏其内部的牙本质，最后溶出构成牙齿的钙或磷，从而形成龋齿。

牙周病是因感染牙周细菌而引起的，分为两类，一类是牙龈发炎的"龈炎"，另一类是甚至连支撑牙龈组织和牙齿的骨骼也遭到破坏的"牙周炎"。患牙周病时，牙齿与牙龈之间的沟（牙周袋）加深，健康人的牙周袋为1~2毫米，患重度牙周炎时会超过6毫米深。如果牙齿看上去变长了或开始摇晃的话，这是重度牙周炎的标志。

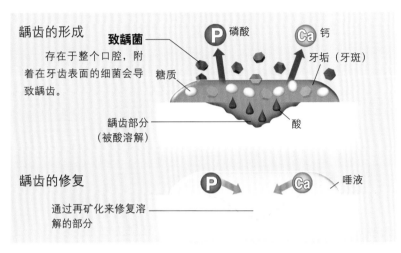

龋齿的形成

存在于整个口腔，附着在牙齿表面的细菌会导致龋齿。

致龋菌
糖质
龋齿部分（被酸溶解）
P 磷酸
Ca 钙
牙垢（牙斑）
酸

龋齿的修复

通过再矿化来修复溶解的部分

P　Ca　唾液

龋齿

致龋菌利用通过摄食而进入口腔的糖和碳水化合物（糖质）来生成黏糊糊的"葡聚糖"。致龋菌以葡聚糖为立足点增殖生成的细菌群就是"牙垢（牙斑）"。牙垢里的致龋菌会分解食物中的糖质，生成乳酸等酸性物质。这种酸性物质会溶解牙齿表面的牙釉质，进而破坏其内部的牙本质，溶出构成牙齿的钙或磷。

进食后，口腔往往呈酸性，如果饭后刷牙去除牙斑的话，在唾液的作用下口腔会恢复为中性。唾液中含有磷和钙，可以修复溶解的那部分牙齿（再矿化）。但实际上只有很少一部分发生再矿化，如果溶解的部分继续变大的话，就需要进行人工充填治疗。

牙周病
——骨骼因免疫作用的"副作用"而溶解

导致龋齿的牙垢（1）也是牙周菌的温床。此外，牙垢吸收唾液中的钙后会变硬，形成像珊瑚礁一样坚硬有缝的"牙石"。牙石的附着容易导致牙龈发炎。炎症是"免疫反应"（清除侵入人体的异物，详细内容请参考第7章）的结果所表现出的症状。

在牙垢中增殖的牙周菌会破坏牙龈细胞，增大间隙或侵入内部。很快，覆盖牙龈表面的细胞（上皮细胞）会分泌抗菌物质（2）。而且，正在"巡视"牙龈的一种"白细胞"（血液成分之一，承担免疫功能）察觉到这一紧急情况后会释放"细胞因子"，受召而来的"中性粒细胞"（3）和"巨噬细胞"（4）等白细胞就会包围牙周菌并将其消灭。

进一步反应的话，产生"抗体"（5）击退细菌的白细胞（淋巴细胞）就会进入战场。由于抗体的信息会记录在特殊的淋巴细胞上，因此，当同一种细菌再次入侵时，就能够迅速反应。牙龈中发生上述免疫反应的阶段是牙龈炎。

如果反应长期持续的话，在导致"破骨细胞"（6，拥有细胞因子，破坏骨质）活化的作用下，牙槽骨会缩减。而且，在中性粒细胞和巨噬细胞杀灭细菌时所产生的蛋白质分解酶的作用下，本来未受破坏的牙龈组织、连接牙龈和牙齿的牙周膜也都遭到破坏（7、8）。

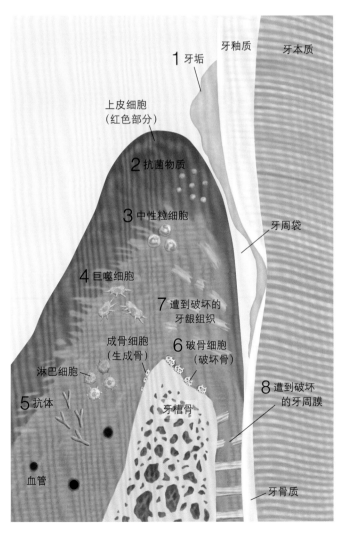

1 牙垢
牙釉质
牙本质
上皮细胞（红色部分）
2 抗菌物质
3 中性粒细胞
牙周袋
4 巨噬细胞
7 遭到破坏的牙龈组织
成骨细胞（生成骨）
6 破骨细胞（破坏骨）
淋巴细胞
5 抗体
牙槽骨
8 遭到破坏的牙周膜
血管
牙骨质

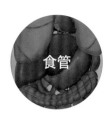

食管

倒立时也能将食物和水送入胃中

吞咽的食物进入食管。食管位于咽的后面，是一条外径约2厘米、长约25厘米、管壁厚约4毫米的管道，从人体的几乎正中间通过（参考右页的水平剖面图）。食管的主要功能是将食物从咽喉送入胃中。食物在食管内的移动速度每秒约为4厘米，吞咽后只需6秒左右就能到达胃中。

咽喉是食物进入胃中还是肺中的"交通指挥岗"

咽喉是食物和空气的必经之路。食物由口腔咽下后，经咽进入食管到胃；空气则从鼻腔吸入，通过喉进入气管到肺。食管与气管相邻，气管入口一直都是开放的，只在吞咽时才自动关闭，以防止食物经气管进入肺中。食管入口则一直被咽提肌（环绕食管的肌肉）封闭，只在吞咽时才打开，这样就可以防止空气进入食管。

反过来说，吞咽时咽提肌收缩，气管入口临时关闭，食管入口张开（1）。这种机制是为了防止液体和固体食物经气管进入肺中。我们把将食物送入食管的一系列动作称为"吞咽"。

食物在消化管内的行进与重力毫无关系

就像从牙膏管中挤牙膏一样，食管肌肉收缩，将水和食物"挤入"胃中（2）。即使我们倒立着或处于失重状态，吞咽的食物也会沿着食管进入胃中。我们把食管等消化管通过收缩肌肉向前推送食物的动作称为"蠕动"。

在非进食情况下，食管的入口和出口都是关闭的。如果食管出口无法很好地闭合，胃液就会反流入食管，引发"反流性食管炎"。由于胃液具有很强的酸性（pH 1~2），会灼伤食管壁，引发炎症。发炎时，患处会肿胀、疼痛或发热。炎症是人体的一种防御性反应。强酸、物理性刺激及感染病毒都会导致细胞受损，机体修复损伤的过程则表现为"发炎"。

吞咽障碍

吞咽障碍是指吞咽功能无法正常发挥作用的状态。除了年龄的增加，脑中风、认知功能障碍、ALS（肌萎缩侧索硬化）等疾病都可能导致吞咽困难，容易因营养不良、窒息、误吸（食物或唾液进入气管中）而出现肺炎（吸入性肺炎）。改进姿势、在食物上下功夫有利于改善症状。而且，口腔护理对预防吸入性肺炎很重要。

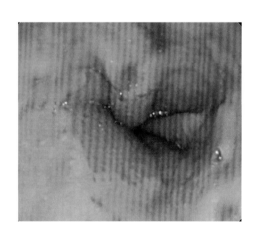

反流性食管炎：胃液反流入食管

上图为患反流性食管炎患者的食管出口的内镜图。被从胃反流入的强酸性胃液腐蚀的部位出现发炎、红肿。

反流性食管炎的临床表现为烧心、胸痛等。如果症状严重恶化的话，可引发食管癌。过多摄入蛋白质和脂肪可导致胃液分泌增多。因此，如果患有反流性食管炎的话，在饮食方面最好能多加注意。

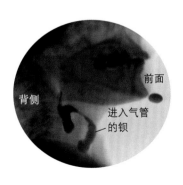

背侧　前面　进入气管的钡

误吸的例子

这是脑干有障碍的吞咽障碍患者吞咽钡时出现误吸的X线照片。这位患者的咳嗽反射比较弱，出现误吸时并没有呛着。这样的病例称为"隐性误吸"（图像来源：东京医科齿科大学 户原玄）。

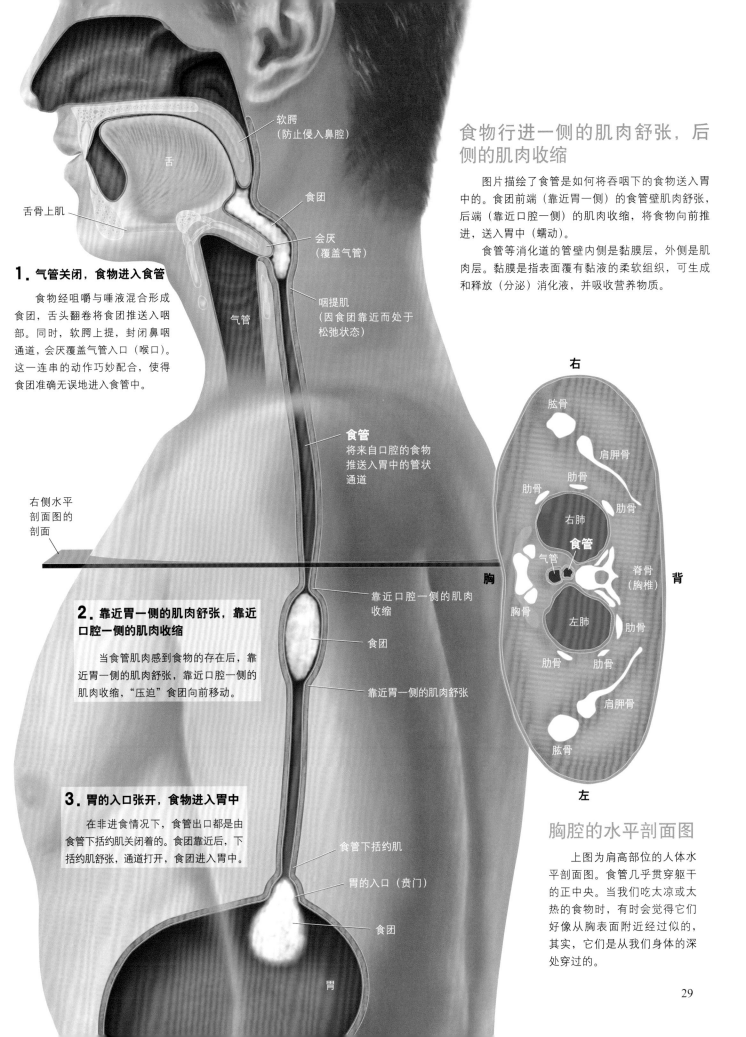

软腭
（防止侵入鼻腔）

舌

舌骨上肌

食团

会厌
（覆盖气管）

咽提肌
（因食团靠近而处于
松弛状态）

气管

食物行进一侧的肌肉舒张，后侧的肌肉收缩

　　图片描绘了食管是如何将吞咽下的食物送入胃中的。食团前端（靠近胃一侧）的食管壁肌肉舒张，后端（靠近口腔一侧）的肌肉收缩，将食物向前推进，送入胃中（蠕动）。

　　食管等消化道的管壁内侧是黏膜层，外侧是肌肉层。黏膜是指表面覆有黏液的柔软组织，可生成和释放（分泌）消化液，并吸收营养物质。

1. 气管关闭，食物进入食管

　　食物经咀嚼与唾液混合形成食团，舌头翻卷将食团推送入咽部。同时，软腭上提，封闭鼻咽通道，会厌覆盖气管入口（喉口）。这一连串的动作巧妙配合，使得食团准确无误地进入食管中。

食管
将来自口腔的食物推送入胃中的管状通道

右侧水平剖面图的剖面

右

肱骨

肩胛骨

肋骨

肋骨

右肺

肋骨

食管

气管

脊骨
（胸椎）

背

胸骨

左肺

肋骨

肋骨

肋骨

肩胛骨

肱骨

左

胸

2. 靠近胃一侧的肌肉舒张，靠近口腔一侧的肌肉收缩

　　当食管肌肉感到食物的存在后，靠近胃一侧的肌肉舒张，靠近口腔一侧的肌肉收缩，"压迫"食团向前移动。

靠近口腔一侧的肌肉收缩

食团

靠近胃一侧的肌肉舒张

胸腔的水平剖面图

　　上图为肩高部位的人体水平剖面图。食管几乎贯穿躯干的正中央。当我们吃太凉或太热的食物时，有时会觉得它们好像从胸表面附近经过似的，其实，它们是从我们身体的深处穿过的。

3. 胃的入口张开，食物进入胃中

　　在非进食情况下，食管出口都是由食管下括约肌关闭着的。食团靠近后，下括约肌舒张，通道打开，食团进入胃中。

食管下括约肌

胃的入口（贲门）

食团

胃

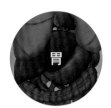

胃

胃内的盐酸能杀灭细菌，所以食物在体内不会腐烂

众 所周知，在炎热的夏天，当我们吐出嘴里与唾液混合后的食物，在室内放置几个小时后，它们就会腐烂。但是，我们吃下去的食物在37℃左右的体内却从来不会腐烂，这是因为在胃内时食物中细菌被杀灭了。

腐烂是由于细菌分解食物所导致的现象。杀灭细菌后，食物就不会腐烂。胃液是无色透明的液体，pH 1~2，酸性很强，可以杀灭食物中的细菌。

胃液中含有盐酸，故具有很强的酸性。胃内侧的黏膜可分泌胃液，每天的分泌量约1.5~2升，大多是在进食后的数小时内分泌的。

胃黏膜上覆盖有一层黏液，黏液中含有中和盐酸的成分，可以保护胃黏膜免受盐酸的损伤。但是，当黏液的分泌能力下降时，守护胃黏膜的能力就会变弱，自身也会被胃酸侵蚀，这就是我们常说的"胃溃疡"。溃疡是黏膜或皮肤表面组织的缺损、溃烂。胃溃疡持续恶化的话，可能会造成胃穿孔。

食物与胃液在伸缩性很强的胃囊中充分混合在一起

胃液不仅能杀灭细菌，胃还能暂时储存食物，然后将其慢慢地运送到小肠中。胃是由具有伸缩性的肌肉壁构成的袋囊。空腹时，胃收缩成细长的一条，进食后又会膨胀变大（参照右页下图）。进食后，成年男性的胃容量可达1.4升，成年女性为1.3升。

胃壁肌肉运动使食物与胃液充分混合。由于胃黏膜有许多皱襞，因此可以将食物进一步磨碎，形成粥状物，并通过蠕动将其一点点地运送到小肠中。

食物在胃中停留的时间约为2~4个小时，在这段时间里，胃液中的消化酶（胃蛋白酶）能将部分蛋白质分解。

通过蠕动搅磨食物

图片描绘了食物与胃液混合后储存在胃中的情形。胃通过有节律地收缩，将食物与胃液充分混合，形成粥状物。

胃黏膜细胞可以生成和分泌胃液。胃液中含有消化蛋白质的胃蛋白酶。酶是一种蛋白质，通常在强酸环境中会变性失活。但是，胃蛋白酶只有在强酸环境下才能发挥作用。

固体食物通常会在胃中停留数小时以便消化，而液体饮料在胃中只停留10~20分钟就会排出。

胃溃疡、胃炎与幽门螺杆菌

患胃溃疡和胃炎时，很可能与"定居"在胃黏膜上的细菌——幽门螺杆菌——密切相关。这是因为幽门螺杆菌的分泌物会损伤胃黏膜，或旨在清除幽门螺杆菌的炎症反应而导致黏膜受损。如果发现感染了幽门螺杆菌的话，建议使用药物来除菌。

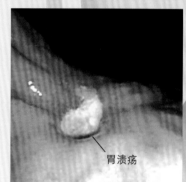

胃溃疡

胃溃疡

"胃溃疡"的内镜图像，中央的黏膜受损凹陷下去了。（图像来源：日本须崎医疗医院 高桥启文）

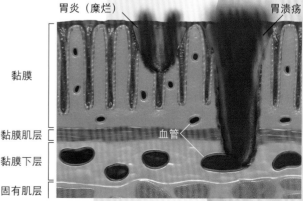

胃炎（糜烂）　　　　　胃溃疡

黏膜

黏膜肌层

黏膜下层

固有肌层

血管

如果是连黏膜下层都受到损伤的胃溃疡，就有可能导致大血管破裂而大出血。

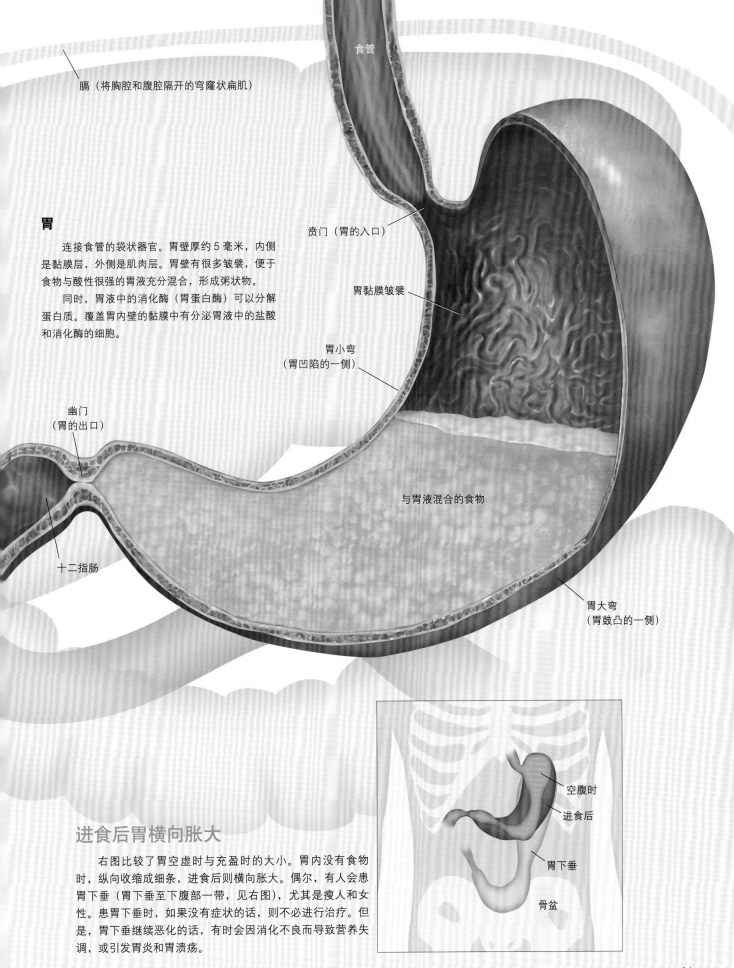

食管

膈（将胸腔和腹腔隔开的穹窿状扁肌）

贲门（胃的入口）

胃黏膜皱襞

胃小弯
（胃凹陷的一侧）

幽门
（胃的出口）

十二指肠

与胃液混合的食物

胃大弯
（胃鼓凸的一侧）

胃

　　连接食管的袋状器官。胃壁厚约 5 毫米，内侧是黏膜层，外侧是肌肉层。胃壁有很多皱襞，便于食物与酸性很强的胃液充分混合，形成粥状物。

　　同时，胃液中的消化酶（胃蛋白酶）可以分解蛋白质。覆盖胃内壁的黏膜中有分泌胃液中的盐酸和消化酶的细胞。

空腹时

进食后

胃下垂

骨盆

进食后胃横向胀大

　　右图比较了胃空虚时与充盈时的大小。胃内没有食物时，纵向收缩成细条，进食后则横向胀大。偶尔，有人会患胃下垂（胃下垂至下腹部一带，见右图），尤其是瘦人和女性。患胃下垂时，如果没有症状的话，则不必进行治疗。但是，胃下垂继续恶化的话，有时会因消化不良而导致营养失调，或引发胃炎和胃溃疡。

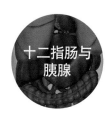

十二指肠与
胰腺

胰腺分泌消化液的出口被堵塞的话，胰腺自身将被消化掉

食物在胃中被搅磨成粥状物后，被运送到十二指肠。十二指肠是小肠的一部分，外径 4～6 厘米、长 25～30 厘米、壁厚 2 毫米左右，内部有大量的皱襞。由于它的长度相当于 12 个手指并拢起来那么宽，故被称为"十二指肠"。

强效消化液的排放口位于十二指肠

胰腺是一个长条状的腺体，宽 3～5 厘米、长约 15 厘米，可分泌胰液（一种消化液），是十二指肠的"近邻"（参照右图）。胰液汇集到胰管后流入十二指肠。

成年人每日可分泌 1 升左右的胰液，胰液中含有多种消化酶，可以分解碳水化合物、蛋白质、脂肪等三大营养物质，是消化液中最重要的一种，在食物消化过程中起着主导作用。

消化酶在流出胰腺前没有活性

蛋白质是生物体的基本组成物质，没有蛋白质就没有生命。当然，胰腺也不例外。我们知道，胰腺分泌的胰液可以分解蛋白质，那是不是胰腺生成胰液后就面临着"自身被消化掉"的危险呢？实际上，这种情况不会发生。

胰液中含有胰蛋白酶，它可以分解蛋白质。不过，胰蛋白酶只有在流出胰腺，与小肠黏膜分泌的酶反应后才具有活性。也就是说，它在胰腺中还不具备分解蛋白质的能力。运送胰液的胰管与运送胆汁（从胆囊排出）的胆总管在出口附近汇合（参考右图）。胆囊是一个囊袋形结构，有浓缩和储存胆汁的作用。

但是，如果胆总管的出口堵塞的话，胰液就会倒流入胰腺中，因某种原因而被激活的酶会将胰腺自身消化破坏，引发胰腺炎。胆囊结石是堵塞消化液流出口的主要原因。胆结石是胆汁中的胆固醇或胆红素在胆囊结晶所形成的（右图）。

胆囊

胆囊是一种囊袋形器官，具有浓缩和储存肝产生的胆汁的作用。胆囊宽 3～4 厘米、长约 10 厘米，可储存 30～50 毫升的胆汁。胆汁中含有胆汁酸、胆固醇及胆红素。胆汁酸可以帮助消化脂肪。胆红素是胆色素的一种，是人类胆汁中的主要色素，来自衰老红细胞的崩解，呈橙黄色。胆汁的黄褐色就来自胆红素。

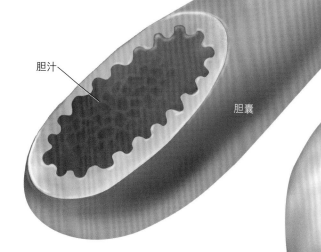

胆汁

胆囊

十二指肠

十二指肠是连接胃的消化管，是小肠的第一段，呈 C 形环抱着胰头部分。十二指肠既接受来自胰腺的胰液，也接受来自肝脏的胆汁。胰液呈碱性，可以中和酸性很强的胃液。

胆结石与急性胰腺炎

运送胰液的胰管与运送胆汁（从胆囊排出）的胆总管在出口附近汇合（参照右上图）。胆囊是一个囊袋形器官，具有浓缩和储存肝脏产生的胆汁的作用。

但是，如果胆总管的出口被堵塞的话，胰液就会倒流入胰腺中，因某种原因而被激活的酶会将胰腺自身消化，引发"胰腺炎"。

胆囊中形成的胆结石是导致消化液出口堵塞的主要原因。胆结石是胆汁中的成分（胆固醇或胆红素）在胆囊结晶所形成的。

下图是以胆固醇为主要成分的胆固醇结石，直径约 1 厘米，这些结石积存在胆囊中时，患者没有明显的自觉症状，但当它们经胆总管向外移动，堵住出口时，就会引发急性胰腺炎。

胆囊中形成的胆结石

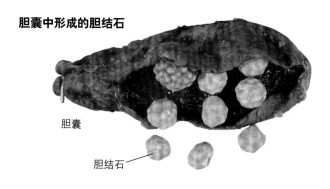

胆囊

胆结石

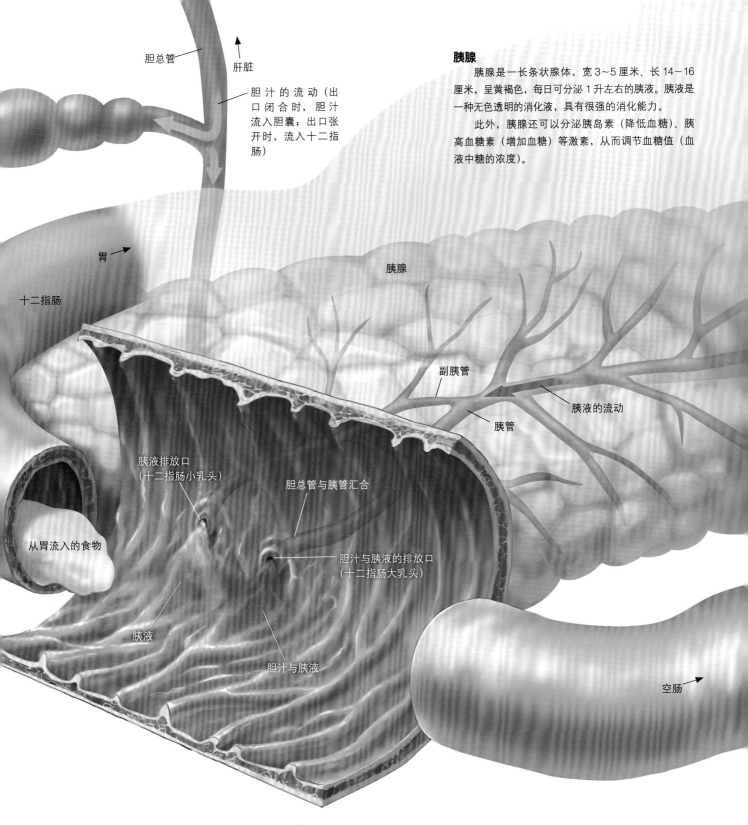

胆总管

肝脏

胆汁的流动（出口闭合时，胆汁流入胆囊；出口张开时，流入十二指肠）

胃

十二指肠

胰腺

　　胰腺是一长条状腺体，宽3~5厘米、长14~16厘米，呈黄褐色，每日可分泌1升左右的胰液。胰液是一种无色透明的消化液，具有很强的消化能力。

　　此外，胰腺还可以分泌胰岛素（降低血糖）、胰高血糖素（增加血糖）等激素，从而调节血糖值（血液中糖的浓度）。

胰腺

副胰管

胰液的流动

胰管

胰液排放口（十二指肠小乳头）

胆总管与胰管汇合

从胃流入的食物

胆汁与胰液的排放口（十二指肠大乳头）

胰液

胆汁与胰液

空肠

从十二指肠开始真正消化和吸收

　　十二指肠是连接胃的消化管。胰腺分泌的胰液经胰管排入十二指肠，胰液呈弱碱性（pH 7.5~8），可以中和与食物一起流入十二指肠的强酸性胃液。胰液中的消化酶可以分解碳水化合物、蛋白质和脂肪等三大营养物质。小肠壁上则覆盖着黏液，可避免被消化酶分解掉。

　　胆汁由肝脏分泌产生，储存在胆囊中。在消化期间，胆汁则由胆囊大量排至十二指肠内。胆汁是一种消化液，有乳化脂肪的作用，可以将不溶于水的脂肪分解为小颗粒，以便于脂肪消化酶作用。过多摄入脂肪时，胆囊将分泌大量的胆汁。胆汁与胰液的排出口分布有括约肌（关闭出口），能调节排出量。

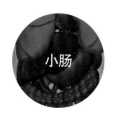
小肠是吸收营养的主要场所，全长超过6米

小肠分为十二指肠、空肠和回肠三部分（参照右图）。平时，小肠盘曲在腹腔内，长2~3米。但是，当肌肉舒张时，全长可达6~7米。小肠的作用是最终消化食物，并吸收营养物质。

营养物质在小肠表面被分解为"最小单位"

小肠外径约4厘米，管壁内有大量的皱襞（右图1）。如果将小肠黏膜表面放大的话，我们就会发现上面密密麻麻地布满了1毫米左右的小突起（2）。这些小突起被称为绒毛。将绒毛表面放大，可以观察到上面覆盖着"吸收细胞"（3）。实际上，在这些细胞表面还有许多更细小的突起，称为微绒毛。

小肠微绒毛表面的"细胞衣"上附有消化酶。经胰液消化分解后的营养物质，再经微绒毛表面的细胞衣中消化酶的作用，最后被分解为可吸收的小分子物质（最小单位），并被小肠微绒毛表面所吸收（第36~39页将介绍各种营养物质的消化与吸收）。

如果把所有皱襞和绒毛展开抻平，小肠的表面积可以覆盖半个网球场！

小肠内部的皱襞和表面的细小突起，大大增加了小肠内壁的表面积。假设没有这些皱襞和突起的话，小肠只不过是一根直径约4厘米、长3米的细管，内壁表面积也只有0.4平方米左右。但是，正因为有了这些皱襞和细小的突起（绒毛及微绒毛），小肠内壁的表面积才高达200平方米左右，相当于半个网球场（约195平方米）。内壁表面积越大，消化后的食物与微绒毛表面接触的机会越多，吸收效率越高。

小肠不仅吸收营养物质，还能吸收水分。人体所吸收水分的85%都被小肠吸收了。小肠不仅能吸收食物和饮料中的水分，甚至连人体自身分泌的消化液（唾液、胃液、胰液、胆汁等）中的水分都能吸收。

消化管的全长超过身高的5倍

假如把卷曲在腹腔中的消化管取出来展开的话，其长度可达9米左右。其中，小肠占整体的2/3（6~7米）。右上表为消化管的长度汇总表。

小肠由十二指肠、空肠和回肠三段组成。十二指肠以后的部分，前段为空肠，约占空回肠全长的40%；后段是回肠，约占空回肠全长的60%。空肠与回肠之间没有明显的分界线。因为空肠内容物的推进速度快，解剖时，肠内常呈排空状态，所以叫空肠。此外，空肠内的皱襞多于回肠，也就是说它的内表面积更大，因此吸收能力非常强。至于回肠，由于它的弯曲非常多，所以叫作回肠。回肠内的皱襞少于空肠，内容物的移动速度也较慢。

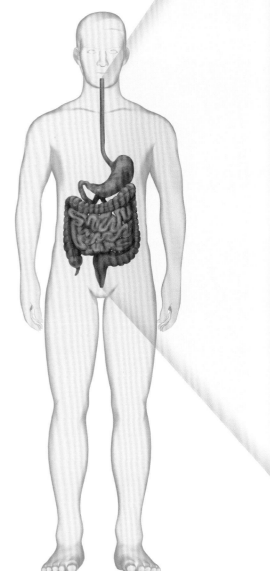

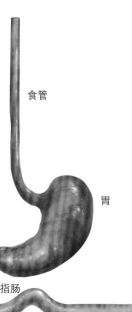

食管

胃

十二指肠

消化管的长度与主要作用

名称		主要作用	长度	
食管		向胃运送食物	约 25 厘米	
胃		杀菌并储存食物	40 厘米左右	
小肠	十二指肠	分泌消化液	约 25～30 厘米	全长 6～7 米
	空肠	消化和吸收营养物质	2～3 米	
	回肠	消化和吸收、回收胆汁	3～4 米	
大肠	结肠	生成粪便，分解食物纤维	约 1.4 米	全长 1.6～1.7 米
	直肠	储存粪便、排泄	约 20 厘米	

空肠（十二指肠之后小肠部分的前 2/5）

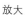

放大

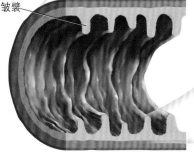

环形皱襞

放大

放大

绒毛

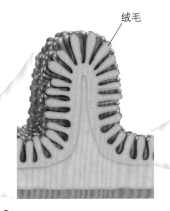

吸收细胞　毛细血管　淋巴管

放大

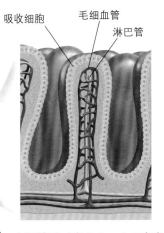

1. 空肠（外径约 4 厘米）

空肠内部覆盖着黏膜，有大量高约 8 毫米的环形皱襞。空肠的皱襞密度在小肠中最高，越往后小肠的皱襞越少。皱襞越多，表面积越大。

2. 内部皱襞（高约 8 毫米）

上图为空肠皱襞（环形皱襞）的放大图。这些皱襞高约 8 毫米。皱襞表面有大量绒毛状突起，叫作小肠绒毛。大量的小肠绒毛进一步增加了小肠壁的表面积。※

3. 小肠绒毛（高 0.5～1.5 毫米）

上图为小肠绒毛的放大图。绒毛的表面是一层吸收细胞。这些细胞表面又形成了许多细小的绒毛状突起，称为微绒毛。小肠绒毛是吸收营养物质的主要部位。人体的吸收细胞大约每 5 天更新一次。

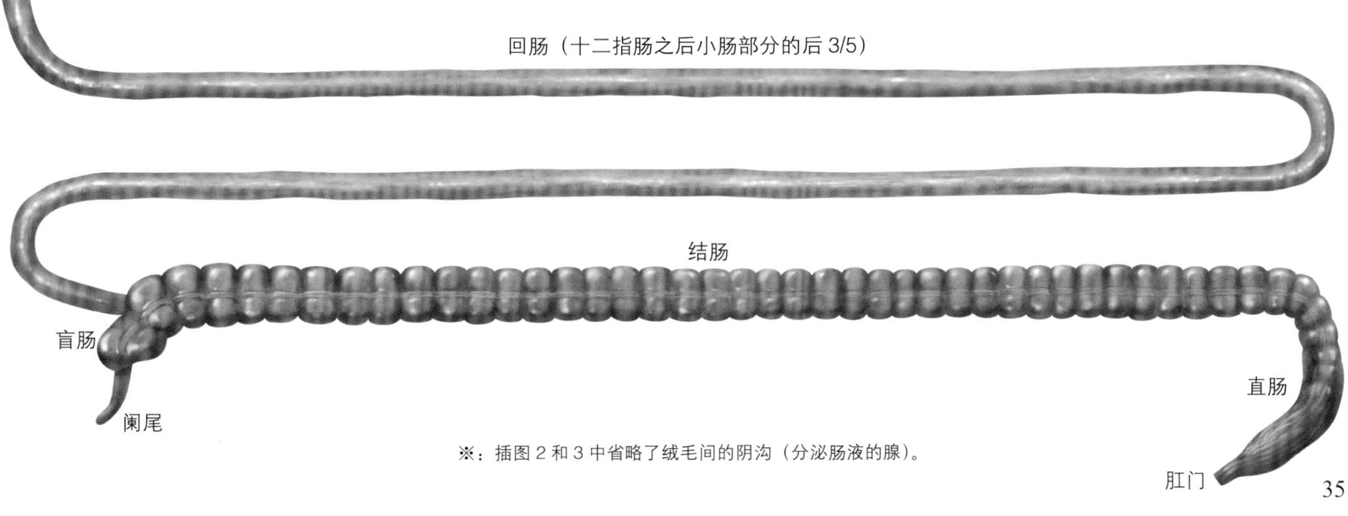

回肠（十二指肠之后小肠部分的后 3/5）

结肠

盲肠

阑尾

直肠

※：插图 2 和 3 中省略了绒毛间的阴沟（分泌肠液的腺）。

肛门

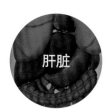

肝脏

大量的营养物质和血液从消化道及心脏流入肝中

小肠黏膜所吸收的糖与氨基酸进入小肠壁的毛细血管中，并随着血液循环被运送到全身各处。肝脏就是目的地之一（参照第 42～43 页）。

肝脏是人体内脏里最大的器官，成人肝脏重达 1.2 千克。流经胃、小肠、大肠等消化道的血液将所吸收的营养物质运送至肝脏"加工"，随后又经肝脏流回心脏。胃、小肠与肝相连的血管称为门静脉。来自门静脉的血液，以及来自心脏的血液都流入肝脏中，成人肝的血流量每分钟可达 1.4 升。

肝脏是营养物质的"储存仓库"和"化学工厂"

汇集到肝脏的营养物质转化成便于储存的方式储存在肝中。例如，数千到数万个葡萄糖（一种糖，由碳水化合物分解所生成）分子结合成糖原储存在肝脏中。

肝脏不仅能储存营养物质，还可将其转化为便于体内细胞利用的形式进行供应。例如，将葡萄糖聚合而成的糖原再次分解为一个个的葡萄糖分子后，释放到血液中。

此外，肝脏还能从蛋白质和脂肪中合成糖，以及从蛋白质和糖中合成脂肪。肝脏可以提供"个性化定制服务"，根据体内细胞的"订单"，将细胞所需成分随着所需血液运送出去。肝脏中通过化学反应所生成的物质高达 500 多种。肝脏不仅是"储存仓库"，同时也是"化学工厂"，是人体非常重要的脏器。

肝脏也是有害物质的"处理厂"

肝脏还具有解毒功能，可分解酒精、有毒物质及药物等。此外，红细胞在生成 120 天左右后会衰老，肝脏能破坏和分解衰老的红细胞。这些化学反应所生成的废物都经由胆汁排出体外（参照第 32 页）。

四大管道出入的"大化学工厂"

图片描绘了肝脏、出入其中的三个血管（肝静脉、肝固有动脉、门静脉）以及胆总管。图中仅画出了较粗的血管，实际上，它们有更细的分支。

肝脏主要由肝细胞组成，肝细胞内可以进行各种化学反应，如转换营养物质、解毒等。肝小叶是构成肝脏的基本单位，直径约 1 毫米，由大约 50 万个肝细胞聚集而成，出入肝脏的四个管道的"支流"流经肝小叶。成人肝脏约有 50 万个肝小叶。

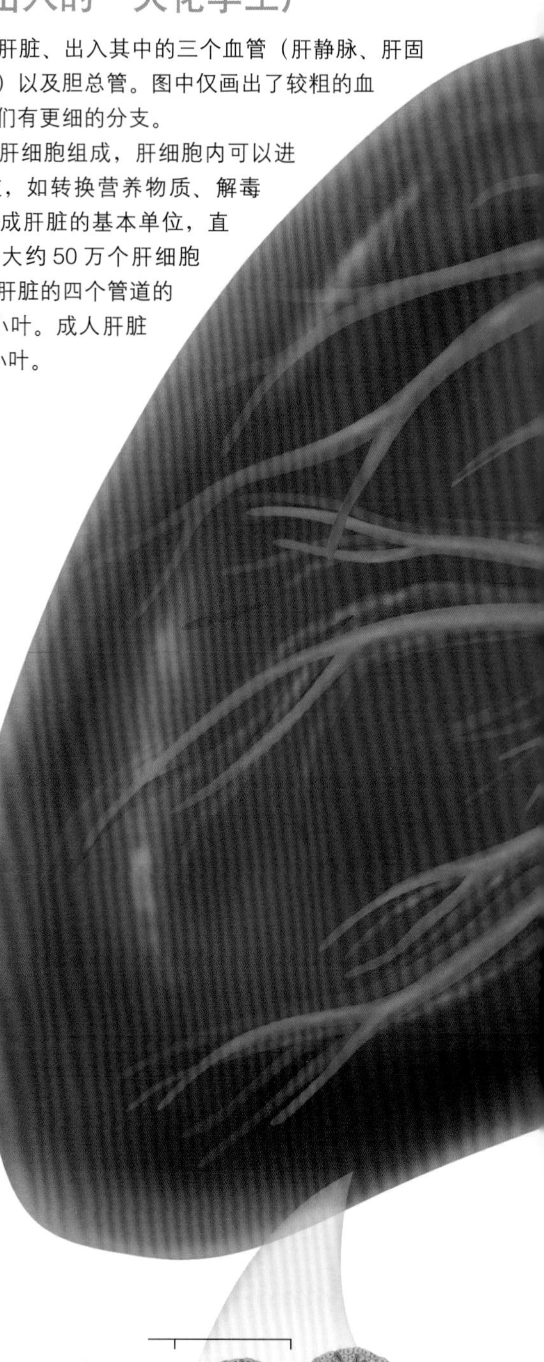

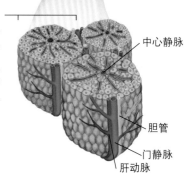

肝小叶

肝小叶由肝细胞及分布在肝细胞间的网状血管构成，直径约 1 毫米，呈六角棱柱状，负责从血管吸收各种分子，对其进行加工后返回血管。

中心静脉

胆管

门静脉

肝动脉

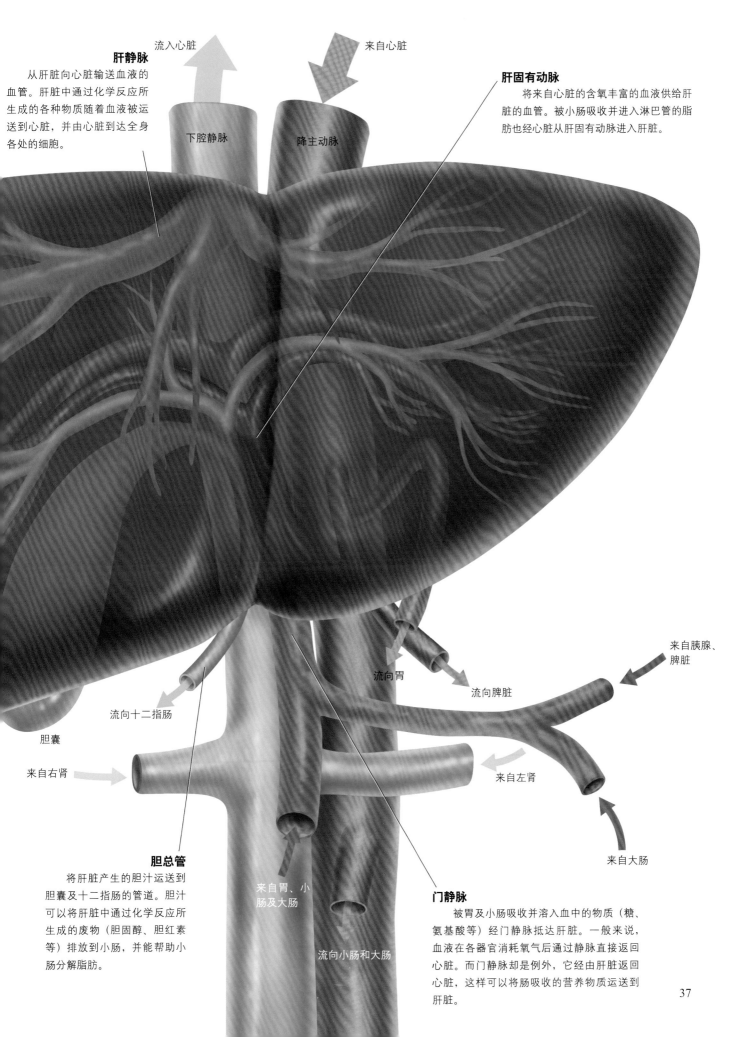

肝静脉
　　从肝脏向心脏输送血液的血管。肝脏中通过化学反应所生成的各种物质随着血液被运送到心脏，并由心脏到达全身各处的细胞。

流入心脏

来自心脏

下腔静脉

降主动脉

肝固有动脉
　　将来自心脏的含氧丰富的血液供给肝脏的血管。被小肠吸收并进入淋巴管的脂肪也经心脏从肝固有动脉进入肝脏。

来自胰腺、脾脏

流向胃

流向脾脏

流向十二指肠

胆囊

来自右肾

来自左肾

来自大肠

胆总管
　　将肝脏产生的胆汁运送到胆囊及十二指肠的管道。胆汁可以将肝脏中通过化学反应所生成的废物（胆固醇、胆红素等）排放到小肠，并能帮助小肠分解脂肪。

来自胃、小肠及大肠

流向小肠和大肠

门静脉
　　被胃及小肠吸收并溶入血中的物质（糖、氨基酸等）经门静脉抵达肝脏。一般来说，血液在各器官消耗氧气后通过静脉直接返回心脏。而门静脉却是例外，它经由肝脏返回心脏，这样可以将肠吸收的营养物质运送到肝脏。

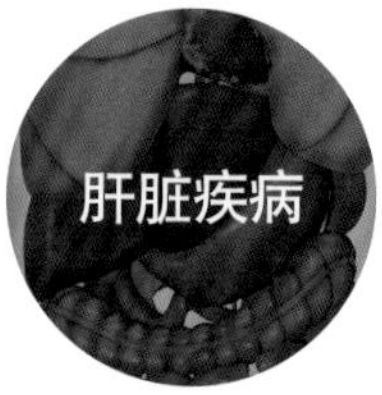

即使切除掉一半，几个月后就能修复到原来的大小

患胃溃疡的患者会明显地感觉到胃痛。肝病则不一样，如果病情没有恶化到一定程度，患者则完全没有自觉症状，这正是肝病的可怕之处。因此，肝脏被称为"沉默的器官"，肝病也被称为"隐形杀手"。

初期的肝脏病变没有明显的症状，定期进行血液检查才能及时发现。肝脏出现病变的话，肝脏中的各种化学反应也会发生变化，导致血液中各种物质的浓度发生变化。

丙型肝炎有发展成肝硬化、肝癌的危险

肝炎是指某些原因引发肝脏炎症的统称。很多人认为过度饮酒、过度劳累是肝炎的致病因素，其实，病毒才是导致肝炎的主要原因。

肝炎病毒有好几种，在我国感染乙肝病毒的人较多。近年来，我国对丙型肝炎（丙肝）逐渐重视起来，丙肝病毒通过血液感染。

感染丙肝病毒后，不会很快出现症状，因此很难及时发现。不过，患者的肝细胞会逐渐坏死，感染5~10年后肝功能明显降低，可确诊为慢性肝炎。其中，一些患者的肝细胞会继续坏死，进而发展成肝硬化和肝癌。

目前，主要用抑制病毒增殖的药物（抗病毒药）来治疗丙肝。近年来，丙肝的治疗成效有显著提高，例如，2014年9月上市的一种新药对干扰素（以前的抗病毒药物）无效者也有很好的效果。

滴酒不沾的人也会患脂肪肝！？

酒精能促进肝脏合成脂肪，长

如果对肝病置之不理、任凭其发展的话，将导致病情恶化

图片是具有代表性的肝病及图像。研究表明，一定比例的肝病会从肝炎发展成肝硬化和肝癌。由于大部分的肝病没有症状，因此很难及时发现。定期进行血液检查，密切关注肝功能指标的变化，才能真正确保身体健康。

尽管丙型肝炎恶化为肝癌的风险较大，不过幸运的是，高疗效药物的面世使得90%的丙肝都能得到有效治疗。

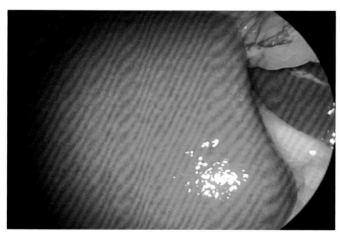

非酒精性脂肪性肝病（NAFLD）：即便不喝酒，脂肪也在肝内积聚

持续过量饮酒的话，脂肪会积聚在肝细胞内，引发脂肪肝。继续饮酒则会引发炎症，导致部分细胞坏死。不过，即便不喝酒，有时脂肪肝也会发展成肝炎，这就是非酒精性脂肪性肝病（NAFLD）。

上图是腹腔镜下NAFLD患者的肝脏视图。肝上堆积有脂肪，表面颜色比正常肝脏偏黄。

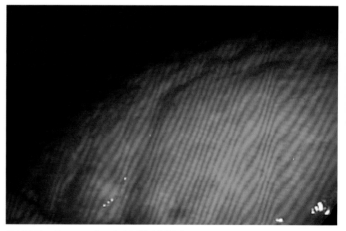

慢性肝炎：肝细胞静悄悄地坏死

几乎没有症状，不过血液检查的结果却显示肝功能低下，有时这种状态会持续半年以上。这种情况可确诊为慢性肝炎。此时，肝脏已经出现炎症，部分肝细胞已经坏死。上图为腹腔镜下慢性肝炎患者的肝脏视图。从图上可以看到，由于部分细胞坏死、血管相连，所以肝表面的血管纹路非常清晰。

感染乙肝病毒或丙肝病毒是引发慢性肝炎的主要原因。现在九成以上的患者通过抗病毒药物治疗，几乎可以消除病毒。

期大量饮酒会导致肝内脂肪堆积过多，引发脂肪肝。在正常情况下，肝脏的脂肪含量较低，只有百分之几，达到 10% 的话，即可确诊为脂肪肝。脂肪积聚过多的话，能导致肝功能下降。患脂肪肝后，如果继续饮酒的话，会造成肝细胞坏死，导致连接细胞的组织增生，引起肝纤维化，最终导致酒精性肝硬化。

不过，有些滴酒不沾的人也会患上脂肪肝，进而发展成肝炎，这种现象引起了广泛关注。这种肝炎称为"非酒精性脂肪性肝病"

(non-alcoholic fatty liver disease, NAFLD)。以前，研究认为不喝酒的人患脂肪肝时，病情不会恶化（良性），但是，结果发现有一成的人最终发展成了肝炎。肥胖是 NAFLD 的主要原因，调整饮食结构和适当增加运动是治疗 NAFLD 的首选办法。

> 肝脏具有很强的再生能力，这是其他脏器所不具备的

肝硬化常常会发展成肝癌。我

们知道，不仅来自心脏的血液会流入肝脏，来自胃、胰腺、小肠和大肠的血液也都经门静脉流入肝脏（参考第 36 页）。因此，身体其他部位的癌细胞会随着血流转移到肝脏，最终引发转移性肝癌。

手术切除癌病灶是治疗肝癌最有效的方法。肝脏具有极强的再生和恢复能力，即使切除一半，剩余的一半肝脏如果还很健康的话，几个月后就能恢复到原来的大小。

出现肝硬化的肝脏结构

肝炎继续发展的话，肝小叶（肝脏的细微结构）上纵横分布的血管结构就会崩溃，导致肝脏功能降低。而且，肝细胞在不断破坏与再生的过程中，会过度生成胶原蛋白等，它们结合在一起会"纤维化"。纤维化程度越高，患肝癌的风险越高。

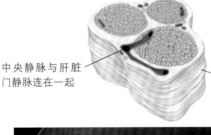

中央静脉与肝脏门静脉连在一起

肝脏门静脉周围堆积了纤维

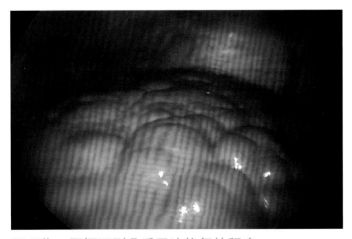

肝硬化：肝坏死到几乎无法修复的程度

慢性肝炎继续发展的话，将导致更多的肝细胞坏死，肝脏将丧失再生和修复能力，这就是肝硬化。上图是肝硬化患者的肝脏视图。正常的肝组织坏死，肝小叶（肝脏的基本单位）变硬，就像瘤子一样。从图中可以看到，肝表面凹凸不平。

患上肝硬化后，因为种种原因，门静脉内的阻力增加及血流量增大，导致"门静脉高压症"。此时，新的侧支血管逐渐生成，在门静脉与腔静脉之间形成许多交通支，构成了所谓的"侧支循环"以降低门静脉压力，结果又使得血流方向发生改变，静脉也出现扩张和迂曲。这时，门静脉血可以不经过肝，而通过侧支循环经过腔静脉直接回流到右心。而已经变得曲张的静脉，其中的压力也较高，容易破裂出血。这种门静脉高压导致的上消化道出血有可能造成体内大出血，甚至丧命。

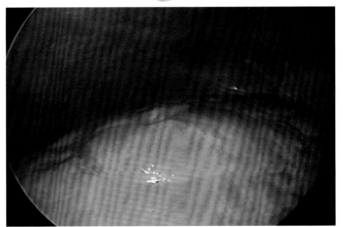

肝癌：按照发病部位统计，死亡人数排第二位 ※

肝硬化继续恶化的话，将导致肝细胞癌变，发展为肝癌。上图为患上了癌症的肝脏表面，可以看到癌组织已经从肝表面隆起。研究认为，从慢性肝炎发展成肝硬化甚至肝癌，与肝炎病毒密切相关。在肝癌死亡患者中，八成都感染了肝炎病毒。

此外，在人体其他部位发生的癌症有时也会转移到肝脏，形成肝癌（转移性肝癌）。

早期肝癌常常没有明显的症状。当出现腹胀、呕血等症状后，很可能意味着病情已经恶化。

※ 2020 年世界卫生组织国际癌病研究机构发布的中国数据。

饮酒后很快就醉了是因为
不必"消化"的缘故

碳水化合物、蛋白质和脂肪是维持人体生命活动所必需的三大营养物质。不过，由于它们的分子过大，必须分解成更小的分子后才能被人体吸收。

微量却不可缺少的维生素与矿物质

三大营养物质再加上维生素与矿物质，统称为五大营养物质。维生素是人体必需的三大营养物质之外的有机物质的总称，共有 13 种，分为水溶性与脂溶性两大类。矿物质是人体内无机物的总称，包括钠、钾、钙、铁等元素。矿物质与维生素一样，也是人体必需的微量元素。

维生素和矿物质的分子较小，能被小肠黏膜"原封不动"地吸收。也就是说，维生素和矿物质本身并未被分解消化。

维生素与矿物质在体内的含量非常少，却不可或缺。它们绝大部分不能在体内自行合成（不能由其他材料合成），大多由外界环境供给，需要通过食物补充。

马上开始吸收酒精，在肝脏慢慢解酒

就像"原封不动"地吸收维生素与矿物质一样，消化道黏膜也能"原封不动"地吸收酒精与一些药物，而不必分解消化。酒精与药物进入胃后，胃马上就开始了"吸收"工作，因此，服药不到 30 分钟就能生效，饮酒后不久就会开始出现醉意。

酒精与药物成分随着血液循环进入肝脏后，才开始被肝分解，在血液中的浓度才开始慢慢降低。也就是说，随着时间的流逝，喝醉酒的人就会慢慢清醒过来，药物效果也将逐渐消退。

三大营养物质的"本质"是巨大的分子

下图是碳水化合物、蛋白质与脂肪这三大营养物质的结构。它们都是由糖或氨基酸等小分子构成的基本单位结合而成的。

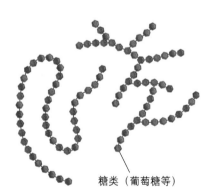

糖类（葡萄糖等）

碳水化合物

米饭、面包及面条中的碳水化合物含量较高。如上图所示，碳水化合物是由几十个到几万个葡萄糖等单糖分子结合而成的。

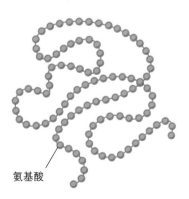

氨基酸

蛋白质

肉、奶、鸡蛋及大豆中的蛋白质含量较高。蛋白质是由几个到几千个氨基酸分子结合而成的。组成蛋白质的氨基酸共有 20 种。

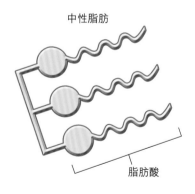

中性脂肪

脂肪酸

脂肪

油和乳制品中的脂肪含量较高。脂肪酸是脂肪的基本单位，由几个至二十多个碳原子结合而成。脂肪的主要成分是中性脂肪（由三个脂肪酸组成）。

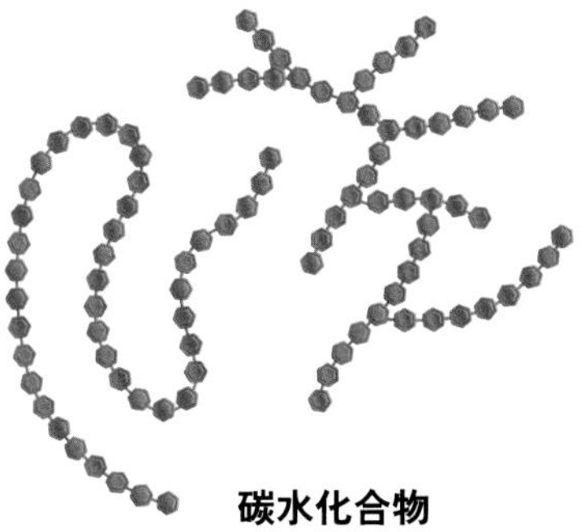

1. 被唾液中的酶分解

食物在口腔中与唾液混合后，唾液中的淀粉酶可以切断碳水化合物中一部分糖的结合，将其分解成由 2~10 个糖组成的结合物。

如果吃米饭、面条（碳水化合物）的话……

唾液与胰液中的消化酶可以切断碳水化合物中糖的结合，将其分解成单糖而被小肠吸收。

小肠吸收糖后，首先将其送入肝脏中。随后，肝脏将其作为生命活动所需的能量提供给全身各处的细胞。碳水化合物的吸收率非常高，食物中 99% 的碳水化合物都可被消化吸收。

碳水化合物

唾液腺

碳水化合物

唾液

口腔

唾液切断碳水化合物中糖的结合

食管

2. 进入胃后，唾液中的酶就会失去活性

食物进入胃后，在强酸性胃液的作用下，唾液中的淀粉酶在一个小时内就会失去活性。由于胃液中不含分解碳水化合物的酶，因此，唾液淀粉酶失活后，碳水化合物无法继续在胃中消化。

5. 转化为便于储存的形状

单糖进入肝脏后，重新结合为糖原储存起来。需要时，糖原可分解为一个一个的葡萄糖分子，运送到人体各处的细胞中。

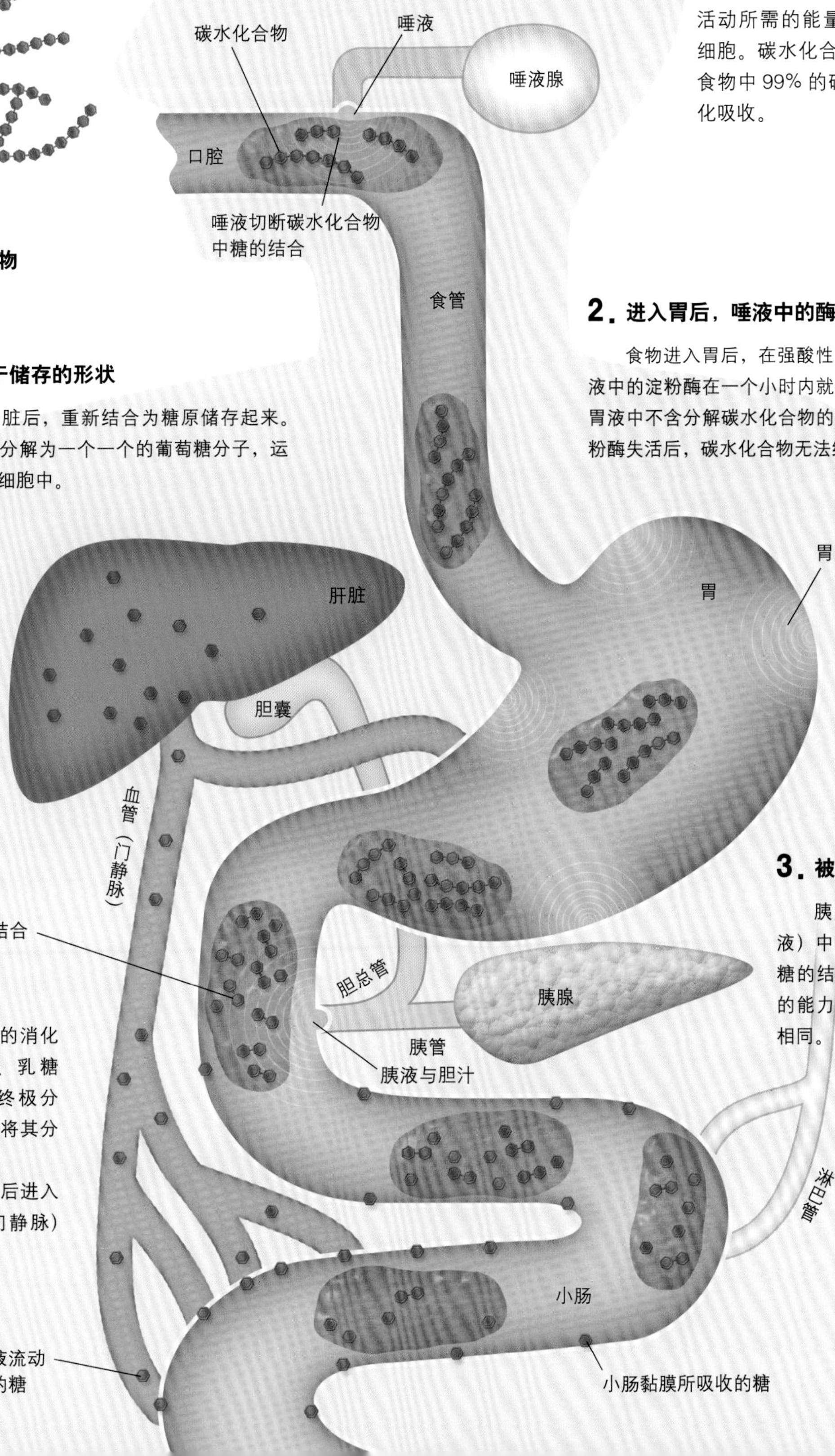

肝脏

胆囊

胃液

胃

胰液进一步切断糖的结合

血管（门静脉）

4. 被小肠壁吸收

小肠内壁（黏膜）上的消化酶（蔗糖酶、麦芽糖酶、乳糖酶）对碳水化合物进行终极分解，完全切断糖的结合，将其分解成一个一个的单糖。

单糖被黏膜细胞吸收后进入血液中，并通过血管（门静脉）进入肝中。

3. 被胰液再次消化

胰腺分泌的消化液（胰液）中的胰淀粉酶再次切断糖的结合。胰淀粉酶切断糖的能力大体上与唾液淀粉酶相同。

胆总管

胰腺

胰管
胰液与胆汁

淋巴管

小肠

随着血液流动而运送的糖

小肠黏膜所吸收的糖

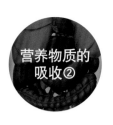

如果吃肉或鸡蛋（蛋白质）的话……

蛋白质是由氨基酸组成的。胃液与胰液中的消化酶可以切断氨基酸的结合，使之最后被小肠吸收。

小肠所吸收的氨基酸随着血液进入肝脏中，然后随着血液循环被运送到全身各处，成为组成蛋白质的原料。蛋白质的消化吸收率约为90%。

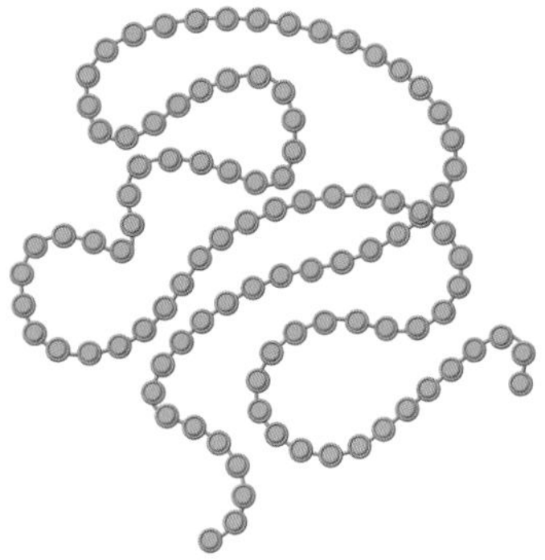

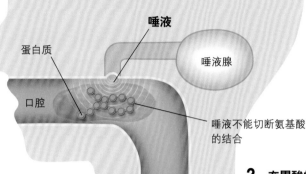

1. 不能被唾液分解

唾液中不含分解蛋白质的酶，因此，蛋白质在口腔中无法消化。

唾液

唾液腺

蛋白质

口腔

唾液不能切断氨基酸
的结合

食管

2. 在胃酸的作用下变性，部分切断

胃酸具有很强的酸性，可以使复杂地折叠在一起的蛋白质分子变形，并丧失活性（变性）。蛋白质变性后，更易于被酶分解。

胃液中含有分解蛋白质的胃蛋白酶，它可以切断一部分的氨基酸结合。蛋白质摄取过多时，胃液的分泌量也将增多。

胃

胃液（大量分泌）

胃液中的胃蛋白酶切断特定的氨基酸结合

5. 在肝脏中生成合成蛋白质的原料

氨基酸在肝中可以根据需要变化种类，或者合成蛋白质。此外，它还作为合成蛋白质的原料被运送至全身各处的细胞。

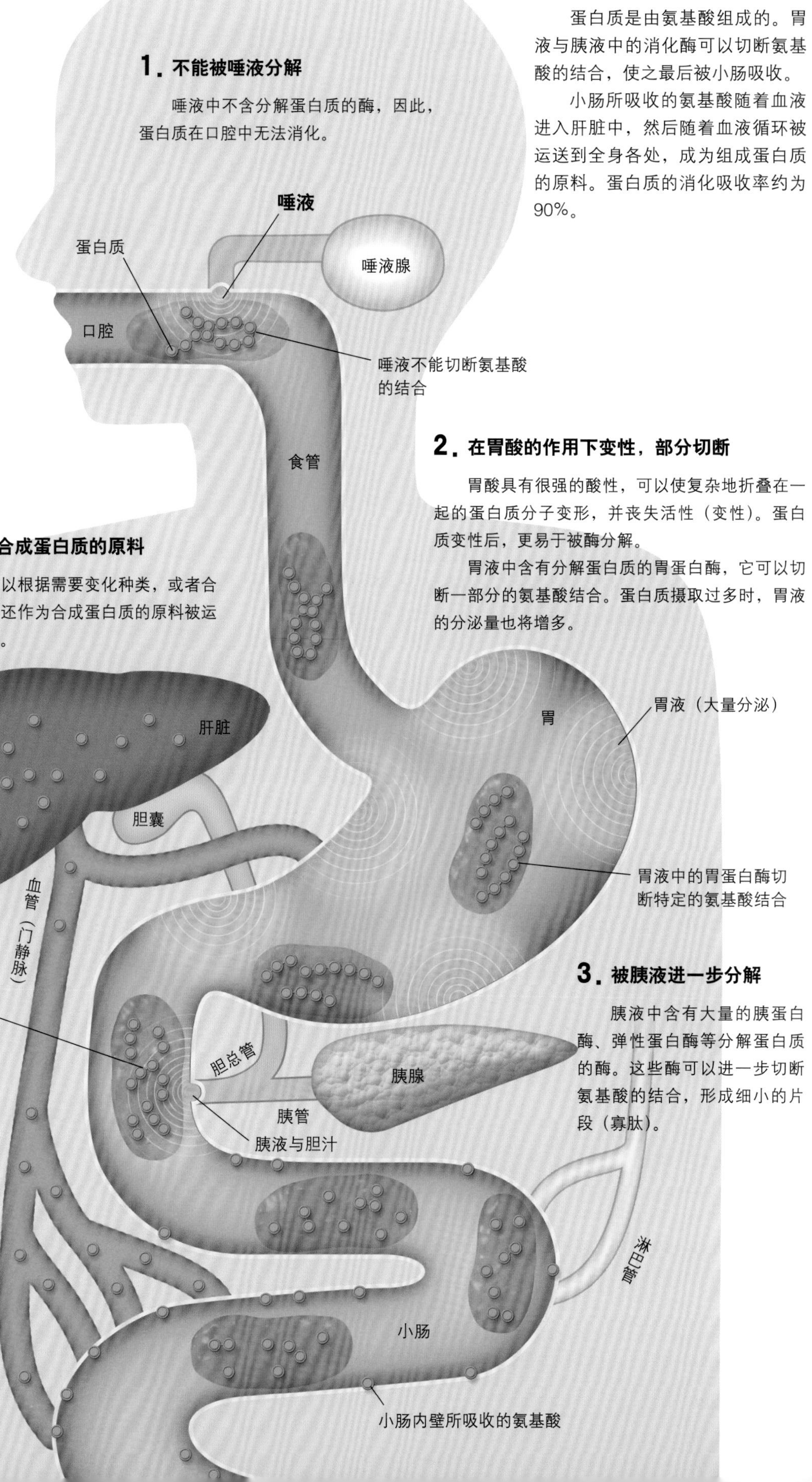

肝脏

胆囊

血管（门静脉）

胰液中的消化酶
切断氨基酸的结合

4. 被小肠壁吸收

小肠黏膜上的氨基肽等酶进一步切断氨基酸片段，分解成二肽（两个氨基酸的结合物）或单个氨基酸后就能被小肠黏膜吸收。小肠吸收的氨基酸随着血液进入肝脏中。

3. 被胰液进一步分解

胰液中含有大量的胰蛋白酶、弹性蛋白酶等分解蛋白质的酶。这些酶可以进一步切断氨基酸的结合，形成细小的片段（寡肽）。

胆总管

胰腺

胰管

胰液与胆汁

胆总管

小肠

小肠内壁所吸收的氨基酸

蛋白质

由于脂肪（油）不溶于水，所以消化酶很难将其分解。油颗粒首先在胃液与胆汁的作用下裂解为更细小的微粒，然后被胰液彻底消化分解，最后被小肠吸收。分解后的脂肪成分在小肠中又再度转变为脂肪，并与蛋白质组成便于运输的形式，随着血液循环被运送到全身各处。脂肪储存于肝脏及脂肪组织中，或用来生成细胞膜。脂肪的消化吸收率约为 90%。

1. 唾液中的酶对脂肪的降解作用微乎其微

脂肪在口腔中几乎不被分解。这是因为脂肪不溶于水，唾液中的舌脂酶（一种脂肪分解酶）很难将其分解。

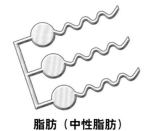

脂肪（中性脂肪）

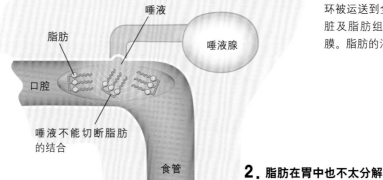

唾液

脂肪

唾液腺

口腔

唾液不能切断脂肪的结合

食管

来自心脏

2. 脂肪在胃中也不太分解

由于脂肪不溶于水，因此它与胃液混合后形成直径 0.1～0.3 毫米的小油滴。胃液中含有胃脂酶（一种分解脂肪的酶）。但是，由于脂肪不溶于水，因此胃酯酶对脂肪的降解作用不太大，脂肪在胃中很难被消化。

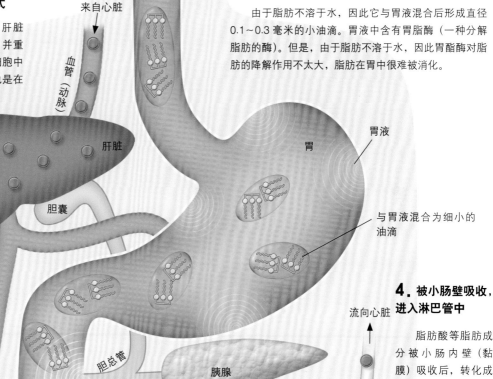

5. 在肝脏中转化为便于储存的形式

乳糜微粒随着血液循环被运送到肝脏后，转化为便于脂肪细胞储存的形式，并重新随着血液循环被运送到全身的脂肪细胞中储存起来。以脂肪为能量来源的反应也是在肝脏中进行的。

血管（动脉）

肝脏

胃

胃液

与胃液混合为细小的油滴

胆囊

3. 胆汁将油进一步分散开

胆囊（肝脏）分泌的胆汁中含有胆汁酸，它可以将脂肪团（油滴）分散开（乳化）。在分散的过程中，脂肪在胰液中的胰脂酶的作用下被降解为脂肪酸等。过多摄取高脂肪食物的话，胆汁分泌将增多。

血管（门静脉）

胆总管

胰腺

胰管

胰液与胆汁

胰液中的脂肪酶将油降解为更细小的粒子

流向心脏

4. 被小肠壁吸收，进入淋巴管中

脂肪酸等脂肪成分被小肠内壁（黏膜）吸收后，转化成乳糜微粒（一种脂蛋白）并进入淋巴管中。由于淋巴管最后并入血管（静脉），因此，乳糜微粒随着血液循环被运送到全身各处※。

淋巴管

小肠

由脂肪酸等构成的乳糜微粒

※ 小肠的毛细血管分布着直径 60～80 纳米的小"窗户"，单糖和氨基酸通过血液的吸收力被从"窗户"吸入。但乳糜微粒的直径达到 100 纳米，不能通过"窗户"，所以是通过淋巴管壁上的细胞之间的缝隙进入淋巴管的。

人体肠道内生活着
1.5千克的细菌

消化道起自口腔，终止于肛门。大肠是消化道的最后一部分，全长1.6~1.7米，由盲肠、结肠和直肠构成，围绕在小肠的周围。盲肠是大肠起始处的膨大盲端，其下端连接着长约7厘米的条形阑尾。

食物经小肠进入大肠后，里面接近90%的营养物质都已经被吸收了。大肠的主要作用是吸收食物残渣中的水分，形成固体粪便，以及在肠道细菌的帮助下，分解和吸收小肠没有消化吸收的成分。

屁的臭味是肠道菌群活动的结果

大肠内生活着大肠杆菌、乳酸杆菌等多种细菌（肠道菌群）。成人肠道内生活着1000多种细菌，其总数量超过100万亿个，总重量可达1.5千克。

肠道菌群可以将一部分人体不能消化的成分（食物纤维）分解为人体可吸收的成分。牛等食草动物的胃中也有细菌，同样能分解难以消化的成分，有助于营养成分的吸收。

另外，硫化氢等有刺激性气味的气体就是肠道菌群活动的结果，它是屁臭的"罪魁祸首"。

粪便里到处都是肠道细胞与细菌的尸骸

消化后的食物在大肠内停留的时间大约为15小时。食物经小肠进入大肠后，一开始几乎是液状的，随后水分被不断吸收，前行到直肠（大肠的最后部分）后就成为固体粪便。

一般情况下，正常人每天平均排便60~180克。粪便中水分占80%左右，而固体物质中的无法消化的食物残渣（食物纤维）仅占约7%，其余都是食物在大肠内行进的过程中所卷入的肠道细菌及其尸骸，以及从肠道表面脱落的细胞（右侧饼图）。

吸收水分，形成固体粪便

图片描绘了大肠的结构、内容物在大肠内行进及形成粪便的过程。大肠直径约7厘米，后半部分越来越细。大肠壁厚约2~4毫米。大肠内壁（黏膜）上没有小肠绒毛那样的绒毛。此外，大肠外壁上纵向排列有三条结肠带，它们是由肠壁的纵行平滑肌增厚形成。由于三条结肠带沿着肠壁排列，所以大肠中间变细。

大肠的入口（回肠口）有回盲瓣，可以防止食物逆流入小肠。回肠口的下端是盲肠，盲肠下端连着长条形的阑尾。大肠内生活着数量众多的细菌（肠道菌群）。此外，在小肠的后半部分（回肠）中，也生活着肠道菌群，不过，其数量远远低于大肠内的细菌数。小肠的前半部分（空肠与十二指肠）和胃中几乎没有细菌。

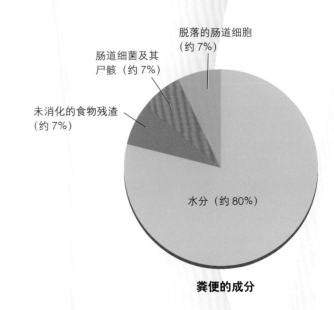

粪便的成分

脱落的肠道细胞
（约7%）

肠道细菌及其
尸骸（约7%）

未消化的食物残渣
（约7%）

水分（约80%）

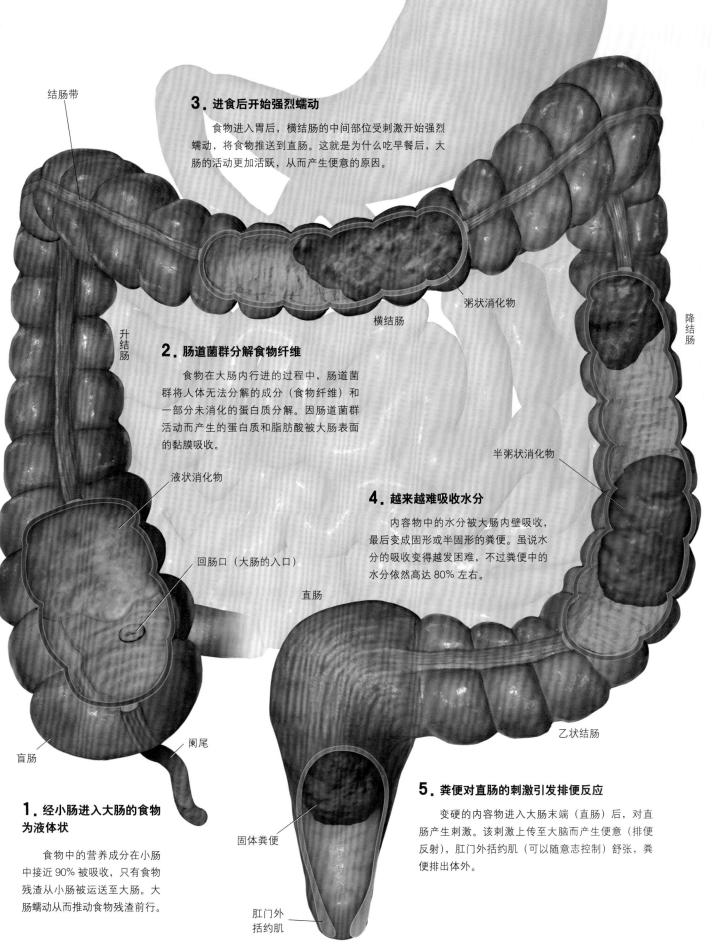

结肠带

3. 进食后开始强烈蠕动

食物进入胃后，横结肠的中间部位受刺激开始强烈蠕动，将食物推送到直肠。这就是为什么吃早餐后，大肠的活动更加活跃，从而产生便意的原因。

粥状消化物

横结肠

降结肠

升结肠

2. 肠道菌群分解食物纤维

食物在大肠内行进的过程中，肠道菌群将人体无法分解的成分（食物纤维）和一部分未消化的蛋白质分解。因肠道菌群活动而产生的蛋白质和脂肪酸被大肠表面的黏膜吸收。

半粥状消化物

液状消化物

4. 越来越难吸收水分

内容物中的水分被大肠内壁吸收，最后变成固形或半固形的粪便。虽说水分的吸收变得越发困难，不过粪便中的水分依然高达 80% 左右。

回肠口（大肠的入口）

直肠

乙状结肠

阑尾

盲肠

1. 经小肠进入大肠的食物为液体状

食物中的营养成分在小肠中接近 90% 被吸收，只有食物残渣从小肠被运送至大肠。大肠蠕动从而推动食物残渣前行。

固体粪便

5. 粪便对直肠的刺激引发排便反应

变硬的内容物进入大肠末端（直肠）后，对直肠产生刺激。该刺激上传至大脑而产生便意（排便反射），肛门外括约肌（可以随意志控制）舒张，粪便排出体外。

肛门外括约肌

肛门

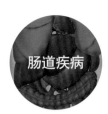
原因不明的肠道炎症日益增多，这是因为饮食习惯西化的缘故？

提到肠道问题，想必很多人都有过"腹泻"和"便秘"的经历吧。包括食物和饮料中的水分、唾液和胃液等消化液在内，每天大约有9升的水分流入消化管。在正常情况下，这些水分的98%都会被小肠和大肠吸收，残渣则形成粪便排出体外。当小肠吸收水分的能力下降或消化液的分泌量过多时，流入大肠的水分就会超过其吸收能力，使得粪便稀松，导致腹泻。

相反，如果吸收水分过多的话，则粪便干结坚硬，会造成便秘。某些原因导致大肠蠕动能力下降的话，内容物的行进速度就会变慢，在大肠内的停留时间就会变长。结果，水分被过度吸收，粪便变硬。要想解决便秘问题，最好能增大便量，刺激大肠，增进蠕动。因此，多食用一些小肠无法消化的食物（也就是食物纤维多的食品）为好。

虽然控制住症状，却不能痊愈

近年来，原因不明的肠道疾病

无法治愈的肠道"疑难症"

下图介绍小肠和大肠的代表性疾病——阑尾炎、溃疡性大肠炎与克罗恩病。与阑尾炎不同，溃疡性大肠炎与克罗恩病之前是比较少见的疾病，但近20年来，这两种病的患者却急剧增多。因发病原因至今不明，更无根治办法。

溃疡性大肠炎——原因不明的溃疡在大肠内扩散

溃疡性大肠炎是大肠黏膜发炎，形成糜烂、溃疡的疾病，主要症状为频繁腹痛、腹泻、便血，多发生于直肠周围，严重时会扩散到整个大肠。该病的发病年龄范围很广，但男女都是从二十岁初到三十多岁发病的较多。有种观点认为这种疾病与饮食习惯及遗传等有关，但其发病原因尚不明确。

目前，主要用抑制炎症的药物和控制免疫的药物进行治疗。在大多数情况下，药物可以控制症状，但并不能完全治愈，容易复发。当药物治疗无效，病情恶化时，则需通过手术切除大肠。

阑尾炎——与盲肠末端相通的管道内积脓

阑尾是一条细长的管道，位于盲肠后面。阑尾入口有时会被浓缩成团的粪便（粪石）堵塞。入口被堵后，阑尾内的压力升高，阑尾壁的血液循环受阻，很容易被肠道细菌侵入，引发炎症。这种感染部位生脓，并积在管道内的疾病就是"阑尾炎"。脓是为了击退细菌而集合起来的白细胞和细菌尸骸的混合物，呈液态。

阑尾炎是常见病，研究指出，阑尾炎的发作与高脂肪、高蛋白的饮食习惯及暴饮暴食有密不可分的关系。临床表现为阑尾周边（右下腹）剧烈疼痛，且疼痛不断游走，有时还会出现发烧或呕吐等症状。当恶化到药物无法治愈时，就只能切除阑尾。

大肠壁糜烂

下图为溃疡性大肠炎患者的大肠内镜图像。可以看到大范围的黏膜发炎、糜烂。（图像来源：东京医科齿科大学消化器官内科 渡边守教授）

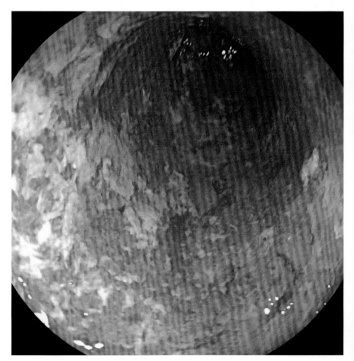

阑尾的位置因人而异

图片显示了阑尾位置的变化。数字代表各位置阑尾所占的比例。一多半人的阑尾都贴在大肠的后内侧（背侧），其次是位于盲肠下方，只有极少一部分人的阑尾位于小肠（回肠）旁侧。

当阑尾炎恶化，不得不切除阑尾时，如果阑尾位置改变的话，则需要花费很长时间才能找到它。

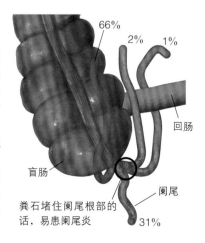

66%
2% 1%
回肠
盲肠
阑尾
粪石堵住阑尾根部的话，易患阑尾炎
31%

日益增多，如"克罗恩病"和"溃疡性大肠炎"，两者统称为"炎症性肠病（IBO）"。溃疡性大肠炎因日本前首相安倍晋三患有该病而名声大噪。

炎症性肠病是指小肠或大肠不明原因地发炎、肠黏膜糜烂、出现溃疡等症状的疾病（参照下图）。临床表现为腹泻、便血、腹痛等。

截至 2019 年，日本患克罗恩病的人数超过 7 万人，溃疡性大肠炎的患者则超过 22 万人。与 10 年前相比，这两种病的患者人数都增大到 2 倍左右，如今依然有增加的趋势。

有一种观点认为，过于干净的环境、肉类摄取量过多（饮食习惯的西化）等是造成此类患者增多的原因，但是，这种说法是否正确尚无定论。现在，控制免疫、抑制炎症的有效药物层出不穷，虽然几乎能完全控制住症状，却不能痊愈，期待在不久的将来能有根治该病的"灵丹妙药"。

克罗恩病——在消化管的任何部位均可发生的黏膜炎症

这是一种消化管黏膜糜烂或溃疡的疾病，从口腔到肛门，在消化管的任何部位均可发生，但多发于小肠，临床表现为腹痛、腹泻、便血等。克罗恩病患者中男性较多，为女性的 2 倍。男女都是十几岁到二十几岁发病较多。研究认为，高蛋白、高脂肪的饮食习惯容易诱发本病，但原因不明。

在大多数情况下，服用控制免疫、抑制炎症的药物可以改善症状。当药物治疗无效时，为了抑制对肠道的刺激，所以要限制日常饮食，而通过注射营养剂或静脉输液的方式来补充营养。

此外，克罗恩病是由最先报告本病的医生名字（Crohn）命名的，与具有相同遗传信息的细胞或个体的克隆（Clone）这一词语毫无关系。

黏膜变扁，肠管变细

下图是克罗恩病患者的大肠内镜图像，炎症范围较大，黏膜脓肿，凹凸不平。患克罗恩病时，有时肠管会变细变窄。右上图是患者腹部的 MRI（磁共振成像）图像，右下图是利用最新的 CT（断层扫描）技术所拍摄的小肠与大肠的立体图。红色圆圈内的肠管变细（图像来源：东京医科齿科大学消化器官内科 渡边守教授）。

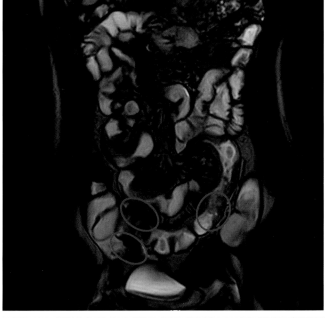

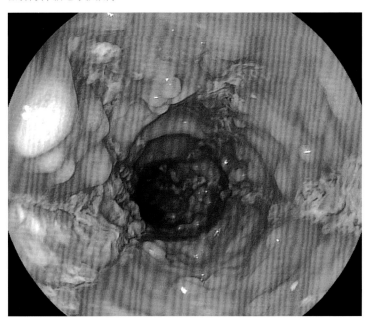

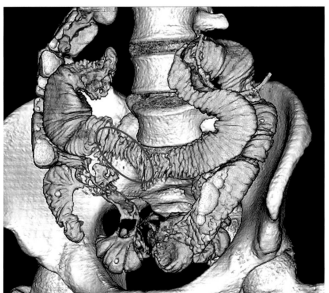

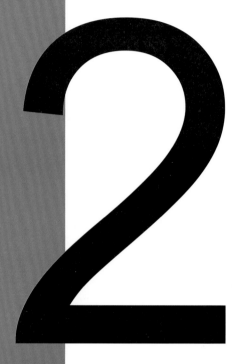

泌尿器官
与生殖器官

在第 1 章中，我们了解到食物被消化吸收后，残渣作为粪便排出体外的过程。那么，浓缩了体内废物的尿液是怎样形成的呢？

形成尿并排出体外的"泌尿器官"对男性来说也是创造新生命的"生殖器官"。而且，泌尿器官和生殖器官的形成过程也有密切的关系。在第 2 章中，我们一起来探索泌尿器官和男女生殖器官的机制吧！

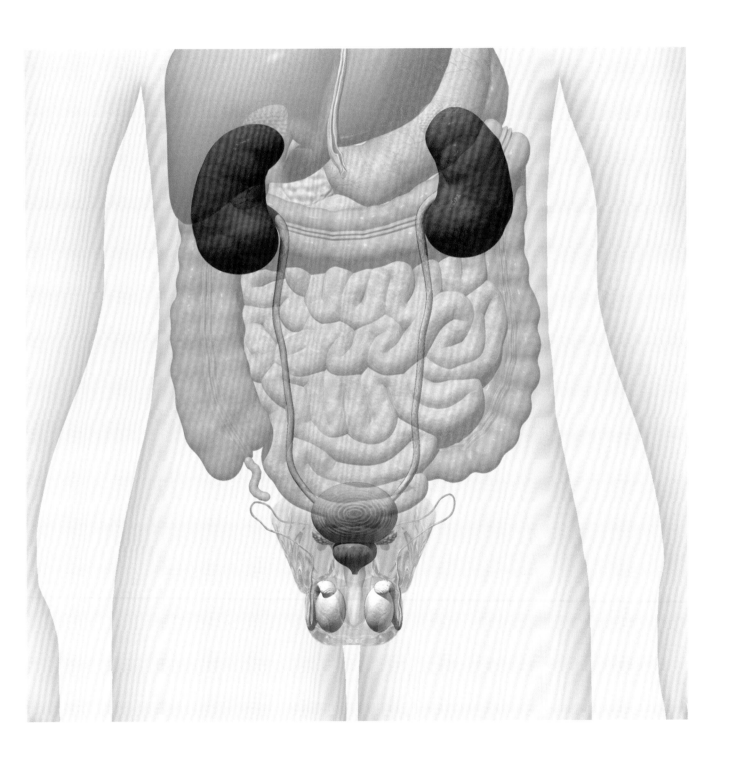

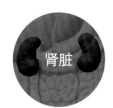

肾脏

每天过滤 1700 升血液，大约产生 1.5 升尿液

正常人每天排出的尿量在 1~1.5 升之间。肾脏是人体的重要器官，呈蚕豆状，位于腰部上方、脊柱两旁，左右各一个，有拳头那么大（高约 10 厘米），它的基本功能是生成尿液。

调节体内水分含量及组成的唯一器官

水是人体最重要的组成部分，成年男性体内的含水量占体重的 60% 左右，成年女性占 55% 左右。一般来说，体内脂肪含量越多，年龄越大，水所占的比例越低。

肾脏担负着一项重要使命——调节体内水分含量，并维持电解质与酸碱平衡等。因此，每分钟大约有 1.2 升血液从心脏流入肾脏。肾脏不知疲倦地过滤血液，收集其中的废物和多余的水分，并将其浓缩为尿（参照下图）。

人体从外部摄取的水量与排出体外的水量大体上相等。正常人每天从食物和饮水中摄取的水分大约为 2~2.5 升，也就是说，人体每天通过汗液、粪便及尿液等流失大约 2~2.5 升的水分。由于通过汗液或粪便所排出的水量难以调节，所以人体通过增减尿量来维持整体排出量的平衡。

肾脏中分布着大约 200 万个"过滤器"

肾小体是滤尿的生理单位，直径约 0.2 毫米（参考右页上图）。左右两肾共有大约 200 万个肾小体。

血液经肾小体过滤后成为原尿的材料。以成年男性为例，肾脏每天要过滤大约 1700 升的血液，其中大约 170 升形成原尿。然而，原尿中含有大量人体必需的水分和成分（糖、氨基酸等），因此需要再次吸收原尿中的水分和各种成分，并将其浓缩为尿液。最后排出体外的尿液只占所过滤血液量的不到 0.1%（约 1.5 升）。

独自承担调节体内水分的重任

这是从背后看左右两肾的图像。图中画出了右肾的剖面。心脏泵血量的 23% 流入肾脏中（详细内容请参考第 78 页）。

肾脏还通过调节体内流通的水分量来调节血压。因此，肾功能衰竭会引发高血压。此外，当慢性肾衰竭恶化时，肾脏将无法维持基本功能，只能进行透析治疗（利用体外装置过滤血液中的废物）或进行肾移植。

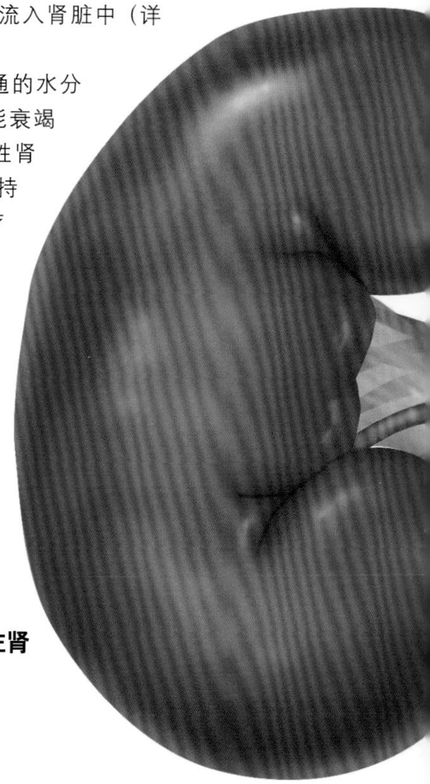

左肾

大量生成尿的原料，然后将其浓缩

下图描绘了肾脏过滤血液，形成尿液的过程。肾脏每天要过滤大约 1700 升的血液（每分钟 1.2 升），不过，其中只有约 1.5 升作为尿排出体外。

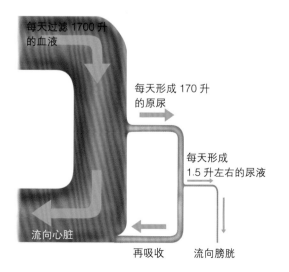

每天过滤 1700 升的血液

每天形成 170 升的原尿

每天形成 1.5 升左右的尿液

流向心脏

再吸收　　流向膀胱

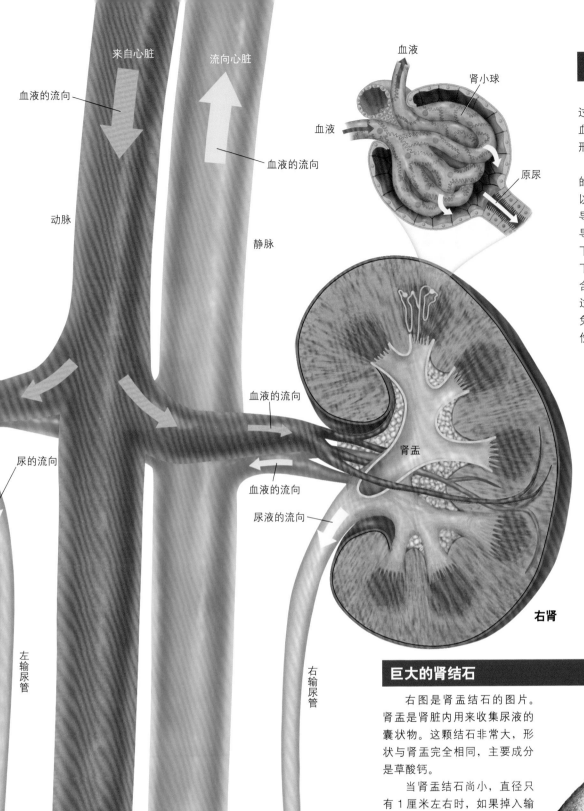

来自心脏

流向心脏

血液的流向

血液的流向

动脉

静脉

血液

血液

血液

肾小球

原尿

肾小体不能再生

肾小体（左图）通过肾小球（由一团毛细血管构成）过滤血液，形成原尿。

肾小体是不能再生的，一旦受到伤害就难以恢复，久而久之就会导致肾功能下降，最终导致肾衰竭。肾功能低下时，需在医生的指导下控制食物中蛋白质的含量，尽量减轻肾小体过滤蛋白质的负担，避免对肾小体造成进一步伤害。

血液的流向

肾盂

血液的流向

尿液的流向

右肾

尿的流向

左输尿管

右输尿管

巨大的肾结石

右图是肾盂结石的图片。肾盂是肾脏内用来收集尿液的囊状物。这颗结石非常大，形状与肾盂完全相同，主要成分是草酸钙。

当肾盂结石尚小，直径只有1厘米左右时，如果掉入输尿管的话，会形成尿结石。结石位于肾脏中时，患者往往没有症状。但是，当结石移到并堵住输尿管时，腰部周围会剧烈疼痛。如果结石的主要成分是钙盐时，就无法用药物溶解。目前，主要采取超声波碎石的治疗方法，即从体外透过骨头间隙用超声波来击碎结石。

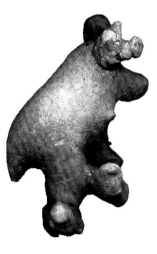

流向左脚 流向右脚

来自左脚 来自右脚

流向膀胱

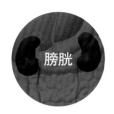

膀胱

储满尿时，膀胱壁的厚度只是排空时的 1/5

膀胱位于下腹部，是储尿的囊状器官，伸缩性很大。以成年男性为例，排空时，膀胱呈锥体形，高 3~4 厘米；充盈时，可膨胀成直径 10 厘米左右的圆球形，容量约 500 毫升。由于女性的膀胱上方是子宫，因此，膀胱容量比男性稍小一些，约为 400 毫升。

当尿量充满膀胱一半时，则产生尿意

一般来说，当膀胱内的尿量达到 200~300 毫升时，就会产生尿意。膀胱壁的肌肉层分布有尿意感受器。排空时，膀胱壁的厚度为 10~15 毫米；充盈时，膀胱胀大，膀胱壁变薄，厚度只有 3 毫米左右。大脑能感受到膀胱壁的厚度，并知道膀胱内储存了多少尿液。

如果一直忍着不排尿的话，成年男性最多能储存 700 毫升左右的尿。但在这种情况下，由于膀胱壁过度胀大，我们会感觉疼痛。

女性的尿道较短，容易患膀胱炎

膀胱炎是泌尿系统最常见的疾病，因尿道感染细菌而导致膀胱发炎，尤其以女性多见。从身体结构上来说，女性尿道长约 4 厘米，远远短于男性尿道（长 16~20 厘米），因此，细菌很容易侵入女性膀胱中（参照右图）。而且，女性的尿道口离肛门近，容易感染细菌。

尿床是常见的排尿烦恼。小孩子尿床往往是因为尿意感知能力低，或睡前没有排出积存的尿液等导致的。老年人尿床则是因为膀胱出口的肌肉（尿道内括约肌，控制尿液不流出的肌肉）的收缩力变弱的缘故。

带有"储水量感知器"的储藏袋

图片为女性膀胱。膀胱位于下腹部，是储尿的囊状器官。两根输尿管斜穿膀胱壁进入膀胱。当膀胱内充满尿时，内部压力增大，膀胱壁胀大变薄。同时，压迫穿过膀胱壁的输尿管，关闭输尿管出口，从而防止膀胱内的尿液反流到肾脏。

关闭膀胱出口的肌肉（括约肌）共有 2 处，分别是尿道内括约肌和尿道外括约肌。尿道内括约肌是不随意肌，当膀胱内充满尿液时开放，膀胱出口打开，尿液排出。与此相反，尿道外括约肌是随意肌，可以根据自己的意志控制，所以可以在某种程度上憋尿，选择合适的时机排尿。大脑可以通过膀胱壁的胀大程度来判断储存了多少尿。

女性的尿道长度只是男性的 1/4

下图为男女下腹部的剖面图。从图中可以看到，由于男性与女性的生殖器官不同，所以膀胱的大小及尿道长度也不同。女性的尿道较短，且尿道外口离肛门较近，容易感染细菌，引发膀胱炎。

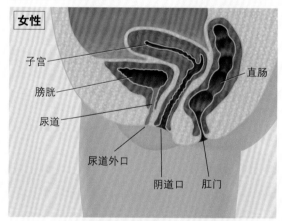

女性

子宫
膀胱
尿道
尿道外口
阴道口
肛门
直肠

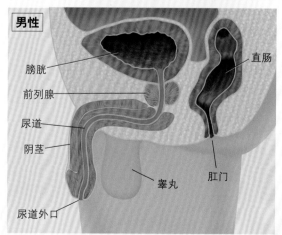

男性

膀胱
前列腺
尿道
阴茎
睾丸
尿道外口
肛门
直肠

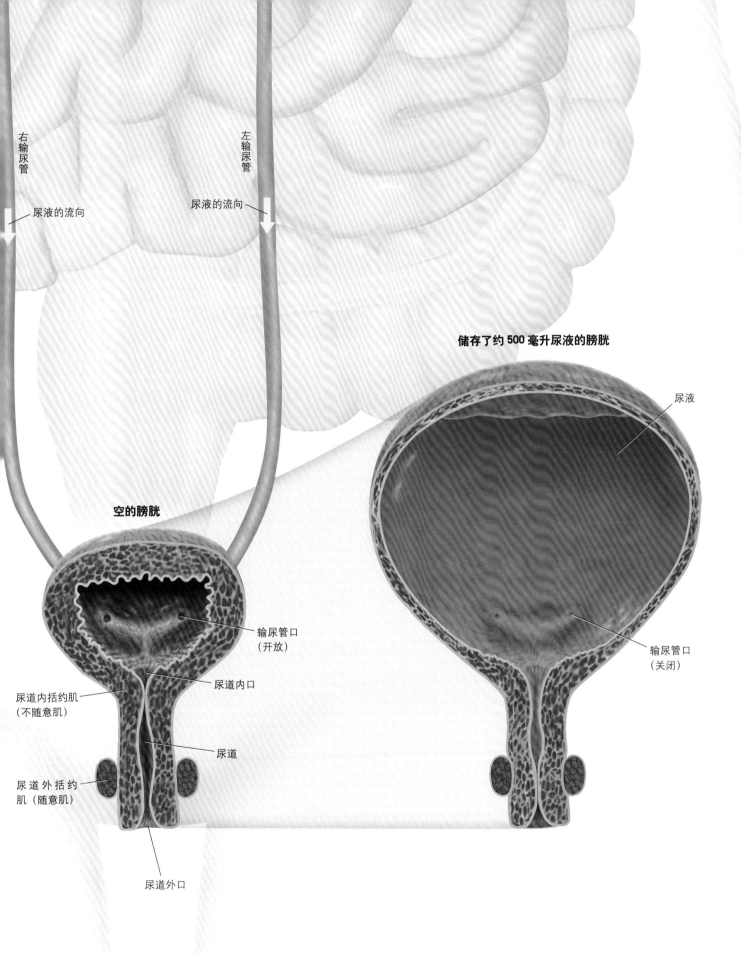

右输尿管

左输尿管

尿液的流向

尿液的流向

储存了约 500 毫升尿液的膀胱

尿液

空的膀胱

输尿管口
（开放）

尿道内口

输尿管口
（关闭）

尿道内括约肌
（不随意肌）

尿道

尿道外括约
肌（随意肌）

尿道外口

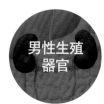

男性生殖器官

在细长管道中，每天生成庞大数量的精子

我们的身体始于由父亲的精子和母亲的卵子结合而成的"受精卵"。男性的生殖器官担负着生成精子，并把精子送入具有卵子的女性生殖器内的"重任"。

装有精子的囊状皮肤可以伸缩并调节温度

精子是在一对"睾丸"中生成的。睾丸是长4～5厘米的卵形器官，里面有产生精子的细长管道——"生精小管"。精子的形成始于青春期，并会持续一生，健康的年轻男性几乎每天能产生1亿个精子。主要的雄激素"睾酮"也是在睾丸中生成的。

成熟的精子会在睾丸上方的"附睾"中存储10～20天，陈旧的精子也会在这里被分解。

睾丸和附睾上覆盖着从下腹部垂下的囊状皮肤（阴囊）。由于远离腹部，所以精子的温度一般低于体温。此外，阴囊还可以通过伸缩来调节温度，从而保护不耐热的精子。

组织里充满了血液，做好释放精子的准备

内有排尿管道穿过的阴茎负责把精子送入女性体内。尿道也是精子的通道。阴茎中充满了海绵状的海绵体，性兴奋时，在自主神经的作用下，海绵体内部充血，会变硬膨胀（勃起）。

在勃起状态下，储存在附睾内的精子通过"输精管"的蠕动（收缩或膨胀）被运送到膀胱内侧（背

侧）的"输精管壶腹"。此外，位于膀胱下方、包裹尿道的"前列腺"与连着输精管壶腹的"精囊"会释放出分泌液。性兴奋进一步高涨时，就会从射精管向尿道的前列腺部位释放出精囊腺液与精子的混合液，并在这里与前列腺液混合后，通过尿道排出体外（射精）。这时，位于前列腺上方的尿道内括约肌关闭，就不会排尿了。

生成精液并射出

精子是在生精小管中产生的。生精小管折叠存在于精巢内，边缘排列着不成熟的精原细胞，它们在向中央移动的同时，逐渐转化成成熟的精子。生精小管与生精小管之间的细胞会分泌雄激素。

成熟的精子通过中央的空腔暂时储存在附睾中，等待射精的机会。当阴茎受到性刺激而勃起时，精子就会通过输精管、输精管壶腹，与精囊和前列腺的分泌液混合在一起，经由尿道射出体外，即射精。

线粒体
生成能量，呈螺旋形盘绕。

核
充满了携带遗传信息的DNA。

顶体
覆盖在核上的囊状器官，里面含有酶，酶在受精时可破坏包裹着卵子的"壁"。

鞭毛
像鞭打那样游动，从而产生推动力。

精子
长约0.06毫米，虽然一次射精的精液只有几毫升，但里面含有几亿个精子。进入女性体内的精子大约能存活4～5天。

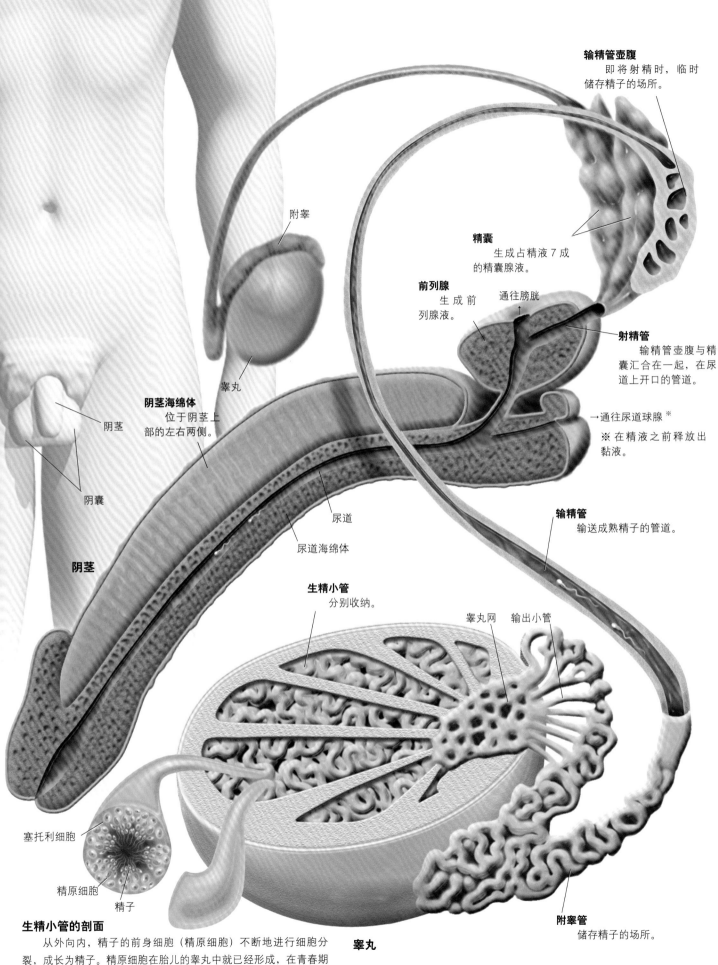

输精管壶腹
　　即将射精时，临时储存精子的场所。

精囊
　　生成占精液 7 成的精囊腺液。

前列腺
　　生成前列腺液。

通往膀胱

射精管
　　输精管壶腹与精囊汇合在一起，在尿道上开口的管道。

→通往尿道球腺※

※ 在精液之前释放出黏液。

附睾

睾丸

阴茎海绵体
　　位于阴茎上部的左右两侧。

阴茎

阴囊

阴茎

尿道

尿道海绵体

输精管
　　输送成熟精子的管道。

生精小管
　　分别收纳。

睾丸网　　输出小管

塞托利细胞

精原细胞

精子

生精小管的剖面
　　从外向内，精子的前身细胞（精原细胞）不断地进行细胞分裂，成长为精子。精原细胞在胎儿的睾丸中就已经形成，在青春期之前制造精子的过程是停止的。塞托利细胞承担着向精子的前身细胞提供营养的重任。

睾丸

附睾管
　　储存精子的场所。

55

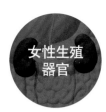

每个月都做好妊娠准备

女性生殖器的任务是产生卵子，使其与强壮的精子结合并孕育胎儿，直至新生命平安降生。卵子由一对卵巢产生。作为卵子来源的细胞在女性还在其母亲体内时就已经形成，构成被小细胞包围的"卵泡"，处于停止生长的状态。卵泡数量会逐渐减少，到青春期会减少到 40 万个左右。

每月形成一个人体最大的细胞——卵子

青春期以后，具有生殖能力的女性大概每个月会有少量的卵泡成长变大。不过，每月只有一个卵泡能最终发育成熟。成熟的卵泡（赫拉夫卵泡）直径可达 18~20 毫米。在这一阶段，卵子的直径可达 0.1 毫米，可以说是人体最大的细胞。因为标准的细胞大小是 0.01~0.03 毫米，可想而知卵子是多么巨大。

成熟的卵子会排入从孕育胎儿的"子宫"延伸出来的"输卵管"中（排卵）。一般来说，左右两个卵巢中的一个会每月排一次卵，女性一生中大约会排 400 个卵。

卵子借助输卵管表面细长纤毛的摆动与输卵管的蠕动（收缩或膨胀运动）来移动。卵子能够受精的时间是排卵后的 24 小时左右。子宫内的组织（子宫内膜）每月会增厚，做好孕育受精卵的准备。不过，如果卵子和精子不能相遇而受精的话，子宫内膜就会脱落，与血液一起排出体外，这就是"月经"。怀孕后，月经就会停止。

酸性的阴道是精子的"鬼门关"

阴道内为了防止病原体的侵入而呈强酸性。这一环境不利于精子的存活。虽然精子被碱性精液保护着，但如果不能突破阴道的话，就会在阴道内失去运动能力而死亡。不过阴道内的残酷环境在排卵期会有所缓解。宫颈管（子宫下部的管状部分）分泌的黏液黏性减弱，便于精子游动，酸度也有所降低。只有 1% 的精子能够从阴道内经由宫颈管，最后进入子宫腔。

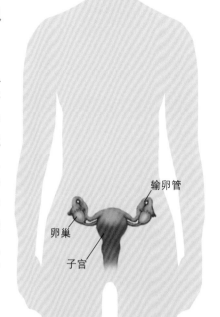

输卵管

卵巢

子宫

卵子在卵巢中发育成熟

卵子在卵巢中形成卵泡（一种球形结构），并发育成熟。每月只有 1 个卵泡能发育成熟，最后排出卵巢（排卵）。

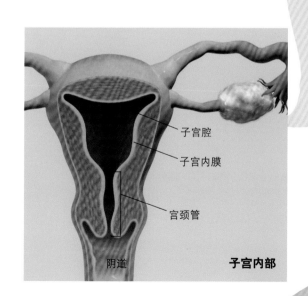

子宫腔

子宫内膜

宫颈管

阴道

子宫内部

与子宫相连

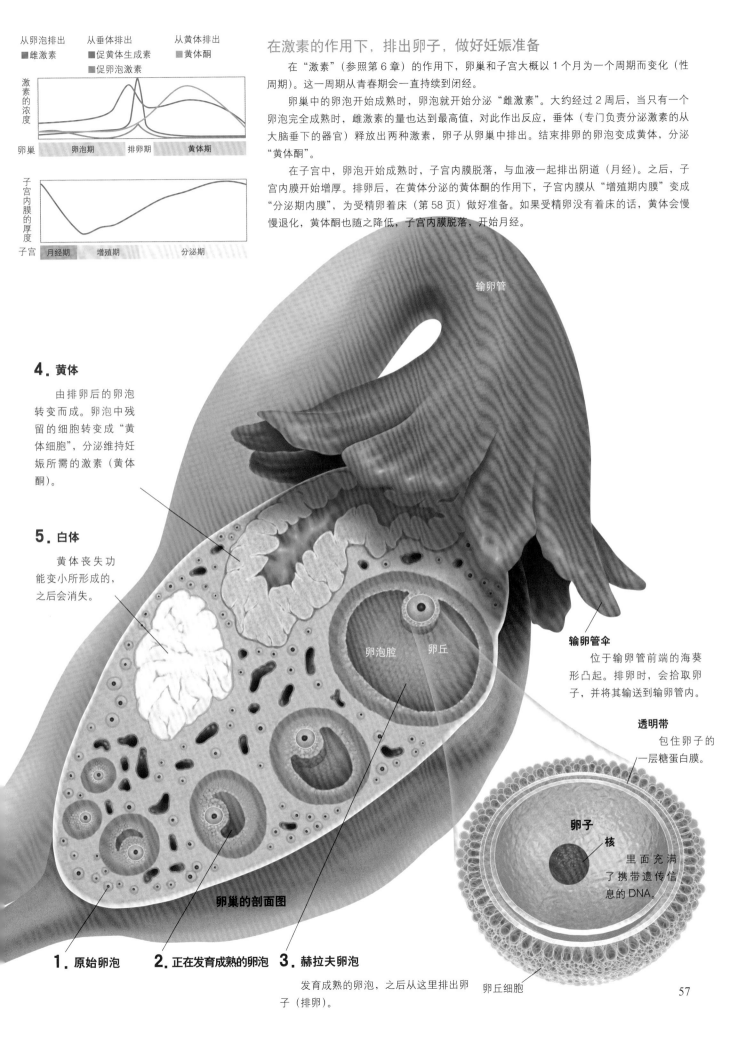

激素的浓度

卵巢　　　卵泡期　　　排卵期　　　黄体期

子宫内膜的厚度

子宫　　月经期　　增殖期　　　分泌期

在激素的作用下，排出卵子，做好妊娠准备

在"激素"（参照第 6 章）的作用下，卵巢和子宫大概以 1 个月为一个周期而变化（性周期）。这一周期从青春期会一直持续到闭经。

卵巢中的卵泡开始成熟时，卵泡就开始分泌"雌激素"。大约经过 2 周后，当只有一个卵泡完全成熟时，雌激素的量也达到最高值，对此作出反应，垂体（专门负责分泌激素的从大脑垂下的器官）释放出两种激素，卵子从卵巢中排出。结束排卵的卵泡变成黄体，分泌"黄体酮"。

在子宫中，卵泡开始成熟时，子宫内膜脱落，与血液一起排出阴道（月经）。之后，子宫内膜开始增厚。排卵后，在黄体分泌的黄体酮的作用下，子宫内膜从"增殖期内膜"变成"分泌期内膜"，为受精卵着床（第 58 页）做好准备。如果受精卵没有着床的话，黄体会慢慢退化，黄体酮也随之降低，子宫内膜脱落，开始月经。

输卵管

4. 黄体

由排卵后的卵泡转变而成。卵泡中残留的细胞转变成"黄体细胞"，分泌维持妊娠所需的激素（黄体酮）。

5. 白体

黄体丧失功能变小所形成的，之后会消失。

卵泡腔　　卵丘

输卵管伞

位于输卵管前端的海葵形凸起。排卵时，会拾取卵子，并将其输送到输卵管内。

透明带

包住卵子的一层糖蛋白膜。

卵子

核

里面充满了携带遗传信息的 DNA。

卵巢的剖面图

1. 原始卵泡

2. 正在发育成熟的卵泡

3. 赫拉夫卵泡

发育成熟的卵泡，之后从这里排出卵子（排卵）。

卵丘细胞

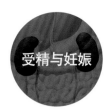
精子与卵子相遇，在子宫内孕育生育

通常，卵子是在"输卵管壶腹"（靠近输卵管末端的扩大部）受精的。从阴道到输卵管壶腹的"路途"大约 20 厘米长，射入阴道的长约 0.06 毫米的精子必须跨越如此长的征程才能遇到梦想的"新娘"。一次射精所释放出的数亿个精子中，只有几百个精子能艰难地到达输卵管壶腹并幸运地遇到卵子。只有运动能力强，而且幸运地遇到卵子的精子才有机会完成受精。

只有一个精子能成功受精

与卵子相遇的精子面临着最后的生存竞争。卵子覆盖着由糖蛋白构成的"透明带"和大量的细胞（卵丘细胞）。精子必须突破这两层"屏障"，才能向卵子内部释放核，并与卵子的核合二为一，从而完成受精。当 1 个精子进入卵子后，卵子会发生重要的变化——透明带的性质会改变，其他精子再也无法通过。假如两个以上的精子受精的话，受精卵将无法正常发育。透明带的这种作用是防止多个精子同时受精的机制。

胎儿的"种子"深深埋入子宫壁上，正式怀孕

受精卵不断分裂的同时在输卵管中继续前进。由受精卵分裂而成的细胞群称为"胚胎"。受精 5~6 天后，受精卵到达子宫，透明带破裂，露出胚胎，这一现象称为"孵化"。之后，胚胎吸附在子宫壁上并埋入其中，这称为"着床"。胚胎着床后，则意味着怀孕了。着床后的胚胎继续成长，很快开始从母体的血液中吸收营养等。大约 9 个月后，将迎来新生命出生的那一刻。

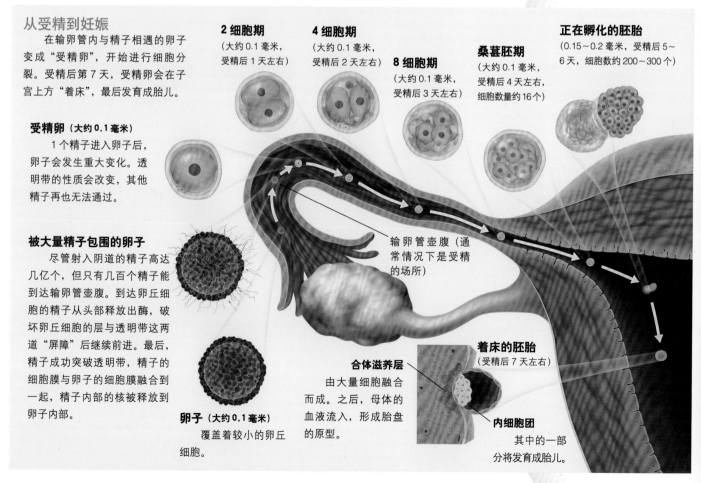

从受精到妊娠

在输卵管内与精子相遇的卵子变成"受精卵"，开始进行细胞分裂。受精后第 7 天，受精卵会在子宫上方"着床"，最后发育成胎儿。

受精卵（大约 0.1 毫米）

1 个精子进入卵子后，卵子会发生重大变化。透明带的性质会改变，其他精子再也无法通过。

被大量精子包围的卵子

尽管射入阴道的精子高达几亿个，但只有几百个精子能到达输卵管壶腹。到达卵丘细胞的精子从头部释放出酶，破坏卵丘细胞的层与透明带这两道"屏障"后继续前进。最后，精子成功突破透明带，精子的细胞膜与卵子的细胞膜融合到一起，精子内部的核被释放到卵子内部。

卵子（大约 0.1 毫米）

覆盖着较小的卵丘细胞。

2 细胞期
（大约 0.1 毫米，受精后 1 天左右）

4 细胞期
（大约 0.1 毫米，受精后 2 天左右）

8 细胞期
（大约 0.1 毫米，受精后 3 天左右）

桑葚胚期
（大约 0.1 毫米，受精后 4 天左右，细胞数量约 16 个）

正在孵化的胚胎
（0.15~0.2 毫米，受精后 5~6 天，细胞数约 200~300 个）

输卵管壶腹（通常情况下是受精的场所）

合体滋养层

由大量细胞融合而成。之后，母体的血液流入，形成胎盘的原型。

着床的胚胎
（受精后 7 天左右）

内细胞团

其中的一部分将发育成胎儿。

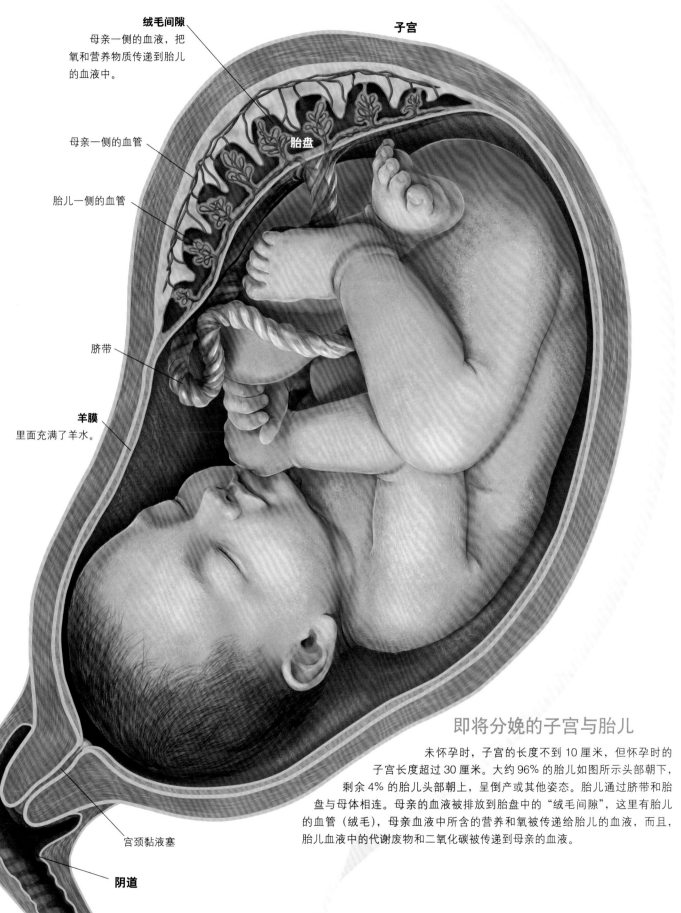

绒毛间隙
母亲一侧的血液，把氧和营养物质传递到胎儿的血液中。

子宫

母亲一侧的血管

胎盘

胎儿一侧的血管

脐带

羊膜
里面充满了羊水。

宫颈黏液塞

阴道

即将分娩的子宫与胎儿

未怀孕时，子宫的长度不到 10 厘米，但怀孕时的子宫长度超过 30 厘米。大约 96% 的胎儿如图所示头部朝下，剩余 4% 的胎儿头部朝上，呈倒产或其他姿态。胎儿通过脐带和胎盘与母体相连。母亲的血液被排放到胎盘中的"绒毛间隙"，这里有胎儿的血管（绒毛），母亲血液中所含的营养和氧被传递给胎儿的血液，而且，胎儿血液中的代谢废物和二氧化碳被传递到母亲的血液。

59

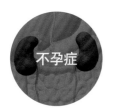

不孕症的原因与治疗方法？

在日本，实际上进行过不孕检查和治疗（或现在正在治疗）的夫妇占整体的18.2%，在没有子女的夫妇中占28.2%，这相当于每5.5对夫妇中就有1对患有不孕症（2015年实施的日本社会保障与人口问题基本调查所得的数据）。大家往往误以为不孕症的原因在于女性，但实际上其中大约40%与男性有关，无法确定原因的不孕症大约占15%。

制造精子的功能障碍（生精功能障碍）是男性不孕症的主要原因。精子数量少的话，称为"少精症"；完全没有精子的话，则称为"无精症"。此外，虽然能正常产生精子，但没有混合到精液里，或者精子的运动能力有问题，这些也都是不孕症的原因所在。

女性不孕症的原因大致分为排卵障碍、输卵管堵塞、子宫障碍等。排卵障碍是指激素水平紊乱等，含有卵子的卵泡不能正常发育或排出的状态。

输卵管堵塞是由于输卵管闭塞或狭窄，导致精子无法与卵子相遇的状态，多见于"性衣原体感染"。经血逆流等引起的子宫内膜组织附着在输卵管、腹膜或卵巢上，引起粘连的"子宫内膜症"也是导致不孕的原因之一。

子宫障碍分为子宫体障碍和宫颈管障碍。子宫体出现子宫肌瘤等肿瘤的话，有时也会妨碍精子逆流而上或受精卵无法着床而导致不孕。此外，充满宫颈管的颈管黏液异常（黏液减少、黏液酸化、混有对精子的抗体等）也会妨碍精子"逆流而上"。

人工授精

治疗不孕症是排除前文提到的不孕原因或进行人工授精的医疗技术。

"人工授精"是用细管把男性的精液注入女性阴道或子宫内，等待自然受精。这在精液中的精子数量和运动能力有问题的情况下，或连接阴道和子宫的管道有问题的情况下有效，可以把数量有限的健康精子平安地送入子宫内。人工授精不能保证精子可以顺利到达输卵管的末端，并与卵子成功结合受精。

体外受精、显微受精、冻融胚胎移植

近年来，"辅助生殖技术（assisted reproductive technology，ART）"被广泛应用于治疗不孕症。"体外受精""显微受精"，以及用这些方法获得多个胚胎，把剩余的胚胎冷冻保存起来，解冻后进行移植的"冻融胚胎移植"等统称为ART。最近，使用在凝胶状态下进行冷却保存的"玻

不孕症

不孕症是指没有采取避孕措施，但经过1年多的努力也没有怀孕的情况（以前是指经过2年以上的努力但没有怀孕，近年来结合欧美国家设定的1年标准，也变更为1年以上这一标准）。不孕的原因在于男方时，称为男性不育；不孕的原因在于女方时，称为女性不孕。下面列举了容易导致不孕不育的疾病例子。

多囊卵巢综合征

"多囊卵巢综合征"是常见的排卵障碍。卵巢内的卵泡不能正常发育，形成大量中等大小的卵泡，出现月经周期延长（月经稀发）或月经停止（无月经），据说与雄激素分泌过多有关。通过内服或注射促排卵药物等进行治疗的话，可以增加排卵次数。

保留生育能力

为了提高儿童、青少年及年轻癌症患者的存活率，并满足将来癌症治愈后希望妊娠的女性的愿望，已经开始尝试采集卵巢组织或未成熟卵子并冷冻保存的方法。目的是通过把冻融的卵巢组织移植到原来的卵巢位置从而恢复卵巢功能，保留生育能力，以及用冻融卵子进行体外受精来实现怀孕。

子宫内膜异位症

在雌激素的作用下反复剥离和增殖的子宫内膜侵入骨盆内的腹膜、卵巢内部或肠管等子宫以外的组织中，不断增厚的病变。侵入子宫肌层时，称为子宫腺肌病。这一疾病的发病率近年来有增加的趋势。

由于病变部位的组织会随着月经周期而出血，所以，如果病情恶化的话，长期的炎症会导致器官之间的粘连。除伴随痛经等疼痛之外，如果病变出现在输卵管上，就会出现排卵障碍，如果长在子宫内，则会引发着床障碍，可能导致不孕。此外，代谢后的血液潴留在卵巢内所形成的"卵巢巧克力囊肿"也有破裂和引发卵巢癌的风险。治疗方法包括手术治疗和药物治疗。

勃起功能障碍（ED）

性交时，男性不能有效勃起，无法正常性交的状态称为勃起功能障碍（erectile dysfunction，ED）。勃起是血液充满组织，勃起障碍除精神压力大和焦虑等心理问题外，还有身体问题。例如，心力衰竭、高血压、动脉硬化、糖尿病等也是ED的原因。此外，药物的副作用也可能是ED的原因之一。一般情况下，通过心理疗法和药物疗法可进行治疗。

验"技术，有助于提高妊娠率。

"体外受精"是把从卵巢取出的卵子放在专用器皿上，加入有运动能力的精子，使其在体外受精。利用这种方法，在确认受精后，将培育到适当时期的胚胎送入子宫。即使是输卵管（精子与卵子相遇受精的场所）存在问题的女性也可以有获得妊娠的机会。

"显微受精"是体外受精进一步发展的产物。"单精子卵细胞质内注射"是最具代表性的方法，它是在显微镜下直接把一个精子注入卵子的细胞质中。利用这种方法，只要有一个健康的精子和卵子就可以实现。这对于不孕的女性来说是一个好消息，对于正常精子数量极少的男性来说，利用这种方法，尤其增大了其留下自己基因的可能性。

治疗时，通过服用促排卵药物，有时甚至能提取到10个以上的卵子。这时，可以把没有移植的受精卵（剩余胚胎）冷冻保存在液氮中，在以后用于移植，这就是"冻融胚胎移植"。最近，为了让因刺激卵巢而受累的卵巢和子宫得到休息，可以把体外受精的胚胎全部冻结起来。

从2017年日本利用ART治疗法出生的婴儿数量上来看，在通过移植新鲜胚胎出生的婴儿中，体外受精为3731人，显微受精为4826人；冻融胚胎移植则高达48 060人，可见冻融胚胎移植占据了很大的比重。

而且，随着女性年龄的增长，染色体异常的卵子所占的比例会增加，结果导致通过体外受精或显微受精怀孕后流产的情况也较多。根据日本妇产科学会的报告，2017年度通过体外受精和显微受精进行胚胎移植的结果显示，30岁时生育成功的概率为21.9%，35岁为18.9%，40岁为9.3%，45岁则下降到1.0%。

这里需要注意的是使用哪种方法刺激卵巢，刺激法不同，成功率和费用也不同。使用一般的性腺刺激激素的ART，一次可以采集几个至十几个卵子，可以获得多个可移植的胚胎。因此，可以进行1次新鲜胚胎移植和大约1~3次的冻融胚胎移植，可以提高累计妊娠率。另一方面，尝试根据自然周期或基于自然周期的方法采卵时，可采卵的周期为7~8成，通常只能采集一个卵子。因此，最多只能进行1次新鲜胚胎移植或冻融胚胎移植，若无法成功移植就需要多次采卵。

精索静脉曲张

"精索静脉曲张"也是男性不育中常见的生精功能障碍的原因之一。精索周围的静脉中血流通受阻，像瘤子一样肿胀并伴有疼痛，多发生于睾丸左侧。因血液流通停滞使得睾丸温度升高，从而出现生精功能障碍。治疗时，通常会实施手术，结扎血流阻塞的静脉，阻止血流。

梗阻性无精症

这种情况是指虽然在睾丸中可以生成精子，但在精液中观察不到精子的状态。在先天性精路阻塞的情况下，以及实施"腹股沟疝"手术等后会出现这一问题。需要对精路实施手术使精子通过，或通过手术切开睾丸直接取出精子。

不同年龄层的辅助生殖医疗结果

数据来源：日本妇产科学会 ART 数据手册（2017 年）

- 妊娠率（妊娠数 / 总治疗数 *）
- 妊娠率（妊娠数 / 胚胎移植次数）
- 出生率（婴儿出生率 / 总治疗数 *）
- 流产率（流产数 / 妊娠数）

*：这里指包括体外受精、显微受精、冻融胚胎移植在内的总次数。

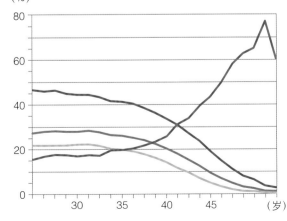

左图表示接受了辅助生殖技术（包括体外受精和显微受精的新鲜胚胎移植、冻融胚胎移植等）的各年龄层的患者中，多少人怀孕并顺利产下婴儿，或多少人流产了。实施辅助生殖技术时，一个患者接受多次治疗的情况较多，治疗结果大多以每次治疗的成绩来表示。蓝色表示治疗总数（体外受精、显微受精的次数与冻融胚胎移植次数的合计）中成功怀孕的比例，绿色表示治疗总数中顺利产下婴儿的比例，红色表示胚胎移植总数中成功怀孕的比例，紫色表示怀孕后流产的比例。图表显示，随着年龄的增加，成功怀孕和生育的比例会逐渐降低，相反流产的比例会升高。

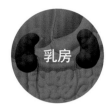

乳房

分泌母乳，哺育新生儿

进入青春期后，女性的乳房开始发育膨大。胸大肌上方的脂肪组织发达，在脂肪组织中形成"乳腺"。

乳腺是由皮肤中排出略带黏性汗液的"顶泌汗腺"演化而来的，由形成乳汁的"腺泡"和把乳汁输送到乳头的"乳腺导管"构成。腺泡聚集在一起形成"乳腺小叶"，就像葡萄那样附在分枝的乳腺导管末端。

不过，未妊娠女性的乳腺发育并不充分。乳腺在雌激素的影响下会发生很大的变化。从月经期到排卵这一时期，只是乳腺导管变发达并分枝，而腺泡还是原来的组织。在排卵后分泌的黄体酮的作用下，腺泡会变得发达。下次月经开始后，乳腺会恢复原状，但怀孕后会使其继续发育，在哺乳期完成发育。

婴儿吮吸的话，就会流出乳汁

妊娠后临近生产时，构成腺泡的细胞会分泌乳汁。而且，在哺乳期间，因婴儿吮吸乳头的刺激，垂体（第122页）会分泌刺激乳腺的激素"黄体酮"和"催产素"，黄体酮作用于腺泡，可增加乳汁的生成量。催产素具有使腺泡收缩，顺利挤出乳汁，或在妊娠时使子宫收缩的作用。

男性乳房处于不发育状态

男性也有乳头、乳晕、乳腺导管、乳腺等乳房结构。不过，与青春期之前的女性一样，男性的乳腺和脂肪组织处于不发育状态。男性如果激素分泌异常或注射雌激素后，乳房也会发育。

乳腺高度发达的哺乳期乳房

乳房主要由脂肪组织和乳腺组织构成。乳腺在雌激素的作用下会变得发达。虽然在非妊娠期乳腺的形成不充分，但怀孕后，乳腺导管的分枝会增加，腺泡也会高度发达。然后，在哺乳期乳腺完成进一步发育。

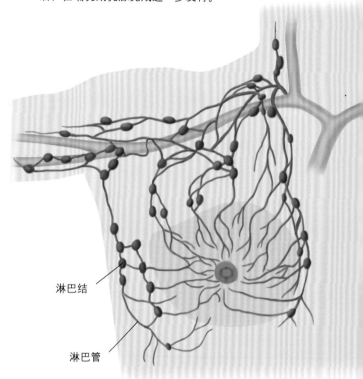

淋巴结

淋巴管

乳腺癌

乳腺癌是长在乳腺细胞中的癌症，是女性中最常见的癌症之一。2011年的统计结果显示，日本有大约8万名女性患乳腺癌，在40岁后半期至60岁前半期的年龄层中患者尤其多。众所周知，乳癌在雌激素影响下会增殖。闭经后，虽然停止分泌雌激素，但由于脂肪细胞会把雄激素转变成雌激素，所以肥胖女性患乳腺癌的风险较高（这与"子宫体癌"相似）。

乳腺癌大多长在乳腺导管。癌症在管内增殖的阶段称为"乳腺导管原位癌（ductal carcinoma *in situ*, DCIS）"。癌细胞来到乳腺导管外面，变成"浸润性导管癌"的话，则有癌症转移到其他组织的风险。

乳房中聚集了大量的淋巴管，分为流向胸部中心的路径和流向腋下（腋窝）或锁骨的路径。乳癌恶化的话，会转移到这些淋巴结（主要是腋窝淋巴结）上。由于以前没有办法知道癌症转移到哪个淋巴结，所以只能尽量扩大范围切除淋巴结。但目前，通过调查癌症是否转移到了"前哨淋巴结"（侵入淋巴结的癌症最先到达的地方，负责警戒癌症的淋巴结），如果癌症处于早期的话，则不必切除过多的淋巴结，甚至有可能保留乳房。

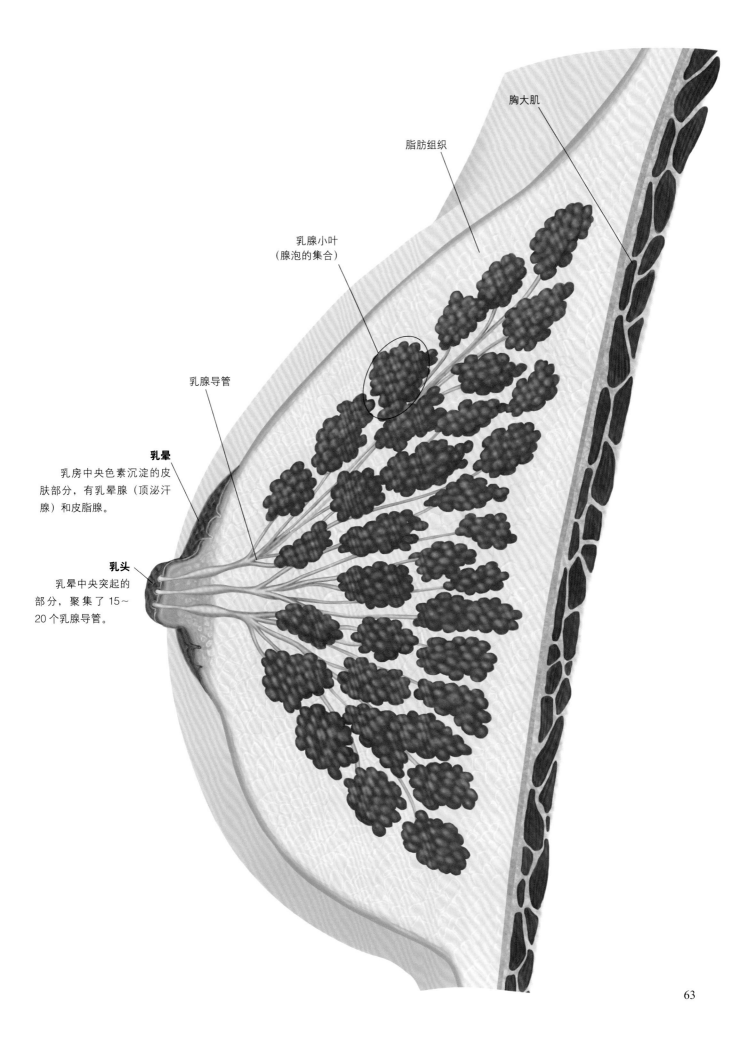

胸大肌

脂肪组织

乳腺小叶
（腺泡的集合）

乳腺导管

乳晕
乳房中央色素沉淀的皮
肤部分，有乳晕腺（顶泌汗
腺）和皮脂腺。

乳头
乳晕中央突起的
部分，聚集了 15～
20 个乳腺导管。

63

胎儿的血液循环
与出生时的转换

胎儿在母亲体内是如何呼吸的？
开始自主呼吸的新生儿的心脏里到底发生了什么？

▷ 出生后几小时内发生的心脏"大工程"

图片描绘了胎儿期的血液循环和成人的血液循环。胎儿的心脏里，从右心房通往左心房的"卵圆孔"是开放的。而且，胎儿还有把本应从心脏流向肺的血液合并到从心脏流向胎盘的血管（大动脉）中的"动脉导管"。基于这些机制，就形成了胎儿特有的循环系统。出生后，卵圆孔很快就会关闭，动脉导管最早在出生几小时后关闭（A、B）。

胎儿的循环机制

从胎盘流入的含氧浓度高的血液（1），经由心房中央的卵圆孔（2）流向上半身（3）。这样一来，中枢神经密集的头部就能获得充足的氧。从上半身返回心脏的血液（4）大约90%通过动脉导管（5）流向下半身和胎盘（6）。剩余10%的血液流向肺部，有助于肺组织的发育。

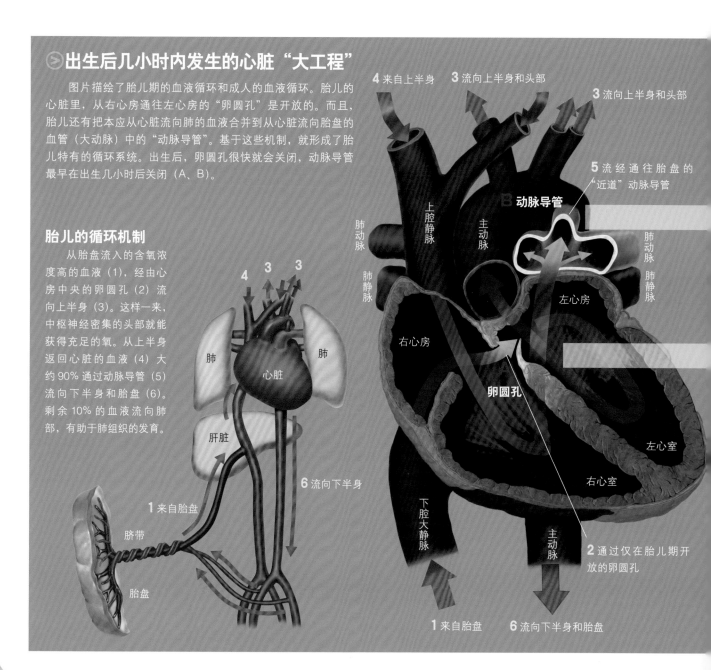

4 来自上半身　　**3** 流向上半身和头部　　**3** 流向上半身和头部

B 动脉导管

5 流经通往胎盘的"近道"动脉导管

上腔静脉　　主动脉　　肺动脉　　肺静脉

左心房

右心房

卵圆孔

左心室

右心室

下腔大静脉　　主动脉

2 通过仅在胎儿期开放的卵圆孔

肺动脉　肺静脉

4　**3**　**3**

肺　　心脏　　肺

肝脏

6 流向下半身

1 来自胎盘

脐带

胎盘

1 来自胎盘　　**6** 流向下半身和胎盘

胎儿的心脏与成人的心脏（参考第3章）相比有两点不同：第一点是从右心房通往左心房的"卵圆孔"是开放的（A）；第二点是存在"动脉导管"，把应该从心脏流向肺的血液汇集到从心脏流向胎盘的血管中（B）。

从胎盘抵达心脏的含氧丰富的血液，通过卵圆孔直接被输送到上半身和头部。此外，由于存在动脉导管，所以输送到胎儿肺部的血液量会急剧减少。

不过，在出生的瞬间，接收氧气的场所会从胎盘转移到肺。也就是说，心脏必须把大量血液输送到肺部。出生时，胎儿的心脏到底发生了什么？

呱呱坠地的新生儿发出响亮的第一声啼哭后，开始用肺呼吸，肺里的含氧浓度会升高。这样一来，肺泡的毛细血管扩张，血液会顺畅地流向肺部（2）。从肺流向左心房的血液也会增加（3），左心房的血压升高。因压力升高，

从右心房向左心房打开的卵圆孔就会关闭（A）。

然后，通往胎盘的"近道"动脉导管在几小时后也会关闭（B），这样一来，本应该通往动脉导管的血液就会全部流向肺部。出生后不久，从右心房向左心房打开的"门"关闭，紧接着通往胎盘的"近道"血管也在出生后几小时内关闭。

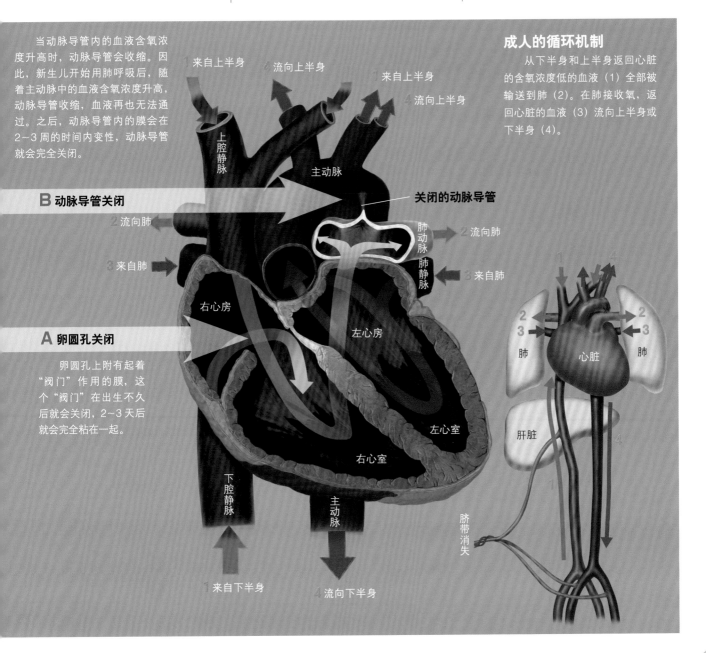

当动脉导管内的血液含氧浓度升高时，动脉导管会收缩。因此，新生儿开始用肺呼吸后，随着主动脉中的血液含氧浓度升高，动脉导管收缩，血液再也无法通过。之后，动脉导管内的膜会在2~3周的时间内变性，动脉导管就会完全关闭。

成人的循环机制

从下半身和上半身返回心脏的含氧浓度低的血液（1）全部被输送到肺（2）。在肺接收氧，返回心脏的血液（3）流向上半身或下半身（4）。

1 来自上半身　　4 流向上半身

1 来自上半身

4 流向上半身

上腔静脉

主动脉

B 动脉导管关闭

关闭的动脉导管

2 流向肺

2 流向肺

肺动脉

3 来自肺

肺静脉

3 来自肺

右心房

左心房

A 卵圆孔关闭

卵圆孔上附有起着"阀门"作用的膜，这个"阀门"在出生不久后就会关闭，2~3天后就会完全粘在一起。

2

3

2

3

肺

心脏

肺

左心室

肝脏

右心室

下腔静脉

主动脉

脐带消失

1 来自下半身　　4 流向下半身

65

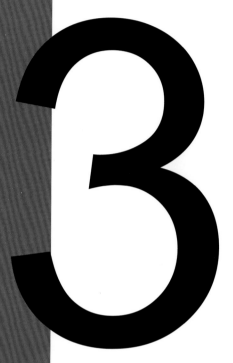

肺与心脏

　　肺和心脏，是维持人类生命活动最重要的器官。肺向血液供氧，心脏则将含氧丰富的血液运送到全身各处。心脏停止跳动几秒钟就会导致脑供血不足，甚至危及生命。

　　众所周知，多种心脏病都会引发猝死。近年来，人工心脏的性能有了大幅度的提高，为心脏病的治疗做出了极大贡献。在本文的第 3 部分，我们将彻底剖析肺与心脏的构造及功能，并介绍人工心脏的最新成果。

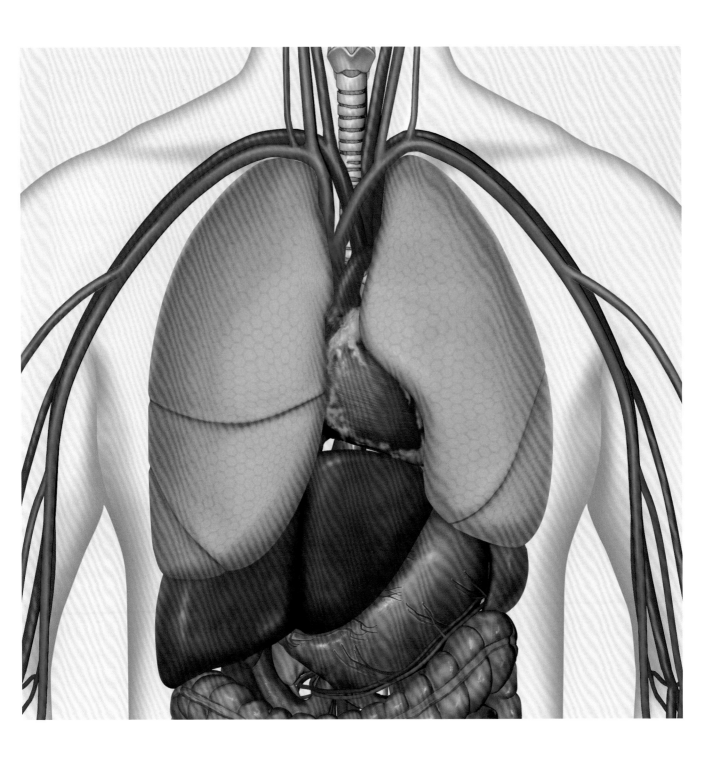

就像气球一样，肺靠收缩排出空气

一般来说，成年男性的肺容量（肺容纳的气体量）为4~5升，肺活量（一次尽力吸气后，再尽力呼出的气体总量）为3~4升。也就是说，尽全力向外呼气也不能把肺内的气体全部排出，里面仍残留有1升左右的空气。

肺随着空气的吸入和呼出而不断收缩和扩张，就像一个气球。虽然肺不能独自吸入空气，但它像气球一样具有弹性，可以利用膨胀后的回缩力而排出空气。

平时采用腹式呼吸，运动时采用胸式呼吸

肺位于胸腔内。吸气时，胸腔扩大，肺扩张，空气经气管进入肺中。

膈和肋间肌是改变胸腔大小的关键"角色"。膈是将腹腔和胸腔分隔开的穹窿状扁肌。肋间肌是连接相邻两根肋骨的肌肉，可使肋骨运动。

吸气时，肋骨向上运动（胸上

吸气时

1. 肋间肌（使肋骨运动的肌肉）收缩，牵引肋骨向上运动。这样一来，整个肋骨向前向上移动。

2. 同时，肺下方的膈收缩，使得整个膈凹下去。

3. 胸腔扩张，胸内压力降低。在体内外压力差的作用下，空气经气管进入肺中（吸气）。

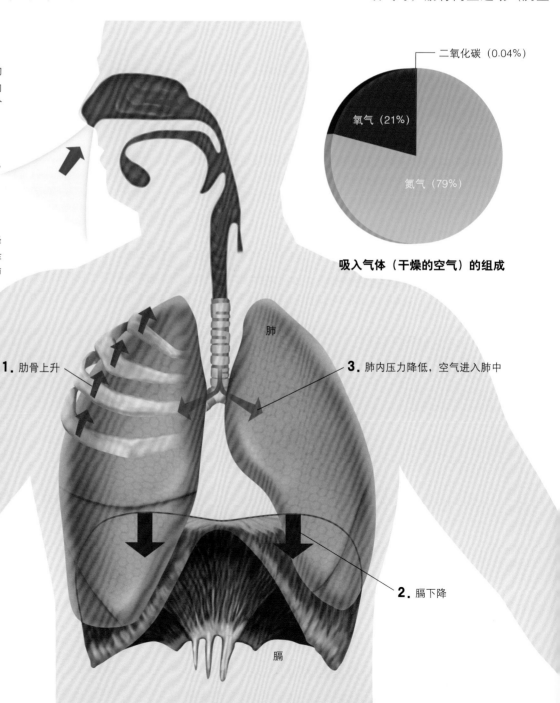

1. 肋骨上升

3. 肺内压力降低，空气进入肺中

肺

2. 膈下降

膈

二氧化碳（0.04%）

氧气（21%）

氮气（79%）

吸入气体（干燥的空气）的组成

升），同时膈下降（腹部膨胀），胸腔容积变大，胸腔内的压力降低。结果，肺向外扩张，空气进入肺中（左页图片）。

呼气时，基本上是靠扩张的肺回缩为原来大小的回缩力来排出空气。与此同时，肋骨与膈都回到原来的位置，胸腔容积重新变小

（下图）。

腹式呼吸和胸式呼吸是常见的呼吸方式。胸式呼吸是单靠肋骨上下运动的呼吸法，腹式呼吸则是让膈上下移动。在安静状态下，大多采用腹式呼吸，运动时人体需要更多的空气，多采用胸式呼吸。

每次吸入或呼出 500 毫升的空气

图片描绘了吸气（左页）和呼气（右页）时肋骨与膈的运动。平静呼吸时，每次吸入或呼出的空气量大约为 500 毫升，呼吸频率为每分钟 12～15 次。

吸入空气的含氧量约为 21%，呼出气体的含氧量则减少为 15% 左右。在空气中，二氧化碳仅占 0.04% 左右，在呼出的气体中则增加到 4% 左右。

呼气时

1. 扩张的肺靠回缩力将空气从肺中挤出。

2. 肺排出空气后变小，与此同时，整个肋骨下移，胸腔容积变小。

3. 在胸腔缩小的同时，收缩的膈舒张，上升到原来的高度，恢复形状。

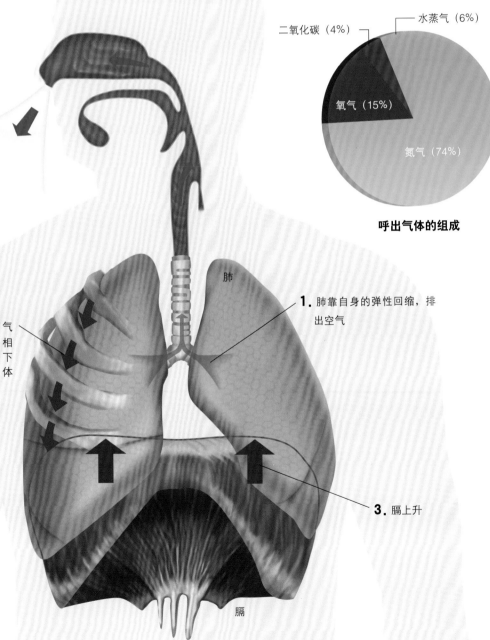

二氧化碳（4%） 水蒸气（6%）

氧气（15%）

氮气（74%）

呼出气体的组成

肺

1. 肺靠自身的弹性回缩，排出空气

2. 肺排出空气后变小，相应地肋骨下移，胸腔体积变小

3. 膈上升

膈

69

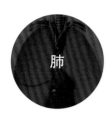

肺

肺内塞满了2亿多个"小气球"

从鼻腔和口腔吸入的空气经气管进入肺中。气管是外径约2厘米、长约10厘米的管状组织。气管壁有软骨支撑，使管道不会坍塌，也就不会造成空气通道狭窄。

气管在进入肺之前分为左右两支，称为左、右主支气管。主支气管进入肺后再经多次反复分支，形成许多细支气管和无数毛细支气管，扩展到整个肺部（参照右图）。气管每分支一次，就变细一些，经过20多次分支后，最后直径细到0.1毫米左右。

肺泡总面积超100平方米

在反复分支后形成的毛细支气管的末端长满了小囊泡，它们紧挨在一起，就像葡萄串，这就是肺泡（参考图片）。肺泡是肺部交换氧气和二氧化碳的主要部位，也是肺的功能单位。肺泡中间是空的，空气流入后会像气球一样膨胀。

肺泡直径约0.2毫米，成人约有2亿~7亿个肺泡，占肺的85%。数量庞大的肺泡增大了空气与毛细血管的接触面积，有利于气体交换。肺泡的总面积达100~140平方米，相当于半个网球场。

利用气体特性，把氧气吸入血液中

肺泡周围缠绕着非常多的毛细血管（右上图），它们通过肺泡壁进行气体交换——获得氧气并排出二氧化碳。

当血液从心脏流入肺中时，血液中的氧气已经被全身各处的细胞消耗，因此血液中的氧气浓度低、二氧化碳浓度高。这时，吸入空气中的氧气透过肺泡壁进入毛细血管，并溶入血液中。与此相反，二氧化碳则从血液中排出体外。这就是在肺泡里进行的气体交换，利用了气体从浓度高的地方自动向浓度低的地方流动（扩散）的特性。

数目庞大的肺泡增大了表面积

图片为肺的内部结构。切除了左肺下方的一部分。气管进入肺后，经过多次反复分支，形成无数细支气管和毛细支气管，并扩展到整个肺部。毛细支气管的末端膨大成囊，囊的周围长有许多肺泡（右上放大图）。

获得氧气和排出二氧化碳（气体交换）是在长有肺泡的毛细支气管末端进行的。前面的气管、主支气管、细支气管等仅仅是空气通道，并不进行气体交换。

右肺

气管

气管软骨

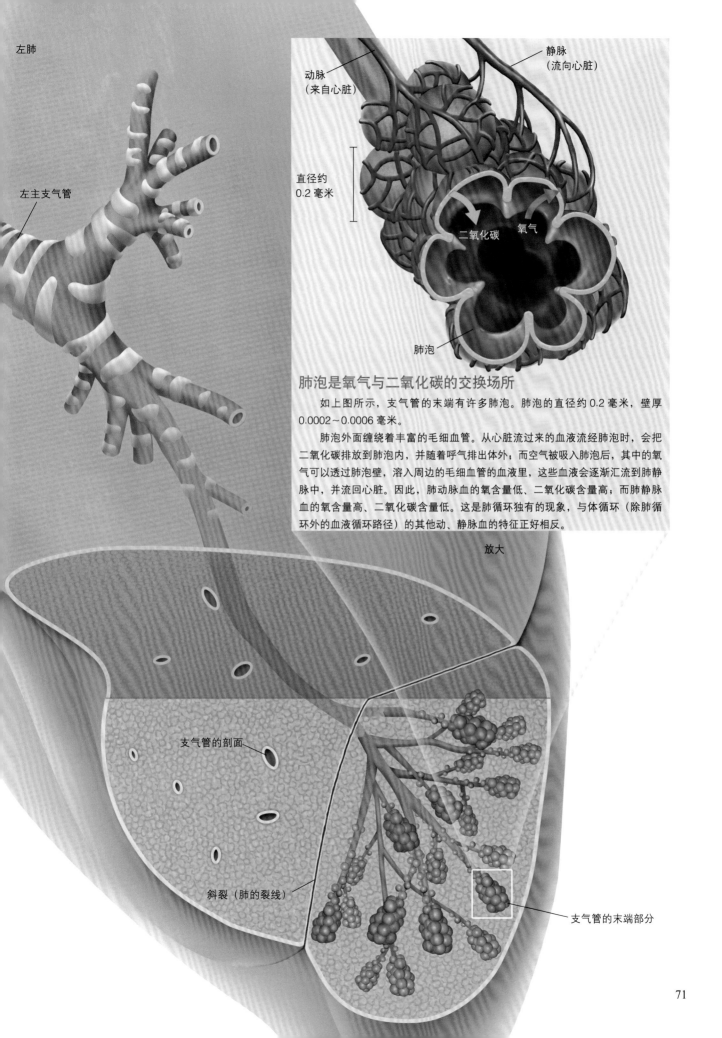

左肺

左主支气管

动脉
（来自心脏）

静脉
（流向心脏）

直径约
0.2 毫米

二氧化碳　氧气

肺泡

肺泡是氧气与二氧化碳的交换场所

如上图所示，支气管的末端有许多肺泡。肺泡的直径约 0.2 毫米，壁厚
0.0002～0.0006 毫米。

肺泡外面缠绕着丰富的毛细血管。从心脏流过来的血液流经肺泡时，会把
二氧化碳排放到肺泡内，并随着呼气排出体外；而空气被吸入肺泡后，其中的氧
气可以透过肺泡壁，溶入周边的毛细血管的血液里，这些血液会逐渐汇流到肺静
脉中，并流回心脏。因此，肺动脉血的氧含量低、二氧化碳含量高；而肺静脉
血的氧含量高、二氧化碳含量低。这是肺循环独有的现象，与体循环（除肺循
环外的血液循环路径）的其他动、静脉血的特征正好相反。

放大

支气管的剖面

斜裂（肺的裂线）

支气管的末端部分

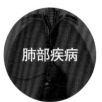

肺癌在癌症死因中占第一位

肺和支气管都是呼吸器官，负责与外部空气进行交换，很容易受到病毒、细菌等病原体及污染物的影响。感冒、结核病、肺炎等都是呼吸系统疾病。肺炎在老年人中的死亡率尤其高。老年人患肺炎，不少是由于食物、唾液、胃液等误入气管（误咽），里面所含的细菌导致肺部感染所引起的。

估计日本超过 500 万人患有肺部疾病

近年来，慢性阻塞性肺疾病（chronic obstrucitve pulmonary disease，COPD）备受关注，这是一种因长期吸烟等而引发的肺病，因肺部出现慢性炎症，所以气管会变窄，或肺泡壁逐渐受损，结果会导致呼吸困难，也包括以前被诊断为肺气肿、慢性气管炎等疾病。咳嗽、痰多、气喘是其主要症状，症状会慢慢恶化。

在日本，2018 年有 18557 个人死于 COPD，在男性死亡率中位居第八位。但研究者认为，因肺炎或心力衰竭而死亡的人中可能也有因 COPD 而死亡的。根据 2001 年公布的病因学调查（NICE study），日本大概 530 万人患有 COPD。

呼吸的精密检查

呼吸功能测定（肺量计法）

怀疑患哮喘或 COPD 等呼吸系统疾病时，需要检查呼吸功能。检查时，用夹子夹住鼻子，向装置内吐气。最初 1 秒内的吐气量低于整个肺活量的 70% 时，则怀疑患哮喘或 COPD。

呼气 NO 测定

患哮喘时，炎症越严重，呼气中所含的一氧化氮（NO）量越多。因此，通过测定呼气的 NO 浓度，有助于了解哮喘状态和治疗药物的功效。慢性持续咳嗽的患者进行这项检查的话，可以区分"咳嗽哮喘"（如果不治疗，大约三分之一的患者会发展成哮喘）和感冒等其他原因导致的咳嗽。

慢性阻塞性肺疾病（COPD）

COPD 是一种由吸烟、大气污染，或者因职业原因吸入粉尘和化学物质为致病因素的炎症性疾病，尤其吸烟是第一大原因。

如果观察到持续不断地咳嗽、咳痰，或肺泡受损的肺气肿不断恶化的话，就会出现气喘，严重的话可导致呼吸衰竭。由于受损的肺泡不能恢复原状，所以治疗时，采取戒烟等规避风险的措施是最重要的，以避免症状进一步恶化。可以用支气管扩张剂等药物及呼吸训练等方法来缓解气喘。此外，为了防止症状急剧恶化（急性加重），接种流行性感冒疫苗和肺炎球菌疫苗也很重要。

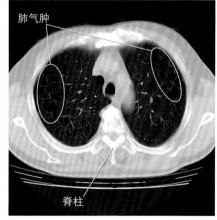

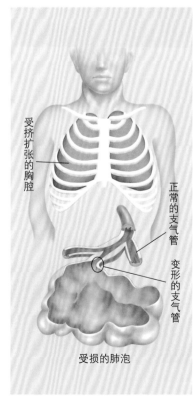

受挤扩张的胸腔

正常的支气管

变形的支气管

受损的肺泡

肺气肿

脊柱

肺泡受损的肺气肿

患肺气肿时，肺泡受损，丧失弹性，气体交换能力下降。而且，支气管被受损的肺泡挤压，里面的空气难以排出。因此，如左图所示，胸腔受到肺里积存的空气挤压，胸部形状变成啤酒桶形。上面的照片是胸部 CT（电子计算机断层扫描）检查所拍摄的轻微肺气肿（图像来源：须崎医疗病院 高桥启文）

尽早发现、尽早治疗对于肺癌来说最重要

2018 年，74328 名日本人死于肺癌，占癌症死因的第一位，而且预计今后还会增加。从男女比例上来看，肺癌的死亡人数在男性中排第一位，在女性中排在大肠癌之后，位居第二位。男性的肺癌死亡人数是女性的约 2.4 倍。

虽然不太清楚致病原因，但肺癌被认为与抽烟有很大关系。不过，也有不抽烟却患上肺癌的人。被动吸烟、大气污染、环境因素、饮食习惯等也是肺癌的致病因素。最近，研究者还发现了可能导致肺癌的几个突变基因。

肺癌的治疗方式与其他癌症一样，有手术疗法、化学疗法和放射线疗法，并将增殖迅速容易转移的"小细胞癌"与其他肺癌区别对待。禁烟是预防肺癌最重要的手段，此外，通过定期检查来尽早发现也很重要。怀疑患肺癌时，可进行胸部X射线检查和痰液细胞学检查（检测混在痰中咳出的癌症组织的检查）等。

支气管哮喘

下图是支气管的剖面图。如下图所示，患支气管哮喘时，支气管内部的黏膜因慢性炎症而肿胀（浮肿），空气通道变窄或阻塞。大约 3% 的日本人患有这种病。

支气管哮喘的发病原因大多是对室内尘埃、动物毛发、花粉等过敏（参照第 7 章）。剧烈运动和精神压力大也会引发支气管哮喘。

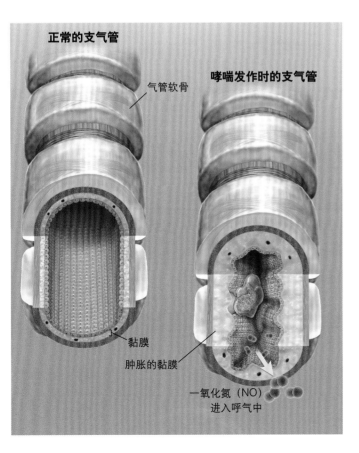

正常的支气管

气管软骨

哮喘发作时的支气管

黏膜

肿胀的黏膜

一氧化氮（NO）
进入呼气中

肺癌

肺癌是指气管、支气管或部分肺泡细胞发生癌变。进一步恶化的话，会随着血液和淋巴液扩散到全身。肺癌的症状包括不停地咳嗽、血痰、胸痛、呼吸时有"嘶嘶"的声音、气喘、声音嘶哑、发热、脸部和脖子出现水肿等。不过，日本人所患的肺癌大多属于周围型，不易出现症状。治疗时，分为小细胞癌和非小细胞癌（扁平上皮癌、腺癌、大细胞癌）两种。

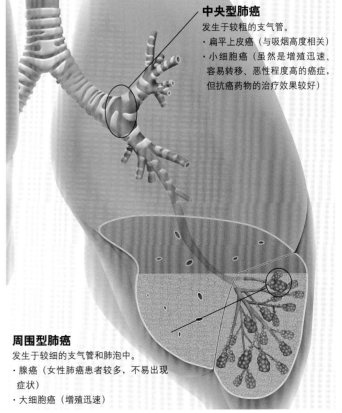

中央型肺癌
发生于较粗的支气管。
· 扁平上皮癌（与吸烟高度相关）
· 小细胞癌（虽然是增殖迅速、容易转移、恶性程度高的癌症，但抗癌药物的治疗效果较好）

周围型肺癌
发生于较细的支气管和肺泡。
· 腺癌（女性肺癌患者较多，不易出现症状）
· 大细胞癌（增殖迅速）

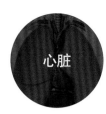

心脏每分钟可输送 5 升血液，只要生命不息，它就跳动不止

心脏是人体内推动血液循环的器官，是"生命之泵"，通过有节律地收缩厚肌肉壁，可以将血液"泵"出。

平静呼吸时，心脏每分钟可输出约 5 升血[※]，相当于全身的血液量（约 5 升）。心脏"泵出"的血液在 15~25 秒内流遍全身后又会返回心脏。

厚厚的心肌壁把血液"射向"全身

心脏由 4 个"小房间"组成（参照右页图片）。血液在心脏内有两条流动路径，一条是右侧的两个房间（右心房和右心室，图片左侧），另一条是左侧的两个房间（左心房与左心室，图片右侧）。也就是说，心脏内有两套"泵"。

右心房和右心室（右心系统）负责将流遍全身后返回心脏的血液运送到肺中。左心房和左心室（左心系统）则负责把从肺中返回的血液运送到全身各处。由于肺离心脏很近，所以右心室毫不费力地就能把血液挤压出去。与此相对，左心室则要把血液运送到上至头顶、下至脚尖的全身各处，因此，必须具有非常强的推动力。

位于各"房间"出口的瓣膜能防止血液倒流

心脏 4 个"小房间"的出口都有"瓣膜"以防止血液倒流。心房出口的房室瓣（三尖瓣和二尖瓣）末端伸展成绳状，附在心室壁上。当心室收缩，内压升高时，瓣膜就

会关闭以防止血液倒流。这时，瓣膜末端会拉紧以防松弛。

心室出口的动脉瓣（主动脉瓣和肺动脉瓣）则是由个半月形瓣膜（半月瓣）组成的。当这一侧也关闭时，相邻的半月瓣就会紧紧贴在一起，防止血液从动脉倒流入心室。

8 根血管错综复杂地进出心脏

右图是从前面所看到的心脏剖面图。红色是血液含氧多（动脉血）的血管，蓝色是血液含氧少（静脉血）的血管。此外，箭头表示血液在心脏内的流动方向（动脉血为红色箭头，静脉血为蓝色箭头）。

血液在心脏内有两条流动路线：一条是从全身各处返回心脏的含氧少的血液经右心房、右心室进入肺的线路（右心系统，蓝色箭头）；另一条是在肺中补充了氧气后返回的血液经左心房、左心室再次被运送到全身各处的线路（左心系统，红色箭头）。

在右心系统中，来自上半身的静脉血经由上腔静脉，来自下半身的静脉血经由下腔静脉注入右心房。静脉血从右心室中经由肺动脉（在较短的肺动脉干之后，很快分成左右肺动脉）被输送到肺部。在左心系统中，动脉血经由来自左右肺的共计 4 条肺静脉返回左心房，并从左心室中经由主动脉（与升主动脉、主动脉弓、降主动脉连接）被输送到全身各处。

心脏 4 个"小房间"的出口都有瓣膜。只有从各房间向外输送血液时，瓣膜才会打开，以防止流出的血液倒流回来（下图）。

※：每天要输送 7200 升血，一生（大约 80 年）要输送 20 万立方米（装满 100 个 50 米长的游泳池）。

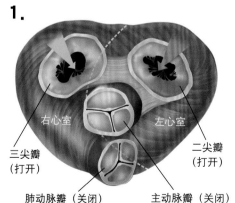

1. 右心室　左心室　三尖瓣（打开）　二尖瓣（打开）　肺动脉瓣（关闭）　主动脉瓣（关闭）

2. 右心室　左心室　三尖瓣（关闭）　二尖瓣（关闭）　肺动脉瓣（打开）　主动脉瓣（打开）

心房瓣膜与心室瓣膜交替打开和关闭

上图为切除心房、主动脉和肺静脉后从上方所看到的心室。图片下方是前侧（腹侧），虚线左侧是右心室，虚线右侧是左心室。

图 1 显示，当血液从心房流入心室时，左右心房的瓣膜（二尖瓣和三尖瓣）打开。图 2 显示，当血液从心室流向全身和肺时，左右心室的瓣膜（主动脉瓣和肺动脉瓣）打开。这时，心房瓣膜关闭，以防血液从心室倒流回心房。第 76 页将详细介绍瓣膜的关闭时机。

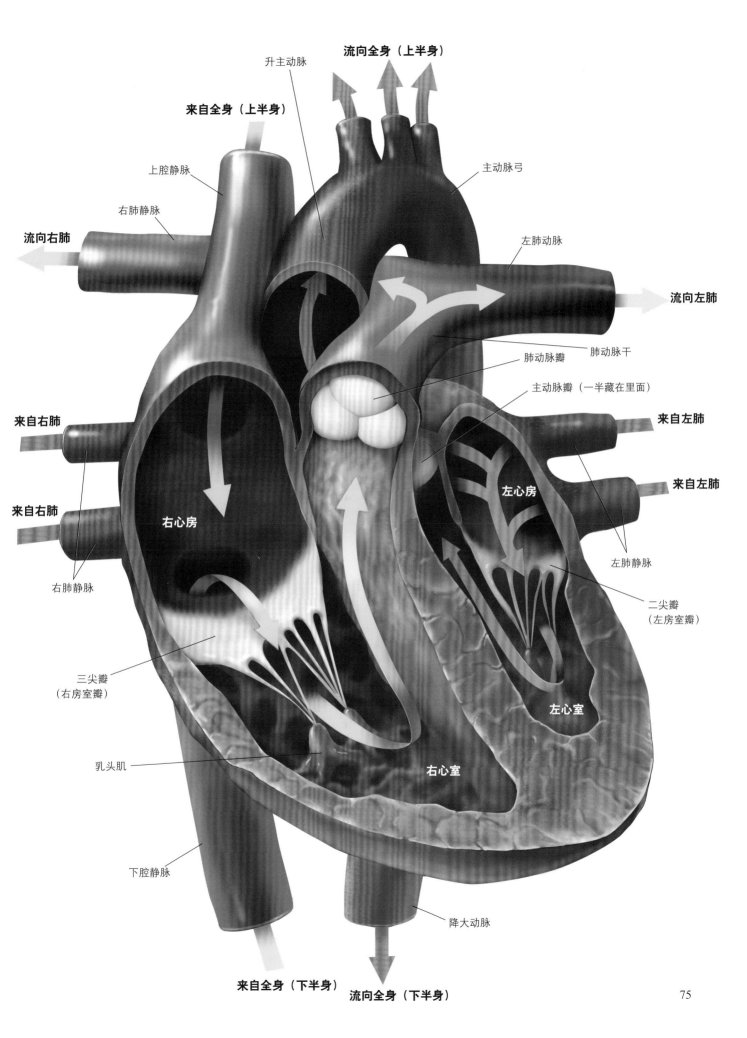

来自全身（上半身）

流向全身（上半身）

升主动脉

主动脉弓

上腔静脉

右肺静脉

流向右肺

左肺动脉

流向左肺

肺动脉干

肺动脉瓣

主动脉瓣（一半藏在里面）

来自右肺

来自左肺

左心房

来自右肺

来自左肺

右心房

左肺静脉

右肺静脉

二尖瓣
（左房室瓣）

三尖瓣
（右房室瓣）

左心室

乳头肌

右心室

下腔静脉

降大动脉

来自全身（下半身）

流向全身（下半身）

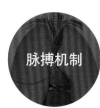

心脏咚咚跳动的声音是心瓣膜关闭与打开所发出的声音

一般来说，心脏每分钟跳动的次数（心率）为60～100次。也就是说，心脏大致上以每秒1次的节奏跳动，每天要跳动10万次。如果以寿命为80岁来计算的话，人的一生中，心脏要跳动将近30亿次。

两套"动力泵"同时输送等量的血液

心脏的跳动可以分为5个阶段（右图）。正因为这5个阶段有规则地周而复始，血液才得以稳定地循环流动。

心脏每跳动一次，就有一定量的血液（约70毫升）从心室射出。心脏有两个"动力泵"（右心系统与左心系统），它们每次搏动输出的血量基本相等，都是约70毫升。

当然，从心脏输送到全身的血量与返回心脏的血量是相等的。否则，心脏中的血液就会越来越少，或者会越积越多。

当心脏瓣膜发生病变时，正常心音中就混入了杂音

在心脏跳动的5个阶段中，每当两个阶段交替时，心房或心室的瓣膜就会打开或关闭。"咚咚"的心跳声（心音）就是心瓣膜打开和关闭时所发出的声音。

每一个心动周期可产生4个心音（右下方图片）。其中，第一心音和第二心音较为明显，正常情况下均可用听诊器听到。第一心音是心房瓣膜（房室瓣）关闭所产生的声音，第二心音是心室瓣膜（动脉瓣）关闭所产生的声音，其声调高于第一心音。

如果瓣膜关闭不全或血流通路狭窄的话，血液就会反流形成旋涡，产生"咝咝"或"嘣嘣"的杂音。听诊时，医生往往会把听诊器放在患者胸部聆听心音，目的就是辨别心音中是否有杂音来判断瓣膜是否发生了病变。

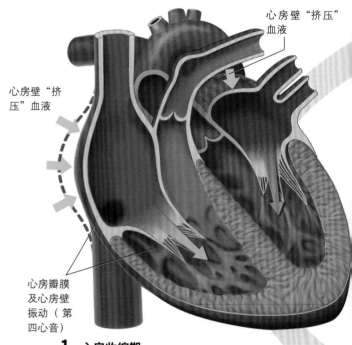

心房壁"挤压"血液

心房壁"挤压"血液

心房瓣膜及心房壁振动（第四心音）

1. 心房收缩期

心房肌收缩，向心室输送血液。

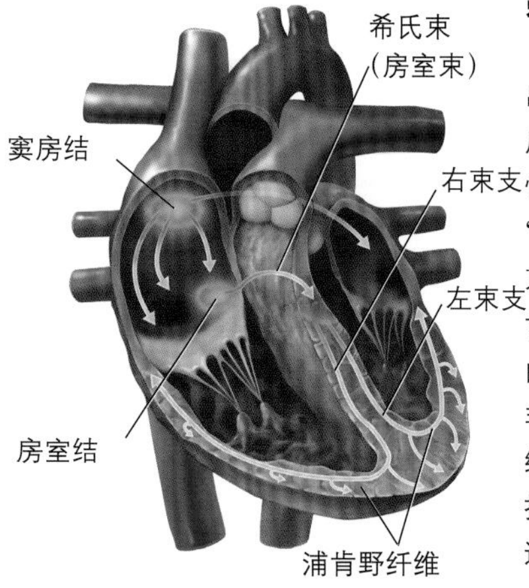

刺激传导系统

右心房的"窦房结"发出的电信号通过心房，使心房收缩。接下来，电信号缓慢传递到"房室结"，经由"希氏束（房室束）"及"右束支""左束支"，传递到"浦肯野纤维"，心室就会收缩。由于在房室结中的传导变得非常慢，所以，通过心房收缩而进入心室的血液会通过持续的心室收缩而被有效输送到主动脉和肺动脉中。

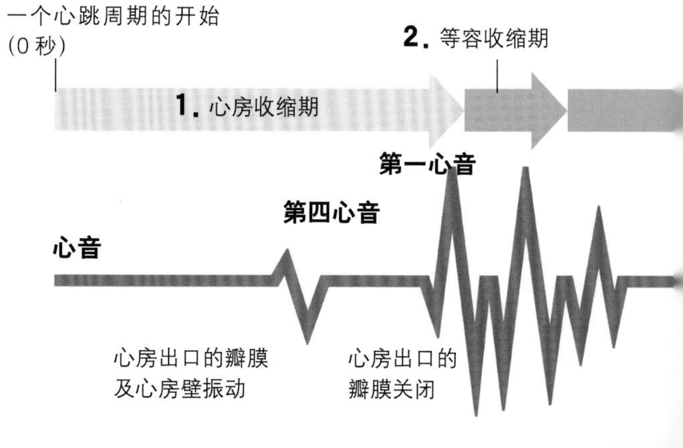

希氏束（房室束）

窦房结

右束支

左束支

房室结

浦肯野纤维

一个心跳周期的开始（0秒）

1. 心房收缩期

2. 等容收缩期

第一心音

第四心音

心音

心房出口的瓣膜及心房壁振动

心房出口的瓣膜关闭

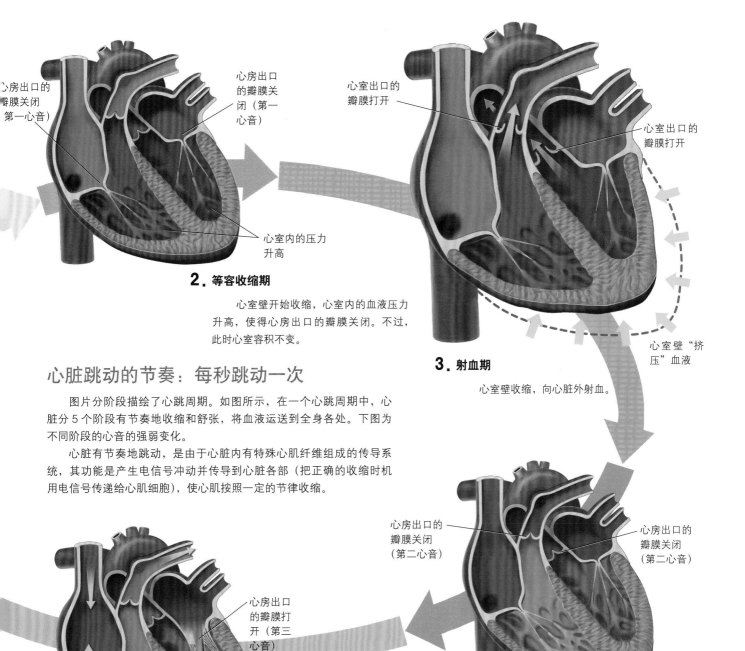

心房出口的瓣膜关闭（第一心音）

心房出口的瓣膜关闭（第一心音）

心室内的压力升高

2.等容收缩期

心室壁开始收缩，心室内的血液压力升高，使得心房出口的瓣膜关闭。不过，此时心室容积不变。

心脏跳动的节奏：每秒跳动一次

图片分阶段描绘了心跳周期。如图所示，在一个心跳周期中，心脏分5个阶段有节奏地收缩和舒张，将血液运送到全身各处。下图为不同阶段的心音的强弱变化。

心脏有节奏地跳动，是由于心脏内有特殊心肌纤维组成的传导系统，其功能是产生电信号冲动并传到心脏各部（把正确的收缩时机用电信号传递给心肌细胞），使心肌按照一定的节律收缩。

心室出口的瓣膜打开

心室出口的瓣膜打开

心室壁"挤压"血液

3.射血期

心室壁收缩，向心脏外射血。

心房出口的瓣膜关闭（第二心音）

心房出口的瓣膜关闭（第二心音）

4.等容舒张期

心室肌肉开始舒张，心室内的压力降低，使得心室出口的瓣膜关闭，此时心室容积不变。

心房出口的瓣膜打开（第三心音）

心房出口的瓣膜打开（第三心音）

5.充盈期

心房出口的瓣膜打开，血液慢慢地流入心室。

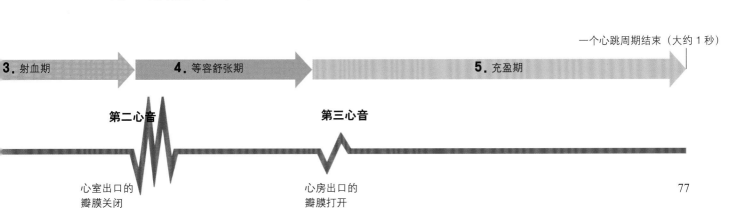

一个心跳周期结束（大约1秒）

3.射血期	**4.等容舒张期**	**5.充盈期**

第二心音　　　　　　**第三心音**

心室出口的瓣膜关闭　　　　　　心房出口的瓣膜打开

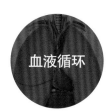

运动时，流向肌肉的血量增大 30 倍！

肾的血液供应非常丰富，是安静时直接从心脏获得血液最多的器官。成人安静时，每分钟约有 1.2 升的血液从左心室流入肾脏，约占心输出量（5 升）的 23%（参照右图）。其次是胃、小肠等消化器官，接下来是脑和肌肉。

肝脏的血液主要来自两条途径，分别是从心脏直接流入的途径（肝固有动脉），以及经胃肠流入的途径（门静脉）（参照第 36 页）。这两条途径的供血总量约占心输出量的 28%（约 1.4 升），也可以说，肝脏才是从心脏获得血液最多的器官。

强大的"爆发力"——供血量提高到 7 倍

心脏的供血量受到身体状态的极大影响。剧烈运动时，心率加快，每次搏动输出的血量（每搏输出量）增大，每分钟流出心脏的血量最多能达到平静呼吸时的 7 倍。由于全身的血液总量没有变化，所以这意味着血液循环的速度加快了（血压升高）。

人体剧烈运动时，肌肉会消耗大量的氧气，因此心脏供血的"目的地"也有所改变——更多的血液流向肌肉以提供更多的氧气，甚至供血量高达静息时的 30 倍。

运动员的心率不到一般人的一半？

经过长期系统训练，运动员具备了强大的心功能，运动时心脏能迅速输出更多的血液，以满足机体运动的需要。由于每次搏动时输出的血量增多了，因此在静息时，运动员以远远低于正常人的心率就足以保证正常的生命活动需要。事实上，顶尖运动员的心率甚至低于每分钟 40 次。

运动员通常心肌发达，心脏比一般人肥大，人们把这种类型的心脏称为"运动型心脏"。高血压患者也会出现心脏肥大的现象，这是心脏为了对抗高血压不得不更加努力地输送血液所导致的肥大。虽说它们都是心脏肥大，不过，运动型心脏完全没有健康方面的问题。

静息时，血液优先供给肾脏

本图描绘了静息时，心脏流出的血液是如何分配给全身各处器官的，各器官后面的数字是分配比例。

从右心室流入肺的血量，与从左心室流到全身各处的血量是相同的（每分钟约 5 升）。不过，从左心室流出的血液要运送到全身各处（上至头顶、下到脚尖），因此需要很强的推动力（血压高）。我们平时所测的血压，就是从左心室流出并被运送到全身各处的血液的压力。

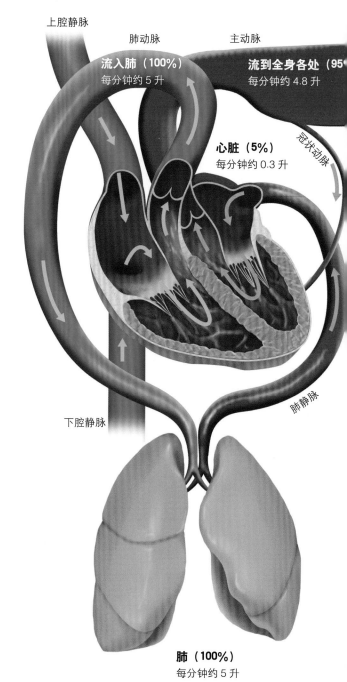

上腔静脉

肺动脉　主动脉

流入肺（100%） 每分钟约 5 升

流到全身各处（95%） 每分钟约 4.8 升

心脏（5%） 每分钟约 0.3 升

冠状动脉

下腔静脉

肺静脉

肺（100%） 每分钟约 5 升

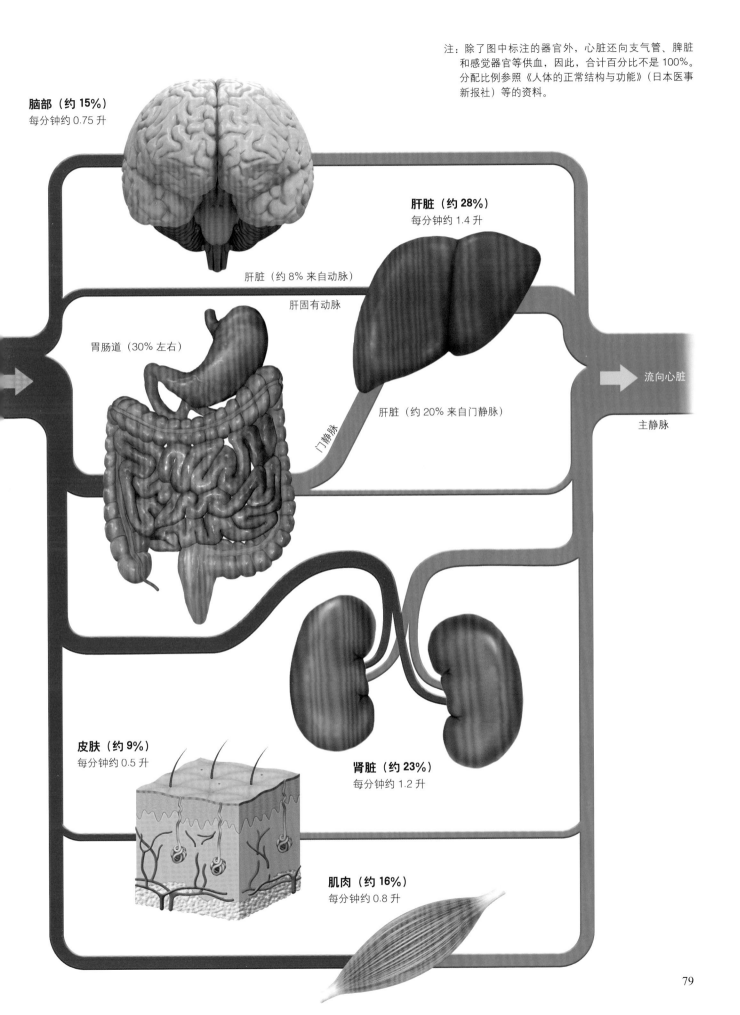

注：除了图中标注的器官外，心脏还向支气管、脾脏和感觉器官等供血，因此，合计百分比不是100%。分配比例参照《人体的正常结构与功能》（日本医事新报社）等的资料。

脑部（约15%）
每分钟约0.75升

肝脏（约28%）
每分钟约1.4升

肝脏（约8%来自动脉）

肝固有动脉

胃肠道（30%左右）

肝脏（约20%来自门静脉）

门静脉

流向心脏

主静脉

皮肤（约9%）
每分钟约0.5升

肾脏（约23%）
每分钟约1.2升

肌肉（约16%）
每分钟约0.8升

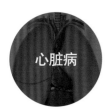

在各脏器疾患中，心脏病是第一大死因

恶性肿瘤（癌症）在中国人口的死因顺位上排名第一，心脏病排第三位。不过，癌症几乎可以发生在各种器官上，而单独按照脏器分类的话，心脏病则位居榜首。2006年，中国的死亡人口中，约有16%的死因是心脏病。

心脏自身的血液供应中断而导致心肌梗死

心肌梗死、心绞痛等缺血性心脏病，在心脏病中占了约8成。所谓缺血，是指血液供应暂时中断，导致缺氧。

心脏源源不断地向人体细胞提供着含氧丰富的动脉血，同时心脏自身也需要血液来维持跳动。冠状动脉是心脏向自身供应血液的动脉。心脏将其供血总量的约5%（0.3升）留给了自己。

所谓心绞痛，就是冠状动脉狭窄导致供血不足、心肌急剧地、暂时地缺血与缺氧所引起的疾病。心肌梗死，则是冠状动脉堵塞、持续地缺血缺氧所引起的心肌坏死。在症状严重时，需要实施冠状动脉扩张成形术，就是用一条细长的导管插入手腕或大腿的血管中，逐渐进至病变部位，将变窄的血管扩张开以恢复正常血流。还有一种方法是实施冠状动脉搭桥手术，即在堵塞的冠状动脉上"搭桥"造成旁路，使供血恢复正常。

植入小型血泵来帮助虚弱的心脏跳动

当心脏的泵血能力低下时，会导致心力衰竭。除了缺血性心脏病之外，心脏瓣膜病、心肌病也是引发心力衰竭的重要因素。

心脏移植是挽救终末期心力衰竭患者的一种治疗手段。它将判定为脑死亡的人的心脏完整取出，植入心力衰竭患者胸腔内。但是，由于供体数量有限，因此接受心脏移植的患者非常少。

近年来，"辅助人工心脏"对心衰患者的治疗发挥了举足轻重的作用，成为心脏移植术有效的替代方案。通过在患者体内埋入小型血泵（辅助人工心脏）来辅助心脏工作，其目的是通过维持血液循环来改善患者全身的状态，并等待心脏移植。

心脏病危及生命

图片描绘了具有代表性的心脏病。如上文所介绍的那样，多种心脏病发作时都会危及生命。如果感觉到心悸、胸痛或呼吸困难，或者稍微觉得心脏不舒服，一定要及时到医院就诊。

心脏瓣膜病：瓣膜病变阻碍血液的正常流动

正常的心脏瓣膜由薄且柔软的膜状组织构成。但是，随着年龄的增长，心脏中常有钙沉积，从而导致瓣膜钙化变硬。钙化后，瓣膜的张开范围缩小，血流受阻（下图），或者无法完全闭合，造成血液倒流。如果主动脉瓣钙化的话，则需实施瓣膜置换术，用金属制的人工瓣膜置换钙化的瓣膜。

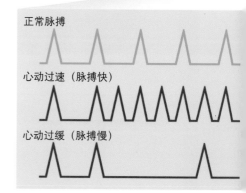

从上面看到的主动脉瓣

正常的动脉瓣

钙化的瓣膜

瓣膜张开的范围

瓣膜张开的范围

正常脉搏

心动过速（脉搏快）

心动过缓（脉搏慢）

心律不齐：心跳异常，有时甚至会停止跳动

心脏传导系统负责把心肌收缩时的电信号传递到心脏，传导系统必须保持正常工作，才能保证心脏有节律地跳动（参照第76页）。但是，当传导系统在某些原因下无法正常作用时，如上图所示，心跳就会过速或过缓，有时还会暂停或不规则跳动，这就是我们常说的心律不齐。

心跳过缓导致停搏时间超过5秒的话，可引起脑缺氧，甚至导致猝死。因此，心动过缓患者可植入人工心脏起搏器，人工生成电信号以使心脏正常跳动。

缺血性心脏病：心肌缺血

心绞痛是供给心脏血液的冠状动脉发生病变，导致血管腔狭窄造成心肌缺血后出现的心脏病（右图A）。常见的临床表现为压榨性胸痛，不过，疼痛大多会在15分钟内消失。

心肌梗死是在冠状动脉硬化狭窄的基础上，进一步形成血栓，使得血液无法流动而导致心肌缺血性坏死的疾病。发病时，患者感觉胸部或背部剧烈疼痛，且疼痛会持续30分钟以上。心肌梗死发作时，可引发心律不齐（参考左页下方的说明图），导致全身血液供应不足，严重时可导致猝死。

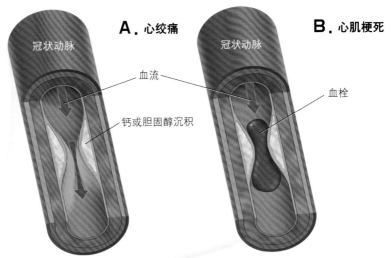

A . 心绞痛　　**B . 心肌梗死**

冠状动脉　　　冠状动脉

血流

血栓

钙或胆固醇沉积

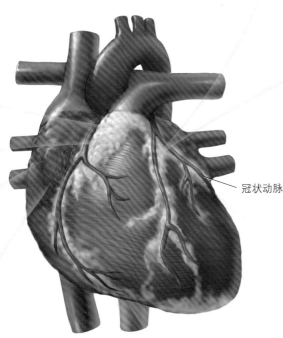

冠状动脉

冠状动脉搭桥手术

当冠状动脉有多个狭窄部位，或冠状动脉的根部闭塞，无法进行介入治疗（PCI：经皮冠状动脉介入治疗手术）时，则需要实施冠状动脉搭桥手术。这是一种使用取自患者自身其他部位的血管建立一条旁路，从而改善血管狭窄或闭塞部位远端血流的治疗方法。

"搭桥"手术使用的是靠近心脏的乳内动脉、胃周围的胃网膜动脉，以及腿部的大隐静脉等。不过，也有研究指出，用动脉"搭桥"的10年通畅率在90%以上，与此相对，用静脉"搭桥"的10年通畅率低于60%时，可认定为动脉硬化病变。

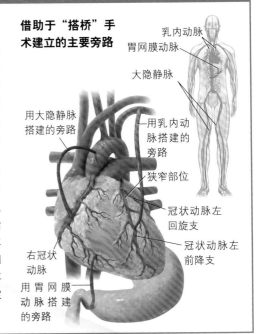

借助于"搭桥"手术建立的主要旁路

乳内动脉
胃网膜动脉
大隐静脉

用大隐静脉搭建的旁路
用乳内动脉搭建的旁路
狭窄部位
冠状动脉左回旋支
冠状动脉左前降支
右冠状动脉
用胃网膜动脉搭建的旁路

心肌病：原因不明的心肌疾病

心肌发生病变，但发病原因不明，这种心肌疾病统称为心肌病，分为肥厚型心肌病（心肌增厚）及扩张型心肌病（心肌变薄，心室扩张）。

患高血压时，心脏因在高压下输送血液，故心肌变厚。这种情况不能称为心肌病，因为这是高血压所引发的，发病原因明确。一般可服用药物来提高心肌功能，严重患者需接受心脏移植。

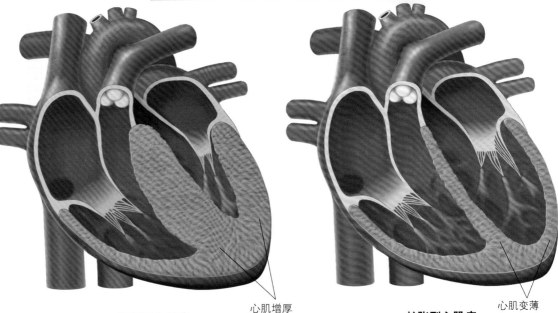

肥厚型心肌病　　　　　　　　**扩张型心肌病**

心肌增厚　　　　　　　　　　心肌变薄

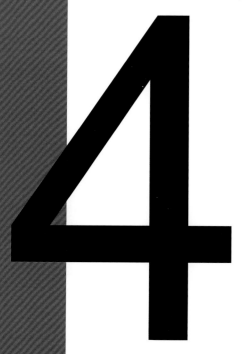

皮肤、骨骼与肌肉

本章将介绍皮肤、骨骼与肌肉，它们守护并支撑着我们的身体，让我们自由运动、灵巧动作。皮肤位于人体的最外侧，就像一道天然屏障，保护体内各种组织和器官免受外界侵害。同时，皮肤还是人体获取外界信息的"窗口"，可以感知冷热和压力等。骨骼发挥着各种各样的作用：它通过关节协助肌肉产生运动，不断生长从而让我们慢慢长高；它还是一座巨大的"钙物质储存库"，甚至能生成血液……肌肉则紧紧地包裹在骨骼外面，提供骨骼运动的原动力。

皮肤、骨骼与肌肉共同组成了一套完美的系统来完成各项功能，下面就让我们一起了解其机制，探秘其精密构造吧!

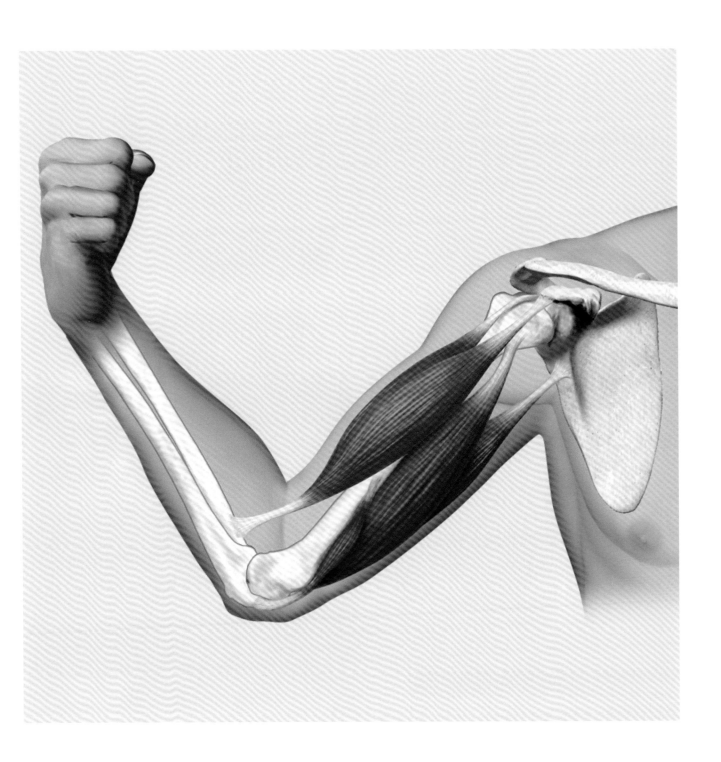

皮肤非常薄，由各具特性的三层构成

皮肤是人体最大的器官，总面积约 1.6 平方米，比一张单人凉席略大。它由表皮、真皮和皮下组织三层构成，且每层都分布有各种细胞，它们各司其职，将人体与外界紧密连接在一起。

表皮是皮肤最外面的一层，其细胞不断分裂增殖。表皮细胞较为平滑，含有丰富的角蛋白（一种纤维状的蛋白质），它们紧紧地挤在一起，以抵抗外来病原体侵入体内。

表皮受伤的话，病原体就会从伤口侵入体内。不过，表皮内还有击退病菌的朗格汉斯细胞（一种免疫细胞）。在表皮下面的真皮层中，还有巨噬细胞（吞噬病菌）和肥大细胞（激活免疫细胞应答）在严阵以待，随时准备在身体的最前线开展防御战。

有时，肥大细胞受到从肠道运送到全身各处的食物等过敏原的刺激，会释放出化学物质——组胺。组胺导致血管扩张及渗透性增加，使得血管内的物质容易渗透到外部，出现皮肤发红或水肿现象，这就是荨麻疹。组胺还能刺激神经，因此患荨麻疹时，皮肤往往发痒。

皮肤可以感知触压、疼痛、温度等

图片为皮肤的剖面图。皮肤由表皮、真皮和皮下组织三层构成。表皮与真皮总共厚 1~4 毫米。不过，皮肤各层的厚度因人体部位不同而差异甚大。

表皮细胞较平，可角化脱落

表皮的最下层（上图中橙色的细胞层）所分裂的细胞从黑素细胞获得黑色素。黑色素可吸收紫外线，保护覆盖全身的表皮细胞免受紫外线的伤害。获得了黑色素的细胞不断向上推移，逐渐失去细胞核与细胞内的器官，里面充满了角蛋白，变得非常平滑，抵达最上层后角化脱落。

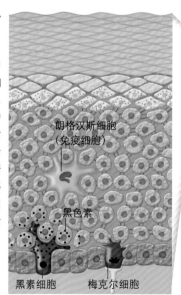

朗格汉斯细胞（免疫细胞）

黑色素

黑素细胞　　梅克尔细胞

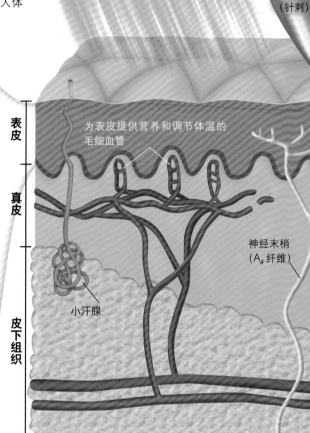

热的刺激　　　　疼痛刺激（针刺）

为表皮提供营养和调节体温的毛细血管

表皮

真皮

神经末梢（Aδ 纤维）　　神经末梢（C 纤维）

小汗腺

皮下组织

荨麻疹

表皮下面的肥大细胞受到从肠道输送到全身各处的食物等过敏原的刺激，有时会释放出组胺（一种化学物质）。组胺作用于血管，使之扩张和通透性增加，容易渗出里面的成分。这种发红和浮肿的现象就是荨麻疹。由于组胺也会刺激神经，所以，患荨麻疹时往往会伴随发痒（关于过敏，请参考第 140 页）。

小汗腺分泌汗液

我们通常所说的"汗"（水分超过 99%）是由小汗腺分泌的。

感知冷热和疼痛的都是同一神经

当 Aδ 纤维的神经末梢（感觉感受器）受到物理性压力（如断开或受到压迫）时，会将其作为尖锐的疼痛（锐痛）传递到大脑。C 纤维的神经末梢则接受来自血液或受伤组织的炎性物质以及疼痛物质等化学物质，并将其作为迟钝的疼痛（钝痛）传递到大脑。另外，Aδ 纤维与 C 纤维都能感受温度刺激。不过，当温度过高或过低时，都会感觉到疼痛。

迅速掌握外界情况

真皮位于表皮之下,由强度较小的纤维与弹力纤维交织成网状,从而使皮肤具有一定的弹性和伸缩性,不易破损。

此外,真皮中还分布着许多感受外部信息的感受器。例如,感觉外部触压的触觉感受器、感知温度的温度感受器、感知疼痛的痛觉感受器等。感受器感受到这些信息后,将其传递到脊髓或大脑。当我们的手或脚感到疼痛时,就会条件反射地缩回。这是因为痛觉是一种危险信号,脊髓随即会向肌肉发出指令的缘故。

皮肤的最下层充满了"缓冲垫"

皮下组织是皮肤的最下层,它将真皮与骨及肌肉连接在一起。由于皮下组织中储存了大量的脂肪,它就像一层有弹力的厚厚的缓冲垫,具有缓和外部冲击的作用。

另外,这些脂肪也是生成能量的"燃料"。也就是说,皮下组织还具有储备能量的作用。

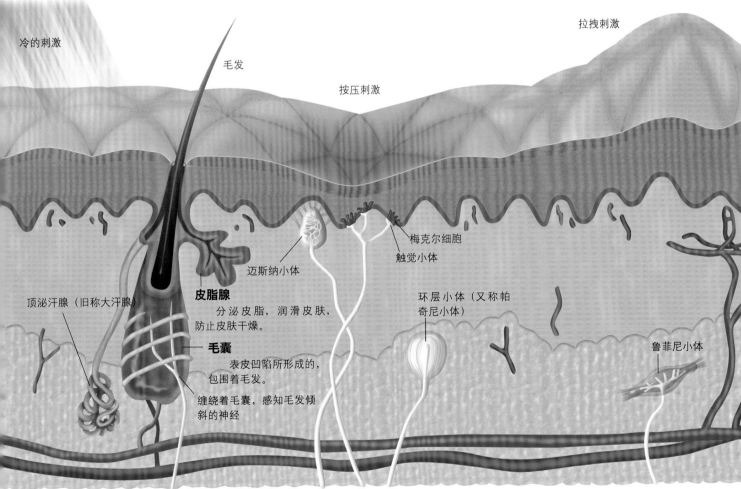

冷的刺激

毛发

按压刺激

拉拽刺激

梅克尔细胞

触觉小体

迈斯纳小体

皮脂腺
分泌皮脂,润滑皮肤,防止皮肤干燥。

顶泌汗腺(旧称大汗腺)

毛囊
表皮凹陷所形成的,包围着毛发。

缠绕着毛囊,感知毛发倾斜的神经

环层小体(又称帕奇尼小体)

鲁菲尼小体

顶泌汗腺

主要位于腋窝、肛门周围等部位,其分泌物较为浓稠,含脂类、糖类与蛋白质。汗液经皮肤表面的细菌分解后,产生特殊臭味。有黏性的汗液是由于汗腺内壁细胞的一部分被"撕碎",细胞的内容物也作为汗液的一部分。

感受触压的感觉感受器具有特殊的构造

在表皮和真皮中,有一些感受触压刺激的感觉感受器,如迈斯纳小体、梅克尔触盘(梅克尔细胞与触觉小体的统称)、环层小体、鲁菲尼小体。这些感觉感受器具有与表皮细胞和真皮纤维紧密相连的特殊构造,使得进入感受器的神经末梢能够清晰地感受表皮和真皮所受到的按压与拉拽。

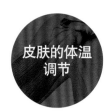

洗完澡后，皮肤发红发热是为了散发体温

皮肤具有保护体温不受外界温度左右、维持体温恒定的功能。皮肤将感受到的外部气温信息传递到下丘脑中的体温调节"司令部"（体温调节中枢）。当体温因外界气温升高时，该中枢就会发布从体内散热的指令；反之，就会发布防止热量流失的指令。

当我们感到热的时候，就会出汗。汗液经皮肤真皮中的小汗腺导管，从皮肤表面的汗孔排泄出来，并蒸发掉。我们知道，液体蒸发时需要消耗一定的热量，即"汽化热"。汗液蒸发时会从人体"夺取"热量，因此人体可以通过出汗散热。当我们吃辣椒等辛辣食物时也会出汗，这是因为感受温度刺激的舌神经对辣椒的成分也有反应，向大脑传递了"热"这一信息的缘故。

毛细血管"造就"了皮肤的颜色

众所周知，洗完澡后皮肤会发红，这是因为能看到皮肤表面的毛细血管（表皮正下方的、真皮内的毛细血管）的缘故。毛细血管由动脉或静脉经多次分支后形成，它们交织成网状，布满全身。不过，在人体的许多部位（尤其是手掌和足底）分布有动静脉吻合。在这里，动脉和静脉并不经由毛细血管，而是直接连接在一起。

当天气很热、体温将要升高时，动静脉吻合会关闭，导致皮肤表面的毛细血管中的血流量增加，而体内的热量也可以通过这些毛细血管散发出去。这时，我们能透过皮肤看到毛细血管内的血液颜色，因此皮肤看上去会有些发红。

反过来，当环境温度降低时，这些吻合会开放，流入皮肤表面的毛细血管的血量减少，体内热量不易散发，皮肤也就不再发红了。

处于炎热环境时：通过皮肤表面的血液和发汗来散发热量

图片描绘了处于炎热环境时，皮肤为了散热所进行的活动。动静脉吻合关闭，皮肤表面的毛细血管的血流量增大，有利于散热。小汗腺所分泌的汗液蒸发也会消耗热量（汽化热）。

通过观察处于炎热环境及寒冷环境时的皮肤颜色，可以清楚地了解皮肤是如何调节体温的

皮肤通过发汗、改变皮肤表面毛细血管的血流量等方式来调节散热能力，以此来维持体温恒定。

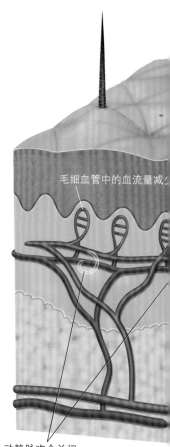

毛细血管中的血流量减少

动静脉吻合关闭
血液不从动脉直接流入静脉

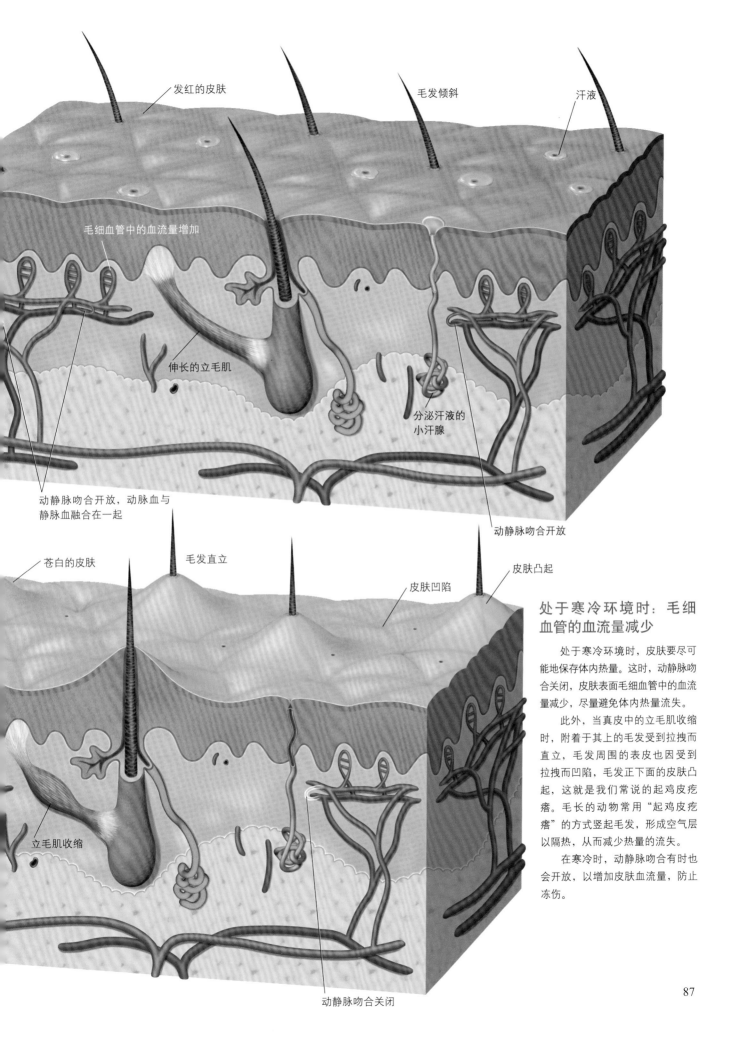

发红的皮肤

毛发倾斜

汗液

毛细血管中的血流量增加

伸长的立毛肌

分泌汗液的
小汗腺

动静脉吻合开放，动脉血与
静脉血融合在一起

动静脉吻合开放

苍白的皮肤

毛发直立

皮肤凹陷

皮肤凸起

处于寒冷环境时：毛细血管的血流量减少

处于寒冷环境时，皮肤要尽可能地保存体内热量。这时，动静脉吻合关闭，皮肤表面毛细血管中的血流量减少，尽量避免体内热量流失。

此外，当真皮中的立毛肌收缩时，附着于其上的毛发受到拉拽而直立，毛发周围的表皮也因受到拉拽而凹陷，毛发正下面的皮肤凸起，这就是我们常说的起鸡皮疙瘩。毛长的动物常用"起鸡皮疙瘩"的方式竖起毛发，形成空气层以隔热，从而减少热量的流失。

在寒冷时，动静脉吻合有时也会开放，以增加皮肤血流量，防止冻伤。

立毛肌收缩

动静脉吻合关闭

年轻人每天也要掉 100 根头发

附在皮肤上的毛发与指甲都是由变形的表皮细胞形成的。在皮肤表面下方，表皮凹陷的毛囊紧紧包裹着毛发，在毛发下端的毛母质不断增殖，形成了毛发及毛囊（准确地说是毛囊的内层"上皮根鞘"）。毛发细胞和指甲细胞是死亡的细胞，与表皮细胞相同，也都含有角蛋白。不过，它们的角蛋白与表皮中的角蛋白成分稍有差异，相对较硬。

让我们来追溯一根头发从长出到脱落的"生命之旅"吧！随着年龄的增长，人的头发会逐渐减少，头发的生长好像与年轻时有所不同。不过，每根头发所经历的周期基本相同。毛母质不断分裂增殖并向上移动，逐渐分化为毛根和上皮根鞘，使得头发不断生长。这一阶段是头发的生长期。头发的生长速度为一个月大约长 10~20 毫米。此后，毛母质走到生命末期，停止分裂并角化，头发不再生长，进入"静止期"。最后，头发上升到皮肤表面，迎来"脱落期"。在静止期内，毛囊底部形成新的毛乳头，长出新的头发。

一根头发的寿命大约为 3~6 年。其中生长期很长，约 2~6 年，静止期和脱离期一共只有短短的几个月。一般来说，成人约有 10 万根头发，处于生长期的头发占总量的 90% 左右，每天脱落 100 根左右。不过，头发的生长期会随年龄的增长而不断变短，因此，长出头皮的粗发和长发越来越少。于是，当人进入老年后，头发就会变得稀疏。从这个角度看，头发稀疏不一定意味着头发数量少。

▍干燥时，指甲尖会发白

指甲具有保护指尖的作用。细胞在甲床增殖，并向前移行而不断生长。仔细观察指甲，我们就会发现，覆盖皮肤的指甲呈淡粉红色，只有指甲尖呈不透明的白色。实际上，指甲本身是半透明的白色。覆盖着皮肤的部分因为透出了皮肤毛细血管的颜色，因而看上去呈淡粉红色。指甲尖则因为没有连着皮肤，不能从皮肤的毛细血管中获得水分，因此较干燥，呈不透明的白色。

毛发与指甲都是皮肤的"伙伴"

与表皮细胞一样，形成毛发及指甲的细胞也含有丰富的角蛋白。这些细胞在组织的最下层不断分裂，并向上移行（指甲则是向前移行）。在此过程中，成为含有丰富角蛋白的死亡细胞。

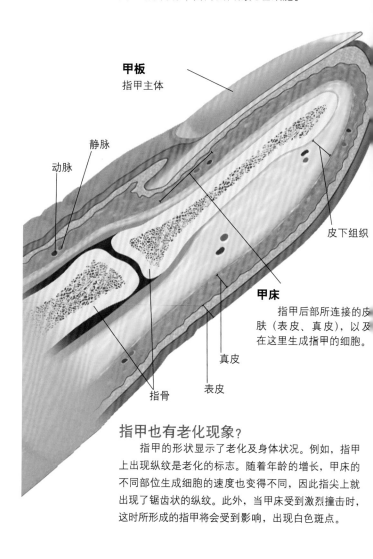

甲板
指甲主体

静脉

动脉

皮下组织

甲床
指甲后部所连接的皮肤（表皮、真皮），以及在这里生成指甲的细胞。

真皮

表皮

指骨

指甲也有老化现象？

指甲的形状显示了老化及身体状况。例如，指甲上出现纵纹是老化的标志。随着年龄的增长，甲床的不同部位生成细胞的速度也变得不同，因此指尖上就出现了锯齿状的纵纹。此外，当甲床受到激烈撞击时，这时所形成的指甲将会受到影响，出现白色斑点。

延伸阅读　头发的颜色是由什么决定的？

毛母质从周围的黑素细胞中获得黑色素（一种黑褐色的色素）。形成毛皮质（靠近外侧的层）的细胞则带着这些黑色素不断成长，形成黑色头发。随着年龄的增长，黑素细胞的数量不断减少，合成和提供黑色素的能力也逐渐下降，因此，头发会慢慢变白。和 20 多岁的年轻人相比，40~60 岁的人的黑素细胞数量只有一半左右。

此外，有些外国人的头发并不是中国人这样的黑发，而是金发。在形成毛发最内侧部分的毛髓质中，细胞内及细胞之间有含有空气的空隙。发色基本上取决于毛皮质的黑色素量及毛髓质的空气量。毛皮质的黑色素量越少发色越浅。当毛髓质的空气量较多时，头发则呈现金色。

由于生长期长，因此人的头发较长（下图）

　　图片描绘了头发的生长周期。头发生长分为三个阶段，生长期（1）、静止期（2）、脱落期（3）。如果不剪短的话，头发能长得相当长。这是因为头发的生长期远远超过静止期和脱落期的缘故。另外，头发的生长期会随年龄的增长而变短，头发很难长得又粗又长，因此，头发整体上会变得稀疏。

　　不过，斑秃是一种疾病。虽然同样是"头发稀疏"，斑秃是由于毛囊被免疫细胞攻击受损，从而导致处于生长期的毛发突然脱落。目前，科学家尚不清楚导致免疫细胞发动攻击的原因，不过研究认为，精神压力或许是原因之一。另外，即便毛囊受损了，但由于生成毛囊的细胞依然存在，因此可以重新形成毛囊，生长出头发。

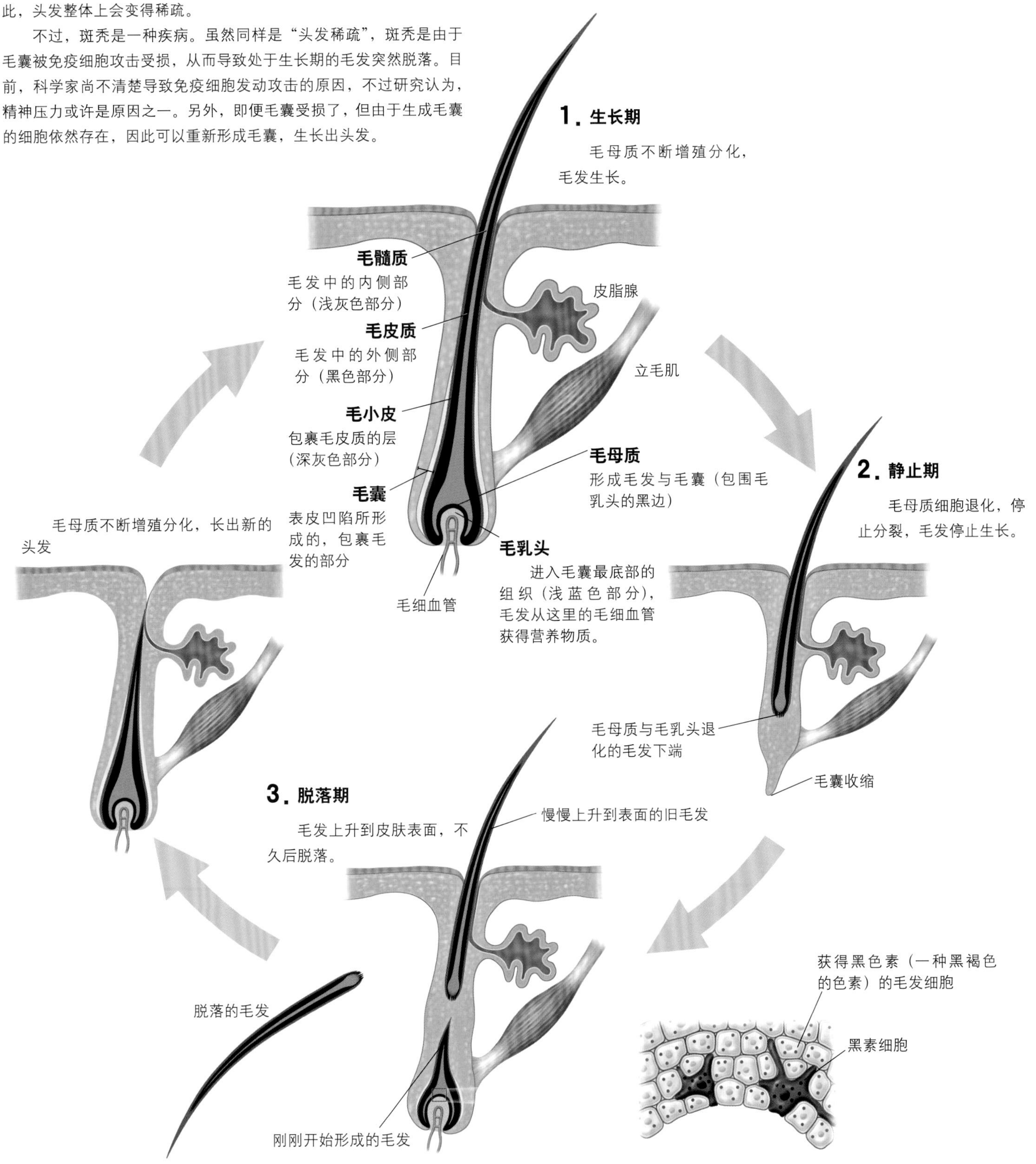

1. 生长期

毛母质不断增殖分化，毛发生长。

毛髓质
毛发中的内侧部分（浅灰色部分）

毛皮质
毛发中的外侧部分（黑色部分）

毛小皮
包裹毛皮质的层（深灰色部分）

毛囊
表皮凹陷所形成的，包裹毛发的部分

毛细血管

皮脂腺

立毛肌

毛母质
形成毛发与毛囊（包围毛乳头的黑边）

毛乳头
进入毛囊最底部的组织（浅蓝色部分），毛发从这里的毛细血管获得营养物质。

2. 静止期

毛母质细胞退化，停止分裂，毛发停止生长。

毛母质与毛乳头退化的毛发下端

毛囊收缩

毛母质不断增殖分化，长出新的头发

3. 脱落期

毛发上升到皮肤表面，不久后脱落。

慢慢上升到表面的旧毛发

脱落的毛发

刚刚开始形成的毛发

获得黑色素（一种黑褐色的色素）的毛发细胞

黑素细胞

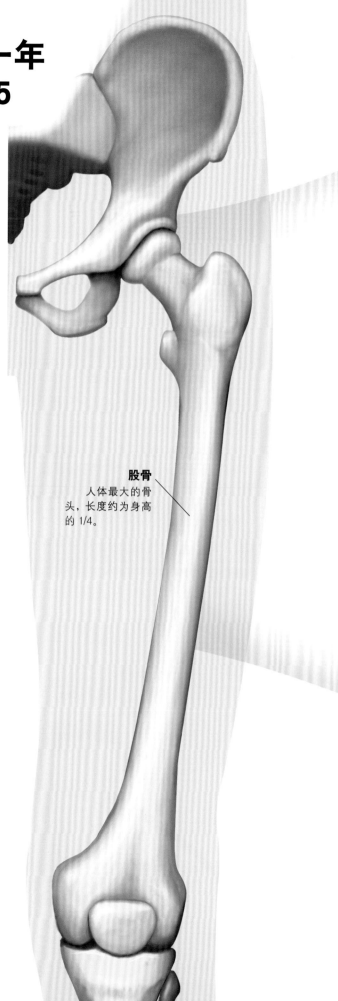

骨在不断重建，一年内大约要替换 1/5

成人体内共有 206 块骨。骨具有支撑身体、产生运动以及保护大脑和内脏等功能，一些骨的内部甚至可以造血。骨表面的成骨细胞合成和分泌大量的骨胶原纤维，并将羟基磷灰石（钙与磷酸的化合物）吸附到纤维的孔隙中进行沉淀结晶，形成新的骨组织。

构成人体的大部分骨（硬骨）都是由胎儿期形成的软骨发育而成的。不过，在结束成长期之前，部分软骨作为骺软骨残留在骨骺附近。出生后，骺软骨的一端也能不断地产生软骨，使骨增长；另一端的软骨则逐渐钙化，通过成骨细胞形成骨。在成长期，软骨的形成速度与骨的形成速度是相同的，因此，骨不断增长，人体不断长高。但是，成长期结束后，软骨的形成速度变慢，被骨超越。最后，软骨完全钙化，身体也停止长高。

运动使得骨变粗

成长期结束后，在成骨细胞的作用下，人体依然在不断地形成新骨。这就是骨的重建，是一个修复溶解骨的过程。

人体里 99% 的钙都储存在骨头里。当血液中用以收缩肌肉及传递信息所需的钙不足时，血液中的破骨细胞将增多并活化。破骨细胞通过分泌酸性离子和蛋白溶解酶来降解骨基质，溶解并吸收钙、磷，并将其转移到附近的毛细血管中，使得血液中的钙浓度增大。当钙浓度超出正常范围时，甲状腺将分泌抑制破骨细胞作用的物质，抑制骨吸收。于是，在成骨细胞的作用下，骨恢复原状。

人体不断形成新的骨，旧的骨又不断被吸收，反复进行着骨重建。研究表明，年轻人在一年内大约要更换 1/5 的骨。

当骨的形成速度超过吸收速度时，骨将变粗；低于吸收速度时，骨将变细。成骨细胞受到运动等刺激后开始形成骨。因此，经常锻炼肌肉的话，与肌肉相连的骨也会变粗。与此相反，卧床不起的患者的骨的形成速度低于吸收速度，骨量因而不断减少。

股骨
人体最大的骨头，长度约为身高的 1/4。

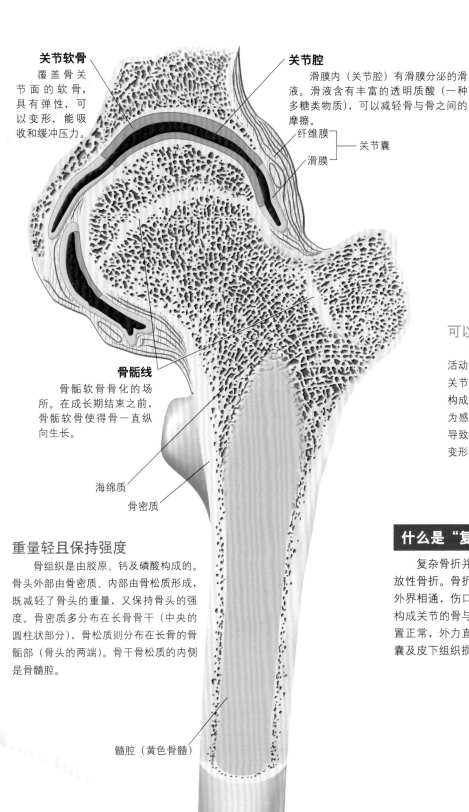

关节软骨
覆盖骨关节面的软骨，具有弹性，可以变形，能吸收和缓冲压力。

关节腔
滑膜内（关节腔）有滑膜分泌的滑液。滑液含有丰富的透明质酸（一种多糖类物质），可以减轻骨与骨之间的摩擦。

纤维膜 ┐
       ├ 关节囊
滑膜 ┘

骨骺线
骨骺软骨骨化的场所。在成长期结束之前，骨骺软骨使得骨一直纵向生长。

海绵质

骨密质

髓腔（黄色骨髓）

探秘股骨的内部结构

图片为成人的左股骨、其周边的骨（左）以及股骨的剖面图（右）。骨的内部结构因人体部位不同差异甚大。

可以活动的骨由关节相连

骨与骨之间的连接分为可以活动的连接与不可以活动的连接。可以活动的骨之间通过关节连接在一起。关节由关节腔、关节囊（纤维膜与滑膜）及关节软骨构成。20～40岁的女性常患类风湿关节炎，主要是因为感染了病毒，造成免疫系统异常，开始攻击自身，导致滑膜发炎，使得关节软骨和骨头受损，关节明显变形。

什么是"复杂骨折"、脱臼与挫伤？

复杂骨折并不是指骨头复杂地折断了，而是我们常说的开放性骨折。骨折时，骨折处的皮肤损伤破裂，使得骨折断端与外界相通，伤口感染的风险较大，因此要小心对待。脱臼是指构成关节的骨与骨的位置发生了错位。挫伤则是指骨与骨的位置正常，外力直接作用于人体组织，造成连接骨的韧带、关节囊及皮下组织损伤。

重量轻且保持强度

骨组织是由胶原、钙及磷酸构成的。骨头外部由骨密质、内部由骨松质形成，既减轻了骨头的重量，又保持骨头的强度。骨密质多分布在长骨骨干（中央的圆柱状部分），骨松质则分布在长骨的骨骺部（骨头的两端）。骨干骨松质的内侧是骨髓腔。

部分骨头的中心部位可以造血

在长骨的圆柱状部分，骨松质的内侧是髓腔。在幼年时期，红骨髓充满全身的骨髓腔，并形成了各种血细胞。不过，随着年龄的增长，红骨髓会逐渐失去造血能力，被脂肪组织（黄骨髓）取代。青春期之后，长骨内绝大部分的红骨髓被黄骨髓取代。成年后，胸骨、椎骨（脊椎）等骨头中依然有红骨髓，并具有造血能力（参照第132页）。

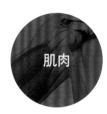

弯肘时，肌肉如何动作呢?

提起重物、走路……许多身体活动都离不开骨的运动，而骨的运动都是由骨骼肌收缩完成的。骨骼肌附着于骨，全身共有400多块，占体重的40%~50%。一般来说，一块骨骼肌附着于两块骨头，以关节为轴，使骨头能够上下左右地运动或转动。

由于肌肉之间具有协作的倾向，所以即便是身体某一部位的一个非常简单的动作，也需要多块肌肉互相配合才能完成。例如，当我们弯肘时（右图），上臂会鼓出一个肌肉疙瘩，而这个疙瘩是由位于上臂前侧的肱二头肌所形成的。肱二头肌收缩是肘部弯曲最主要的原动力，不过，其他肌肉也在运动。

肱肌是肱二头肌的"邻居"，可以协助肱二头肌动作。当肱二头肌开始动作时，肱肌弹起或控制不必要的关节运动。另外，肱二头肌收缩时，其内侧的肱三头肌舒张。因此，当骨运动时，主要动力源的肌肉与其附近的肌肉共同运动，只不过是它们之间的运动可能会完全相反。

▌锻炼肌肉可以使肌细胞增容

人体由各种类型的肌肉组成，它们各自发挥着不同的功能。一块肌肉，就是一束称为"肌纤维"的细胞，而且细胞的数量很多。肌纤维具有非常神奇的特性，它们不能像皮肤细胞和骨细胞那样分裂和增殖。运动员常常进行肌肉锻炼，以获得发达的肌肉。大家肯定很好奇：为什么这样做，肌肉就会变得发达呢?

所谓的肌肉锻炼，往往是通过剧烈运动给肌肉施加过量的负荷。肌纤维受到压力时会受损，其周围的"肌卫星细胞"开始增殖。肌卫星细胞附着于肌纤维上，并向肌纤维提供核或蛋白质等，因此，肌纤维变得发达粗壮。也就是说，肌肉锻炼不是增加了肌纤维的数量，而是让肌纤维自身变得发达，让肌肉更加粗壮。

胳膊上有哪些肌肉?

右图描绘了上臂（肘部以上）的肌肉及小臂（肘部以下）的肌肉结构。从剖面图中可以看到，上臂与小臂的肌肉结构有很大的不同。上臂有控制肘关节屈伸的肌肉。而小臂上有控制小臂向内和向外转动的肌肉。此外，小臂上还有控制手掌与指关节动作的肌肉。

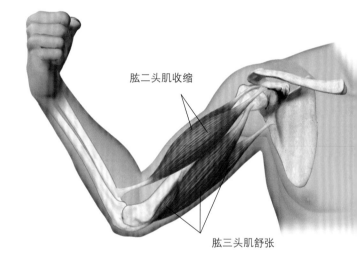

肱二头肌收缩

肱三头肌舒张

肘部弯曲时，肌肉的动作完全相反

肘部弯曲时，上臂两种肌肉的动作完全相反。上臂前面（图片上方）的肱二头肌收缩，是肘部弯曲的"原动力"。与此相反，上臂后面（图片下方）的肱三头肌舒张。

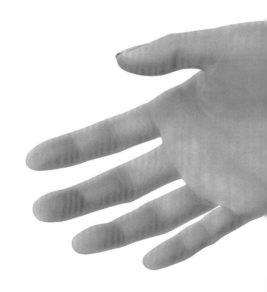

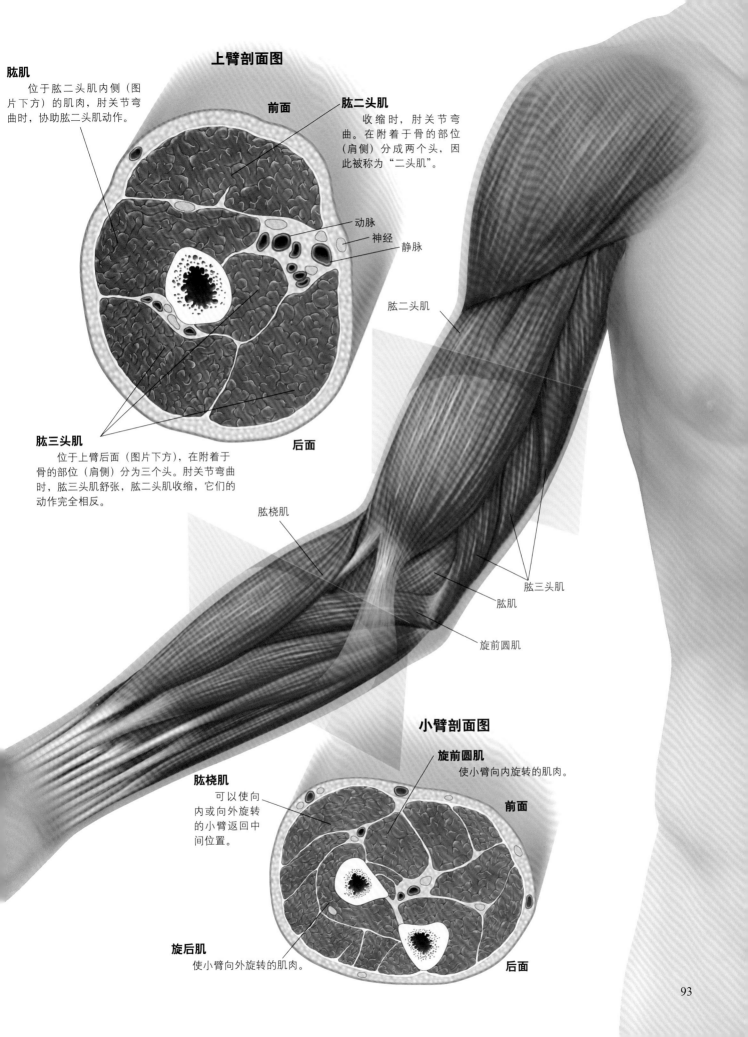

肱肌

位于肱二头肌内侧（图片下方）的肌肉，肘关节弯曲时，协助肱二头肌动作。

上臂剖面图

前面

肱二头肌

收缩时，肘关节弯曲。在附着于骨的部位（肩侧）分成两个头，因此被称为"二头肌"。

动脉
神经
静脉

肱二头肌

肱三头肌

位于上臂后面（图片下方），在附着于骨的部位（肩侧）分为三个头。肘关节弯曲时，肱三头肌舒张，肱二头肌收缩，它们的动作完全相反。

后面

肱桡肌

肱三头肌

肱肌

旋前圆肌

小臂剖面图

旋前圆肌

使小臂向内旋转的肌肉。

肱桡肌

可以使向内或向外旋转的小臂返回中间位置。

前面

旋后肌

使小臂向外旋转的肌肉。

后面

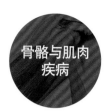
"腰疼"和"肩膀疼"是令很多人苦恼的"国民病"

人类的脊柱是由"椎骨"和"椎间盘"(一种特殊的软骨)相互交错重叠组成的。支撑上半身是脊柱的重要作用之一,靠近脊柱下部、支撑着整个上半身重量的"腰椎"尤其承受着很大的负荷。而且,腰是下肢运动的起点,其自身的弯曲和扭转等动作在脊柱中也是最大的。

因此,腰椎、椎间盘,以及周围的韧带、肌肉等都需要承受负荷。负荷过大,其结果就表现为腰疼。对于双足直立行走的人类来说,腰疼在某种意义上也是人类的"宿命"吧!

脊柱的另一个作用是保护重要的神经。脊柱正中间有一个"隧道"——椎管,里面充满了脊髓和马尾(从脊髓分支的神经束)。这些神经进一步分支,扩展到全身各处。如果椎骨和椎间盘变形,压迫

腰疼

腰疼分为脊柱(脊椎)和椎间盘本身或其周围的韧带、肌肉、神经等原因导致的腰疼,以及内脏或血管疾病等脊柱以外的原因导致的腰疼。

最常见的腰疼是原因不明的非特异性腰疼。据说,一部分患者的非特异性腰疼是由于脊柱周围的肌肉疲劳,或连接脊椎与脊椎的关节(椎间关节)发生炎症所导致的。这种腰疼大多是暂时的,很多时候疼痛会自然消失。不过,出现腰疼也意味着腰部负荷增大,患右图所示的"椎间盘突出"等原因明确的腰疼(特异性腰疼)的风险会变大。

椎间盘承担着缓和对脊柱冲击的作用。有报告称,坐在椅子上,尤其是前倾坐在椅子上时,椎间盘受到的压力要高于站立状态。平时要注意正确的姿势,尽量避免长时间保持同一姿势等,在日常生活中要时刻注意。此外,为了保持支撑腰部的腹肌和背肌的力量,也需要适度活动身体,如做体操等。持续腰疼时,请到医院进行诊断。

人类脊柱的结构

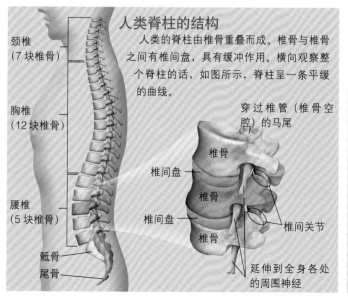

人类的脊柱由椎骨重叠而成。椎骨与椎骨之间有椎间盘,具有缓冲作用。横向观察整个脊柱的话,如图所示,脊柱呈一条平缓的曲线。

颈椎
(7块椎骨)

胸椎
(12块椎骨)

腰椎
(5块椎骨)

骶骨
尾骨

穿过椎管(椎骨空腔)的马尾

椎骨
椎间盘
椎骨
椎间盘
椎骨

椎间关节

延伸到全身各处的周围神经

引发腰疼的脊柱与椎间盘的变化例子

椎间盘突出

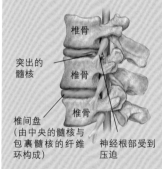

椎骨
突出的髓核
椎骨
椎间盘
(由中央的髓核与包裹髓核的纤维环构成)
神经根部受到压迫

年龄增大后,椎间盘内部的果冻状"髓核"会丧失弹性而"坍塌",或构成椎间盘边缘的"纤维环"出现小裂纹(椎间盘退变)。在这种状态下,如果承受较强负荷的话,严重时髓核会突出而压迫神经,这就是椎间盘突出,不仅会腰疼,还会导致腿疼或麻木。椎间盘突出多发生于20~40岁年龄段。

骨质疏松症导致的脊椎骨折

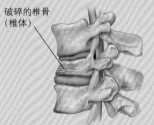

破碎的椎骨(椎体)

患骨质疏松症时,椎骨会变脆。变脆的椎骨受到轻微外伤或无法承受的重量时会破碎。有时会在本人没有察觉的情况下骨折,等到患者驼背后才发现。

变形性椎关节强硬

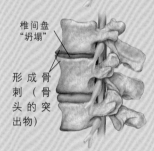

椎间盘"坍塌"
形成骨刺(骨头的突出物)

随着年龄的增长,椎间盘坍塌后,椎骨边缘会增殖突出。这种变形导致的腰疼就是变形性椎关节强硬,多发生于50岁年龄段,大多呈现慢性持续疼痛。不过,也不一定是这种加龄性变化所引发的症状。

崩裂性脊柱滑脱

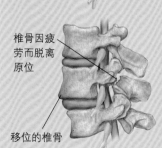

椎骨因疲劳而脱离原位
移位的椎骨

在中小学时期,青少年长期从事剧烈运动的话,有时部分椎骨会出现疲劳性骨折而脱离原位(脊柱滑脱症)。此外,如果脱落变弱的椎骨发生位移的话,就会变成崩裂性脊柱滑脱。这时,脊柱会变得不稳定,压迫神经,出现腰疼或腿麻等症状。

这些神经的话，有时会出现手脚疼痛和麻木，以及伴随麻痹的腰疼。

肩膀疼大多以斜方肌（从脖颈延伸到肩部）为中心发作，症状主要是从脖子到肩部再到背部，感觉肌肉僵硬和沉重。不过，也有疲惫、胀痛、钝痛等各种各样的不舒服的感觉。肩膀疼是自觉症状，很难用肌肉僵硬（肌强直）等客观指标进行判断。

肩膀疼的症状可能是由于局部肌肉血液循环不畅，肌肉变得僵硬所导致的。缺乏运动、姿势错误、睡眠不足、眼疲劳等身体压力

和精神压力是主要原因；也有可能预示着心脏病等疾病，所以一定要注意。

肩膀疼

肩膀疼可能是因为肩部周围的肌肉血液循环不畅，肌肉变得僵硬而导致的。引起肩膀疼的原因包括缺乏运动、姿势错误等身体压力和精神压力过大。一般来说，除了按摩，快速行走等全身性运动也有助于改善这一症状。

作为特定疾病的症状之一，有时也会出现肩膀疼。众所周知，肩部或颈部的关节和神经障碍、心脏和消化器官疾病、抑郁症等精神疾病也会引发肩膀疼。例如，肩周炎（肩关节出现炎症，做动作时出现强烈疼痛的疾病）同时也经常会引发肩膀疼。此外，患心脏疾病时，连接心肌的神经和连接肩部肌肉的神经要在中途汇合到一起，连接到脑部，所以，有时会出现"牵涉痛"（把心脏疼痛误认为是肩膀疼）而感觉肩膀疼。如果出现与肩部动作毫无关系的疼痛，或疼痛部位蔓延到手脚的话，请大家务必注意。

哪里会出现肩膀疼？

与肩膀疼有关的主要肌肉

头夹肌
胸锁乳突肌
肩胛提肌
大菱形肌和小菱形肌
冈上肌
冈下肌

斜方肌

三角肌

皮肤下面的肌肉 ← | → 斜方肌下面的肌肉

腿抽筋（腿肚子抽筋）

抽筋的正式名称为"肌肉痉挛"。肌肉和肌腱（肌肉和骨骼的接缝）上有感受肌肉伸缩的感受器。肌肉中的"肌梭"可感受肌肉的伸展，与肌腱相连的"高尔基腱器"可感受肌腱的伸展。肌肉痉挛是这些感受器的功能出现异常的结果，是脊髓持续发出肌肉收缩信号的状态。肌肉疲劳时或血液循环不畅时，容易出现肌肉痉挛。运动前补充水分、做热身运动有助于预防肌肉痉挛。

右腿的肌肉

股二头肌
股骨
腓肠肌
胫骨前肌
比目鱼肌
腓骨长肌
趾长伸肌
跟腱

右脚内侧的肌肉

拇内收肌
拇短屈肌
屈小指短肌
骰骨
跟骨

容易抽筋的肌肉

容易承受负荷的腿肚子肌肉（腓肠肌）及脚拇指的肌肉（拇短屈肌等）容易抽筋。

扭伤和脱臼

连接骨与骨的关节包裹着一层致密的纤维薄膜（关节囊），并通过韧带和肌肉来增强稳固性。关节的活动范围取决于"骨头的形状或位置关系"，以及"韧带、肌肉的连接方式、柔软性"等。

因关节承受的负荷过大超出可活动范围动作而出现的关节轻微移位、骨头回到原来位置的状态称为扭伤；关节移位大、骨头不能回到原来位置的状态称为脱臼。这两种情况都可能伴随连接骨头的韧带、关节囊和皮下组织的损伤。"RICE疗法"是基本的急救措施，分别是指休息（Rest）、冷敷（Ice）、压迫（Compression）和抬高（Elevation），这种疗法对挫伤和骨折也有效。

扭伤的例子

右脚脚脖子的骨骼和主要韧带

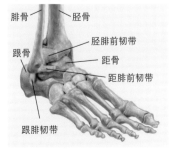

腓骨
胫骨
胫腓前韧带
跟骨
距骨
距腓前韧带
跟腓韧带

脚脖子扭伤的话……

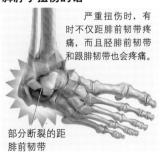

严重扭伤时，有时不仅距腓前韧带疼痛，而且胫腓前韧带和跟腓韧带也会疼痛。

部分断裂的距腓前韧带

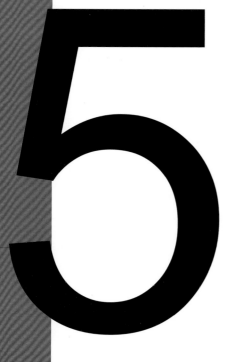

感觉器官

第 5 部分将介绍人体的视、听、嗅、味等感觉器官的机制。人体通过眼睛看到光，通过耳朵听到声音，通过鼻、舌与口感觉到气味和味道，从而获取外界信息。这到底是怎样一种机制呢？

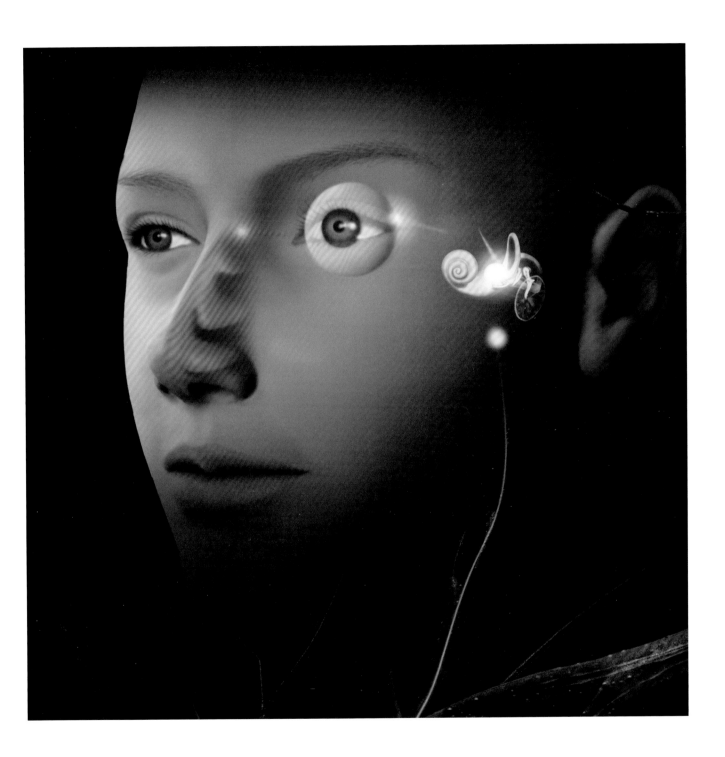

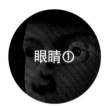

眼睛①

宛如数码相机的眼睛机制

眼睛与数码相机的工作原理其实非常相似，它们都能把光信号转变为电信号，将被摄体当作"点的集合"来"捕捉"。但是，眼睛的"组成零件"可以通过血管自动"维修和保养"，这一点与数码相机不同。

两个透镜与 1 亿像素的传感器

眼睛有两个透镜，第一个是角膜，第二个是晶状体。角膜较硬，也非常薄，厚约 0.6 毫米，而晶状体的厚度则可以改变。物体的光线首先经过角膜，然后经过晶状体发生弯曲。在自然状态下，光线在距离晶状体约 17 毫米远的位置聚焦成像。眼睛的传感器——视网膜，恰好在这个位置。视网膜上分布着 1 亿多个感光细胞。

"无论是远处的物体，还是近处的物体，都能看得清清楚楚"，这是为什么呢？原来，第二个透镜——晶状体——发挥了极大的作用，它才是让我们看远看近都很清晰的最大"功臣"。

晶状体具有凝胶般的弹性，由睫状肌通过大量的细纤维牵拉着。当我们看远处时，晶状体被纤维拉紧，变得较为纤薄。若是看近处，睫状肌就会收缩并凸起，纤维松弛。此时的晶状体依靠其自身弹性而变厚，导致屈光度增加。就这样，晶状体通过改变厚度，使远处或近处的光线都能精确地聚焦在视网膜上。

与数码相机相似的眼睛机制

左右两页的图片描绘了眼睛的结构与聚焦机制。

数码相机的图像是把被摄体发出的光转变成电信号来记录的。眼睛的作用也是感受光并将其转变成电信号。而且，两者都是将被摄体当作"点的集合"来"捕捉"的。

此外，我们的眼睛可以灵活地聚焦于远处或近处的物体来观察事物，这与数码相机的自动对焦功能非常相似。

眼球的结构

眼球壁由三层构成，最外层是角膜和巩膜，中间层是虹膜、睫状体和脉络膜，最里层是视网膜。眼睛内部有晶状体和玻璃体等。成人的眼球直径大约 23 毫米。

角膜（坚硬的第一透镜）

承担整个眼睛大约 65% 的屈光力。角膜整体变形、表面凹凸不平是造成散光的原因所在（详见第 103 页）。

虹膜（调节光量的装置）

通过改变中心孔（瞳孔）的大小来调节进入眼睛的光量。借助于 2 种肌肉进行伸缩。含有吸收光的黑色素，使得光不能从瞳孔以外的地方通过。黑色素含量因人种和个人而异，"瞳孔颜色"也不同。

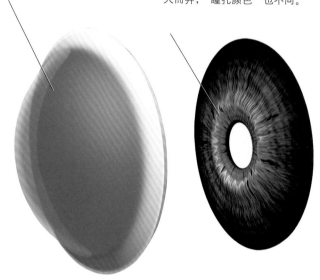

眼球借助于 6 条肌肉来上下左右运动

眼球周围有 6 条肌肉，分别是内直肌和外直肌、上斜肌和下斜肌、上直肌和下直肌。它们各自成对，共同作用以调节眼球转动。例如，看近处时会变成"对眼"。这时，左眼的内直肌收缩，外直肌舒张，眼球向内转动。同时，右眼的内直肌收缩，右眼也向内转动。左右两个眼球之所以能同时转动，是左脑和右脑的神经中枢在脑内协同作用的结果。而且，人的视野在水平方向上大约为 190 度，在上下方向上大约为 125 度。

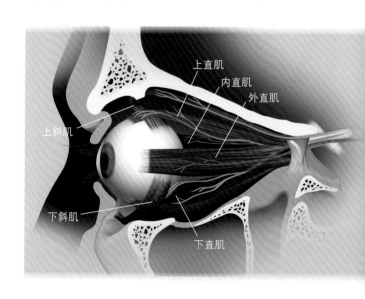

上直肌
内直肌
外直肌
上斜肌
下斜肌
下直肌

巩膜（"暗室"的墙壁）

巩膜是眼球的最外层，所谓的眼白部分，在保持眼球内部是"暗室"的同时，还要维持整个眼睛的强度。严格地说，角膜也是巩膜的一部分。

脉络膜（负责提供营养）

巩膜和视网膜之间的层，通过血管向整个眼球提供营养，不能透过含黑色素的光，而且，与睫状体和虹膜连接成一层膜。

视网膜（屏幕）

眼球壁的最内层，由多种神经细胞连接而成，负责接收光线并将其转换成电信号。不仅接收光线，还能进行图像处理。

玻璃体（光的通道）

让透镜聚集的光透射到视网膜上。玻璃体像果冻那样柔软，是由蛋白质构成的"海绵"，99% 是水。玻璃体没有血管，是透明的。失去保水能力的话，就会变浑浊。此外，一旦从视网膜脱落的话，就会出现视野中总有黑点和模糊无法消失的"飞蚊症"（详见第 104 页）。

视神经（输送线缆）

将视网膜"捕获"的影像以电信号的形式输送到脑部。青光眼（详见第 105 页）是视神经的根部受到压迫而导致的视野缺损。

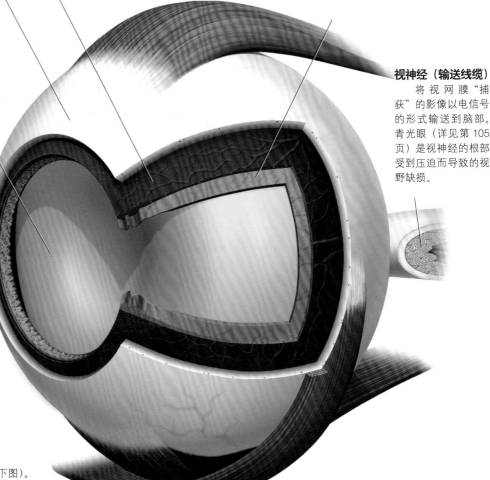

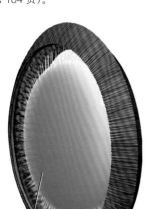

睫状体（帮助调节焦点）

可以使晶状体变形的肌肉。

晶状体（柔软的第二透镜）

看远处时变薄，看近处时变厚（右下图）。晶状体老化变硬时，会患"老花眼"；晶状体变混浊后，会患"白内障"（详见第 103 页）。

聚焦时，第二透镜可以自由变形

被摄体发出的光首先经角膜发生弯曲（折射）。接下来，穿过虹膜中央的瞳孔到达晶状体。

晶状体在睫状体的作用下发生变形，看近处的物体时会变厚，看远处的物体时会变薄。这样一来，光的弯曲度就会改变，就能持续聚焦于眼睛深处的视网膜上。

看近处时

与看远处相比，看近处时睫状体凸起，纤维松弛，晶状体依靠自身的弹性变厚。而且，瞳孔反射性地缩小，进入眼睛的光量减少。

看远处时

与看近处相比，看远处时睫状体变小，纤维突然拉紧，晶状体受到牵拉而变薄。而且，瞳孔反射性地放大，进入眼睛的光量增多。

近处的苹果

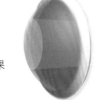

瞳孔缩小

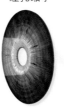

晶状体变厚

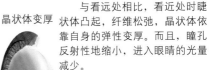

松弛的纤维

在视网膜上成像

远处的树木

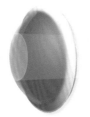

瞳孔放大

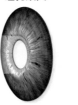

晶状体变薄

突然拉紧的纤维

在视网膜上成像

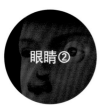
影像的传输路径因视野范围而异

进入眼睛的光线聚焦于视网膜。整个视网膜上分布着1亿多个感受光线的感光器——视细胞。

从亮处进入暗处时，刚开始什么也看不到，但慢慢地就能看清了。实际上，这是作用于视网膜的视细胞进行了切换。视细胞分为"视杆细胞"和"视锥细胞"两种。视杆细胞

的一端是细杆状的视细胞，视锥细胞的一端是类似冰淇淋蛋卷的圆锥状的视细胞。一般来说，视杆细胞是感受弱光刺激的细胞，视锥细胞是感受强光的细胞。在只有满月那样的亮度下看物体时，主要是视杆细胞发挥作用；在更亮的地方看物体时，则主要是视锥细胞发挥作用。视锥细胞还负

责分辨颜色，有红椎体、绿椎体、蓝椎体三种，它们容易发生反应的光线波长（颜色）也不同。

右脑的"输送线缆"受损的话，就会丧失左侧视野

人类的两个眼球之间有一段距

聚集在视网膜中心的600万个色彩感受器

图片是右眼中视细胞的分布示意图。整个视网膜上分布着大约600万个分辨颜色的视椎细胞，分布着大约1亿2000万个与辨色没有直接关系的视杆细胞。

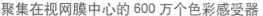

色彩感受器的分布

在视网膜最中央的"中心小凹"挤满了分辨颜色的视细胞——视锥细胞。视锥细胞在中心凹的密度最大。在视锥细胞中，蓝视锥细胞较少，只占5%~10%，红视锥细胞和绿视锥细胞各占45%，但红视锥细胞和绿视锥细胞的比例有很大的个人差异。视网膜的最中央（中心小凹）只分布着红视锥细胞和绿视锥细胞。

视锥细胞在中心凹的外侧（近中心凹）逐渐变得稀疏和粗大。另一方面，越往中心凹外侧，视杆细胞的密度越高，与中心凹的视锥细胞密度大致相同。

视锥细胞——
视杆细胞——

中心小凹
中心凹
近中心凹

视神经乳头
（视神经和血管的通道，对应着盲点）

放大视网膜

色素上皮细胞

成层的视网膜

在视网膜中，神经细胞在感受光线并将其转变成电信号的视细胞上构建了复杂的网络。电信号从视细胞被传送到"两极神经细胞"和"神经节细胞"。在此期间，"无长突细胞"和"水平细胞"负责帮助调节图像的颜色和明暗对比度（反差）。

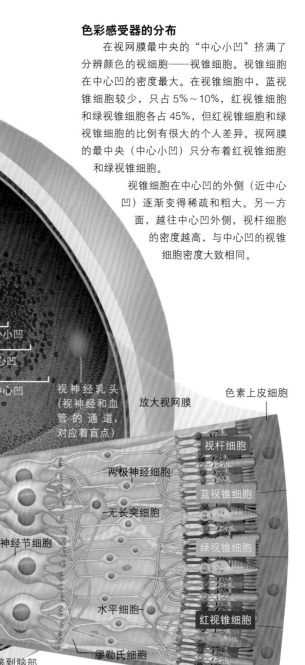

视杆细胞
两极神经细胞
蓝视锥细胞
无长突细胞
神经节细胞
绿视锥细胞
水平细胞
红视锥细胞
缪勒氏细胞

连接到脑部

离。严格地说，左眼视网膜上的图像和右眼视网膜上的图像是有偏差的。我们通过大脑检测左右偏差才能获得立体感。

视网膜上的图像通过"输送线缆"（视神经），以电信号的形式被传送到大脑。左右2根视神经在"视交叉"相互交叉内侧的一半后，在中继地点"外侧膝状体"暂时与其他"线缆"连接到一起。第二条线缆连接到位于后脑部位的"初级视皮层"。

一旦这个传送路径的某个地方受损的话，就会丧失相应的视野。例如，如果右脑的初级视皮层全部受损的话，就会丧失左半部分的视野。传送路径因视野范围不同而不同。

到达初级视皮层的图像被进一步传送到脑的其他区域。脑部对信息进行处理，结果我们就看到了物体。

图像的传送路径（1～4）

视野分为中心部、周边部，以及只能用单眼看到的部分，图上用不同颜色表示。

视神经是从视网膜中的神经节细胞延伸出来的大约100万根细纤维束（轴索）。一直延伸到大脑深处的外侧膝状体，并与外侧膝状体的神经细胞连在一起。外侧膝状体的神经细胞的轴索延伸到大脑皮层的"初级视皮层"。

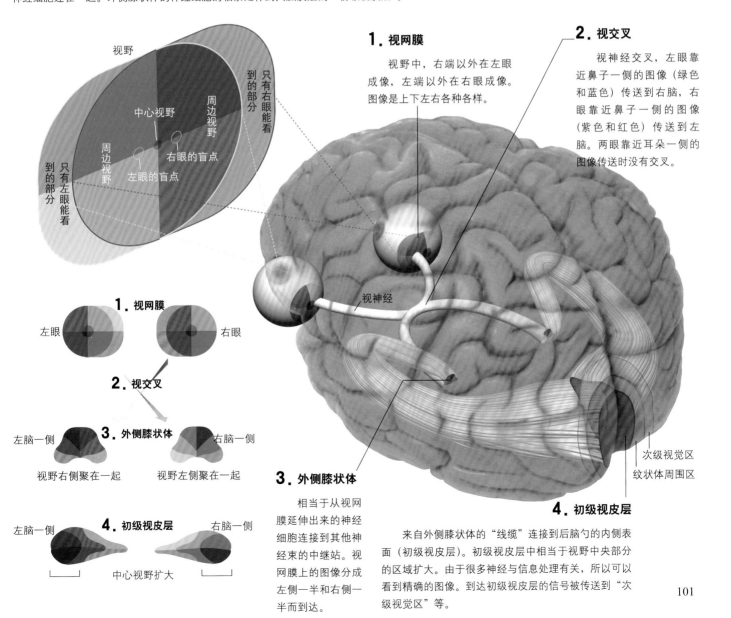

1．视网膜

视野中，右端以外在左眼成像，左端以外在右眼成像。图像是上下左右各种各样。

2．视交叉

视神经交叉，左眼靠近鼻子一侧的图像（绿色和蓝色）传送到右脑，右眼靠近鼻子一侧的图像（紫色和红色）传送到左脑。两眼靠近耳朵一侧的图像传送时没有交叉。

3．外侧膝状体

相当于从视网膜延伸出来的神经细胞连接到其他神经束的中继站。视网膜上的图像分成左侧一半和右侧一半而到达。

4．初级视皮层

来自外侧膝状体的"线缆"连接到后脑勺的内侧表面（初级视皮层）。初级视皮层中相当于视野中央部分的区域扩大。由于很多神经与信息处理有关，所以可以看到精确的图像。到达初级视皮层的信号被传送到"次级视觉区"等。

1．视网膜
左眼　右眼

2．视交叉

3．外侧膝状体
左脑一侧　右脑一侧
视野右侧聚在一起　视野左侧聚在一起

4．初级视皮层
左脑一侧　右脑一侧
中心视野扩大

视野
到的部分 只有右眼能看
中心视野
周边视野
右眼的盲点
左眼的盲点
周边视野
只有左眼能看到的部分

视神经

次级视觉区
纹状体周围区

不断进步的眼睛治疗方法及其前沿研究

眼睛出现疾病和症状是很常见的。看不清近处或远处的物体（近视或老花眼），或者视野模糊（白内障等），或者眼前模糊像有蚊子飞来飞去（飞蚊症）……这些症状究竟是眼睛出了什么问题呢？应该怎样治疗呢？下面，让我们看一看最新疗法及面向治疗的研究成果吧！

近视——眼睛的前后距离过长

近视、远视、散光及老花眼都具有相同的症状——不能聚焦（难以聚焦）。其中，只有老花眼的原因主要在于晶状体（透镜）。近视的人看远处模糊，难以聚焦。据调查，在 17 岁青少年中，近半数的人患近视，其中大部分是轴性近视。轴性近视是指眼睛的前后距离过长，焦点落在视网膜前，不能准确地在视网膜上形成清晰图像。远视的人看近、看远都模糊，难以聚焦，大多是因为眼睛的前后距离过短，焦点落在视网膜之后所导致的，这一点与轴性近视恰好相反。此外，散光的主要原因是角膜屈光不正。

※1：这里描绘了一种规则散光的状态。
※2：描绘的是老花眼正常视力的状态。老花眼并不一定容易看清远处的物体。

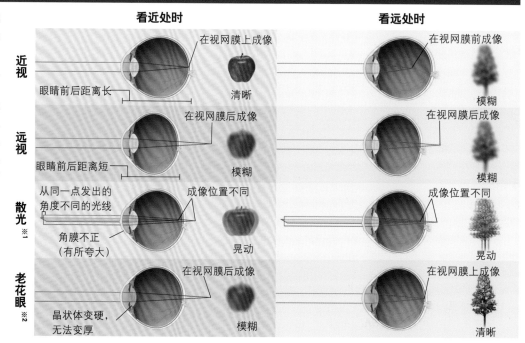

看近处时

看远处时

近视

在视网膜上成像
眼睛前后距离长
清晰

在视网膜前成像
模糊

远视

在视网膜后成像
眼睛前后距离短
模糊

在视网膜后成像
模糊

散光 ※1

从同一点发出的角度不同的光线
成像位置不同
角膜不正（有所夸大）
晃动

成像位置不同
晃动

老花眼 ※2

在视网膜后成像
晶状体变硬，无法变厚
模糊

在视网膜上成像
清晰

老花眼——原因在于晶状体，但可以用角膜治疗

如果是老花眼，焦点就很难对准眼前的物体。由于晶状体变硬，所以无法提高屈光力。在现阶段，晶状体丧失弹性后，无法恢复。

因此，目前通过提高角膜的屈光力等方法进行治疗。使角膜变成圆形的"传导性角膜成形术（Conductive Keratoplasty，CK）"是其中的一种治疗方法。实施 CK 手术时，用电波加热角膜的周边组织使其坚固。这样一来，角膜的圆度就会变强，屈光力也会提高。这与用微波炉加热塑料使其变形的机制是相同的。其难点在于能够矫正的范围小，以及数年后角膜形状会恢复到原来的状态，需要重新做手术。

另一种方法是在角膜上嵌入比虹膜小一圈的环。中央孔的直径大约是 1.6 毫米。可以保持与瞳孔闭合时（直径大约 2 毫米）相似的状态。

光量减少时，能够聚焦的距离前后变长（针孔效应）。据说因光量减少，会变暗 10% 左右，但如果单眼嵌入环的话，用双眼看物体时完全察觉不到。

实施 CK 手术后的眼睛

加热变坚固的部分

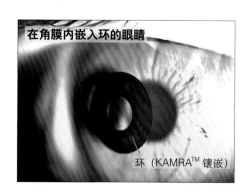

在角膜内嵌入环的眼睛

环（KAMRA™ 镶嵌）

作为"第一透镜"的角膜承担着超过一半的眼屈光力。角膜变形、眼泪的稳定性及眼表面的光滑度都会影响视力。此外，角膜变形是散光的主要原因。

角膜由 5 层构成，与空气接触的上皮层与占 90% 以上体积的基质层（实质层）的厚度不均是导致角膜变形的原因。LASIK（Laser Assisted In Situ Keratomileusis，准分子激光原位角膜消除术）是通过切除基质层来矫正角膜变形的一种治疗方法。

实施 LASIK 手术时，要将角膜表面切薄，用准分子激光照射，仅切除一定厚度的基质层（气化）。因此，角膜过于突出而无法切薄表面的人，以及基质层厚度不够的人不能实施 LASIK 手术。此外，准分子激光器使用了发射紫外线的分子（准分子），能够进行精确加工。

如果把掀开的角膜放回原处的话，就会和剩下的基质层重新粘在一起，结果导致整个角膜的形状改变，屈光力也会改变。

能够矫正角膜细微变形的 Topo-link 是最新的 LASIK 之一。Topo-link 是一种基于角膜形状分析装置（topography）的测量，为个人量身定做的激光照射方法。通常的 LASIK 手术的切削厚度是固定的，但可以细微地调节哪个部位切除多少。

利用这种最新的 LASIK 技术，可以降低出现夜晚感觉外部灯光刺眼或暗淡等副作用的可能性。另外，即使是之前很难矫正的散光等，也可以利用这种技术进行矫正（不过，这一技术并非适用所有患者）。

SMILE 比 LASIK 的创口更小

最近，除了 LASIK 以外，实施用激光切除角膜基质层的 ReLEx SMILE（ReLEx 是指 Refractive Lenticle Extraction）手术的患者也有所增加。LASIK 手术是使用用来制作角膜瓣的"飞秒激光"来"气化"角膜基质层的，与此不同，SMILE 采用了准确切除角膜基质层的手法，比 LASIK 的创口更小，需要切除的角膜神经量也较少，因此不容易出现干眼症。

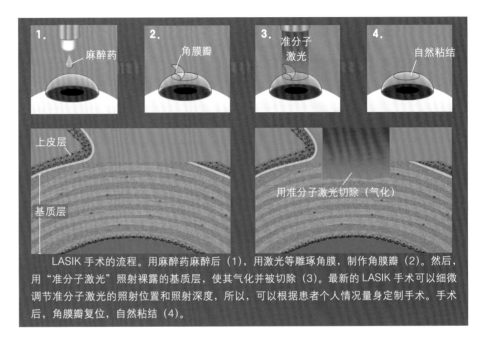

LASIK 手术的流程。用麻醉药麻醉后（1），用激光等雕琢角膜，制作角膜瓣（2）。然后，用"准分子激光"照射裸露的基质层，使其气化并被切除（3）。最新的 LASIK 手术可以细微调节准分子激光的照射位置和照射深度，所以，可以根据患者个人情况量身定制手术。手术后，角膜瓣复位，自然粘结（4）。

白内障——用人工透镜替换变浊的晶状体

患白内障时，晶状体会变得浑浊，出现视物模糊和若隐若现的情况。晶状体浑浊的原因包括太阳光中所含的紫外线等各种因素，通常是日常生活中无法避免的。

晶状体由变得细长的纤维状细胞构成，它们有规则地排列在一起，所以光不会散射而能透过。晶状体细胞中的蛋白质会因紫外线等而"变性"，这与鸡蛋的蛋清加热后变白是类似的原理。

在发病初期，虽然可以延缓晶状体变浑浊的速度，但一旦变浑浊后将无法复原。因此，必须吸出晶状体的内容物。如果只是吸出的话，将丧失眼睛的透镜功能，所以，还需要在包裹晶状体的"袋子"中填充上人工眼内镜片。

大多数眼内镜片是用亚克力等类似软性隐形眼镜的柔软材料制作的，有反 S 形和长方形的，上下部分连着晶状体的"袋子"以支撑透镜。

此外，切除晶状体后，有时候视野会发蓝，这是因为人类的晶状体原本发黄的缘故。为了改变视野，也需要使用黄色的眼内镜片。

随着年龄的增加，晶状体会逐渐丧失调节焦点的功能，因此也出现了多焦点的眼内镜片。

这种眼内镜片的面世大大降低了白内障导致的失明风险。不过，1~2 年后，有时残余的晶状体"袋子"会变浑浊（后天性白内障），则需要另外治疗。

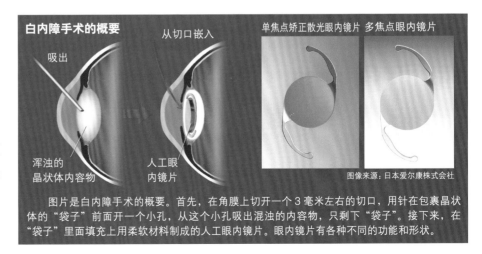

白内障手术的概要

从切口嵌入

单焦点矫正散光眼内镜片　多焦点眼内镜片

吸出

浑浊的晶状体内容物

人工眼内镜片

图像来源：日本爱尔康株式会社

图片是白内障手术的概要。首先，在角膜上切开一个 3 毫米左右的切口，用针在包裹晶状体的"袋子"前面开一个小孔，从这个小孔吸出混浊的内容物，只剩下"袋子"。接下来，在"袋子"里面填充上用柔软材料制成的人工眼内镜片。眼内镜片有各种不同的功能和形状。

飞蚊症——切除脱落的玻璃体

"飞蚊症"是指感觉眼前总是飘着虫子那样的小黑点或看上去模糊不清，症状有轻有重。

常见的轻微的飞蚊症是由于眼睛内部的透明组织"玻璃体"出现问题。玻璃体是由蛋白质形成的网眼状的"海绵"，99%是水，看上去是透明的。

随着年龄的增长，玻璃体会逐渐失去水分，变得不透明，最后从视网膜上脱落。脱落的部分会漂浮在视网膜附近，有时也会残留下不透明的碎片。这些不透明的玻璃体会变成阴影，就会看到小虫子那样的黑点或视野模糊不清。

即使玻璃体脱落，导致失明的风险也很小。不过，脱落的玻璃体会拖拽视网膜，导致视网膜出现裂纹或小孔。所以，有时需要切除玻璃体或用激光加固脱落的部分。

而导致严重飞蚊症的原因各不相同。因视网膜出血和脉络膜等炎症反应，从血管渗出的白细胞会进入玻璃体中，使其变得浑浊。严重的飞蚊症会急剧恶化，请患者一定要注意。

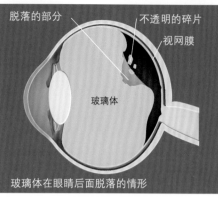

玻璃体在眼睛后面脱落的情形

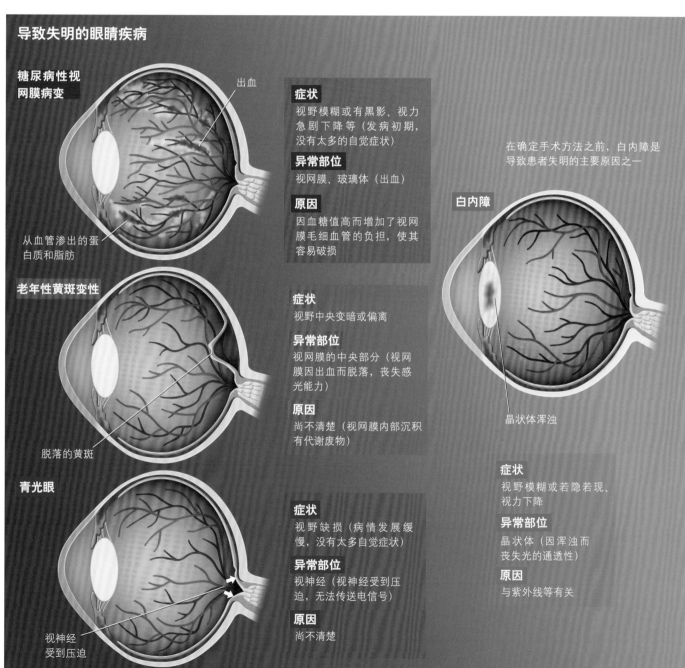

导致失明的眼睛疾病

糖尿病性视网膜病变

出血

从血管渗出的蛋白质和脂肪

症状
视野模糊或有黑影、视力急剧下降等（发病初期，没有太多的自觉症状）

异常部位
视网膜、玻璃体（出血）

原因
因血糖值高而增加了视网膜毛细血管的负担，使其容易破损

老年性黄斑变性

脱落的黄斑

症状
视野中央变暗或偏离

异常部位
视网膜的中央部分（视网膜因出血而脱落，丧失感光能力）

原因
尚不清楚（视网膜内部沉积有代谢废物）

青光眼

视神经受到压迫

症状
视野缺损（病情发展缓慢，没有太多自觉症状）

异常部位
视神经（视神经受到压迫，无法传送电信号）

原因
尚不清楚

在确定手术方法之前，白内障是导致患者失明的主要原因之一

白内障

晶状体浑浊

症状
视野模糊或若隐若现、视力下降

异常部位
晶状体（因浑浊而丧失光的通透性）

原因
与紫外线等有关

糖尿病性视网膜病变、老年性黄斑变性——摄取视网膜上的色素，可以预防吗?

在日本，"糖尿病性视网膜病变"和"老年性黄斑变性"是青光眼之外比较常见的失明原因。病情恶化的话，视网膜会脱落，视细胞丧失感光功能。

视网膜脱落是指视细胞从色素上皮细胞脱落。色素上皮细胞负责从与视细胞接触的部分提供感受光线所需的"视黄醛分子"。两者分离的话，视细胞就会"营养失调"，丧失功能。而且，如果严重缺乏视黄醛分子的原料"维生素A"的话，感受较弱光线的视杆细胞就会因缺少视黄醛分子而无法提高眼睛在暗处的感光度，患上"夜盲症"。

血糖值高的话，会导致通往视网膜内部的毛细血管变脆出血，出血会形成导致视网膜脱落的"膜"。从原则上来说，糖尿病的治疗与糖尿病性视网膜病变的治疗息息相关。

渗出性老年性黄斑变性的治疗

在美国，老年性黄斑变性是导致成人失明的第一原因，近年来，患者数仍在不断增加。尽管具体原因不明，但研究认为，可能和视网膜内部（色素上皮细胞层）沉积代谢废物及吸烟密切相关。由于视网膜中心部的黄斑受损，因此视野的中心会偏离或变暗。

老年性黄斑变性主要有两种类型，一种是形成异常脆弱的血管，血管出血导致视网膜脱落的"渗出性"，另一种是色素上皮细胞死亡的"萎缩性"。在色素上皮细胞死亡的情况下，视细胞无法得到营养供应。代谢废物沉积主要会导致萎缩性。

渗出性老年性黄斑变性有时会导致视力急剧下降。最近，可采用注射药物的方法抑制在视网膜和脉络膜之间及视网膜的色素上皮细胞等部位形成异常血管，或用极弱的专用激光照射异常部位等方法进行治疗。

动物实验和临床试验持续证实，摄取视网膜上的色素——叶黄素，对预防糖尿病性视网膜病变和老年性黄斑变性都有效。研究认为，叶黄素具有吸收波长短的有害光线、保护视网膜细胞的作用。

视网膜和视神经都没有再生能力，尽早发现和预防是有效的应对方法。

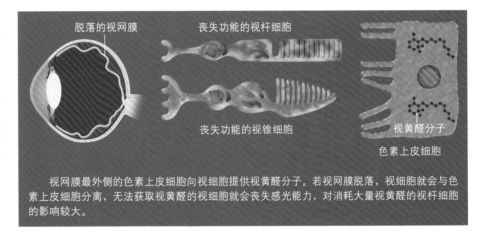

脱落的视网膜　丧失功能的视杆细胞

丧失功能的视锥细胞

视黄醛分子

色素上皮细胞

视网膜最外侧的色素上皮细胞向视细胞提供视黄醛分子。若视网膜脱落，视细胞就会与色素上皮细胞分离，无法获取视黄醛的视细胞就会丧失感光能力，对消耗大量视黄醛的视杆细胞的影响较大。

青光眼——降低眼压，减缓病情发展

患青光眼时，会出现视野缺损和视力降低等问题。由于病情发展比较缓慢，因此自己很难察觉到。

尽管青光眼的名称与第103页介绍的白内障相似，但两者截然不同。患青光眼时，视神经受到压迫，无法从视网膜向脑部传送信号。因为没有恢复的手段，所以病情比较严重。

眼压高可能是导致青光眼的主要原因。眼压是指从睫状体渗出的充满眼睛内部的"房水"的压力。房水是从角膜与虹膜的根部排出的。当排出功能变差后，房水就会增多，导致眼压升高。

通过降低眼压，可以减缓青光眼的病情发展。但研究发现，虽然眼压正常，但视神经受损的"正常眼压青光眼"也占据青光眼患者的较大比例，目前尚不清楚其原因。

不过，患正常眼压青光眼时，降低眼压的话，很多时候也能减缓病情的发展。要想降低眼压，就必须想方设法地增大房水的排出量。因此，可采用在虹膜等部位用激光切开一个"小孔"作为房水的通道，或者使用眼药水来减少睫状体产生房水等方法进行治疗。

目前，尚不能通过检查眼压来发现正常眼压青光眼。不过，借助眼底摄影检查（视神经乳头、黄斑附近）、OCT检查（三维眼底检查）及视野检查，在大多数情况下都能发现是否患病。

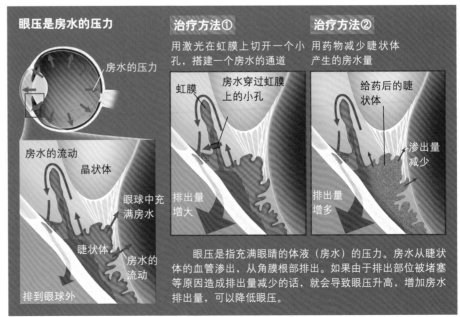

眼压是房水的压力

房水的压力

房水的流动

晶状体

眼球中充满房水

睫状体

房水的流动

排到眼球外

治疗方法①

用激光在虹膜上切开一个小孔，搭建一个房水的通道

虹膜

房水穿过虹膜上的小孔

排出量增大

治疗方法②

用药物减少睫状体产生的房水量

给药后的睫状体

渗出量减少

排出量增多

眼压是指充满眼睛的体液（房水）的压力。房水从睫状体的血管渗出，从角膜根部排出。如果由于排出部位被堵塞等原因造成排出量减少的话，就会导致眼压升高，增加房水排出量，可以降低眼压。

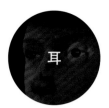

借助 3 块听小骨放大声音，借助螺旋形器官来"分辨"声音的高低

耳朵是负责听觉和平衡感的器官，和眼睛一样，耳朵也具有精密仪器般的构造。

进入耳内的声波会放大 20 倍左右

声波其实是空气的振动，耳郭收集的声波经过外耳道传到鼓膜，引起鼓膜振动。鼓膜的振动依次传到鼓膜内的 3 块听小骨（锤骨、砧骨和镫骨），并经由镫骨底部传到内耳。

3 块听小骨具有"扩音"的作用，可以加强振动。锤骨和砧骨通过像杠杆那样运动，可以把鼓膜的振动放大 1.3 倍左右。另外，镫骨的底面积非常小，大约是鼓膜面积的 1/17，通过把振动集中到较小的面积内，可以把鼓膜的振动放

大 17 倍左右。结果，鼓膜的振动总共被放大了 20 倍左右（1.3×17 倍）。如果没有 3 块听小骨的话，也许人类根本听不到树叶相碰那样小的声音吧。

声音高低取决于振动位置

内耳由"骨迷路"和"膜迷路"构成。骨迷路与颅骨相连，就像一个错综复杂的洞穴，膜迷路悬系在骨迷路内。此外，内耳中还充满了外淋巴、内淋巴等体液。膜迷路由多个"管道"和"囊"连接而成，3 个半圆形的"半规管"和两个"囊"（椭圆囊和球形囊）负责平衡感，形似蜗牛壳的螺旋形"蜗管"负责听觉。

蜗管里面沿着螺旋通道分布着

感觉细胞。鼓膜传来的振动使得感觉细胞的"底部"（基板）晃动。感觉细胞把这一刺激转换成电信号传送到大脑，就形成了听觉。越靠近耳蜗顶部，蜗管的基板越宽阔越柔软。因此，越靠近耳蜗底部，振动频率高时越容易摇动；越靠近耳蜗顶部，振动频率低时越容易摇动。人类之所以能够分辨 2 万赫兹※的高音到 20 赫兹的低音，这是因为声音的高低（振动次数）取决于发生振动的基板位置。

※：赫兹（符号：Hz）是振动次数（频率）的单位，表示 1 秒内振动的次数。

耳朵深处感知声音和身体动作的装置

右图是右耳全貌。耳朵由外耳、中耳和内耳三部分构成。外耳是鼓膜以外的部分，中耳是鼓膜以内的空间，内耳是与颅骨相连的复杂"洞穴"。中耳的"鼓室"通过"咽鼓管"与鼻腔相连。此外，鼓膜经由 3 块"听小骨"与内耳相连。右页为中耳和内耳的放大图。

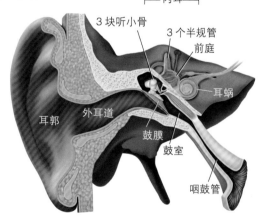

平衡感的机制

位于内耳膜迷路 5 个位置（右图中的深紫色部分）的"毛细胞"负责感知平衡。毛细胞的纤毛分布在凝胶状物质（壶腹嵴或耳石膜）中。头部运动（加速运动）时，半规管的内淋巴和囊斑的耳石在惯性作用下试图留在原处（惯性定律）。结果，纤毛就会向与头部运动相反的方向倾斜，从而感知身体的运动。

外半规管的壶腹

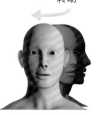

转动

外淋巴
阻力
壶腹嵴
（Cupula，分布着纤毛）

毛细胞　前庭神经

感知头部的转动

半规管的膨大部分（壶腹）分布着毛细胞，可以感知头部的转动。由于 3 个半规管位于相互垂直的位置，所以，无论头部转动多少角度，半规管都能"捕获"其动作。

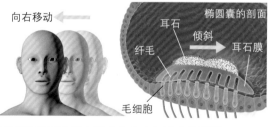

向右移动

椭圆囊的剖面

耳石
倾斜
纤毛
耳石膜

毛细胞

感知头部倾斜及水平方向和上下方向的运动

椭圆囊中的毛细胞沿着水平方向分布，主要感知头部在水平方向上的运动和倾斜情况。球形囊中的毛细胞沿着垂直方向分布，主要感知上下运动和倾斜情况。

（图中标注：内耳、3 块听小骨、3 个半规管、前庭、耳蜗、外耳道、耳郭、鼓膜、鼓室、咽鼓管、外耳、中耳）

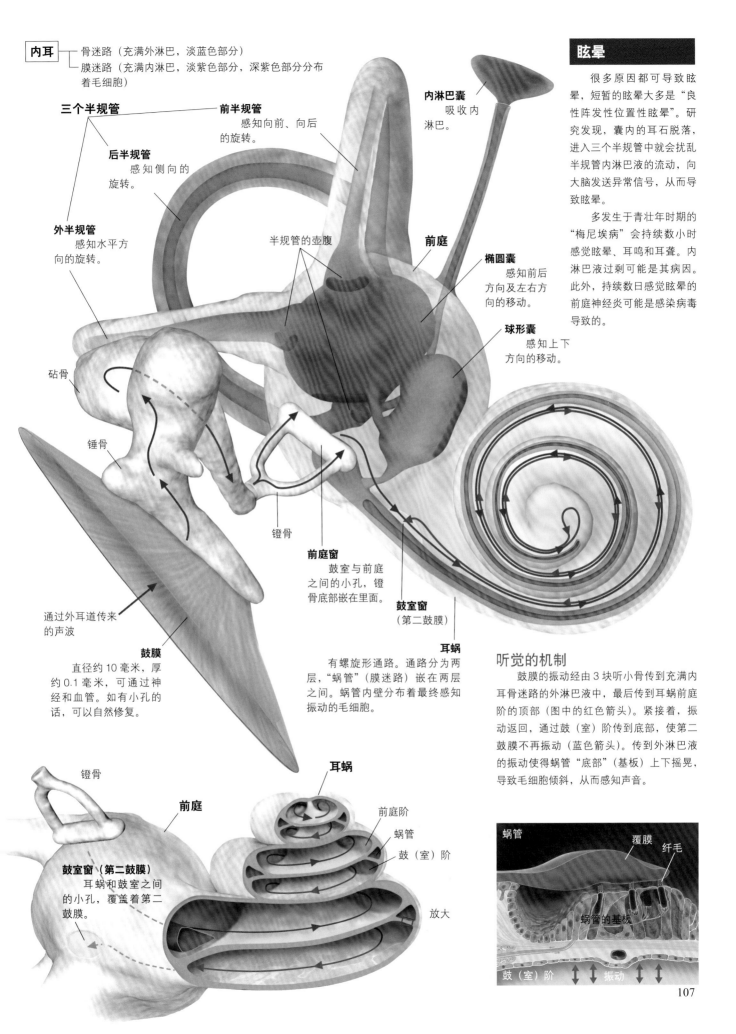

内耳 ┌ 骨迷路（充满外淋巴，淡蓝色部分）
     └ 膜迷路（充满内淋巴，淡紫色部分，深紫色部分分布
        着毛细胞）

三个半规管

前半规管
感知向前、向后
的旋转。

后半规管
感知侧向的
旋转。

外半规管
感知水平方
向的旋转。

半规管的壶腹

内淋巴囊
吸收内
淋巴。

前庭

椭圆囊
感知前后
方向及左右方
向的移动。

球形囊
感知上下
方向的移动。

砧骨

锤骨

镫骨

前庭窗
鼓室与前庭
之间的小孔，镫
骨底部嵌在里面。

鼓室窗
（第二鼓膜）

耳蜗
有螺旋形通道。通路分为两
层，"蜗管"（膜迷路）嵌在两层
之间。蜗管内壁分布着最终感知
振动的毛细胞。

通过外耳道传来
的声波

鼓膜
直径约 10 毫米，厚
约 0.1 毫米，可通过神
经和血管。如有小孔的
话，可以自然修复。

镫骨

前庭

鼓室窗（第二鼓膜）
耳蜗和鼓室之间
的小孔，覆盖着第二
鼓膜。

耳蜗

前庭阶
蜗管
鼓（室）阶

放大

眩晕

很多原因都可导致眩
晕，短暂的眩晕大多是"良
性阵发性位置性眩晕"。研
究发现，囊内的耳石脱落，
进入三个半规管中就会扰乱
半规管内淋巴液的流动，向
大脑发送异常信号，从而导
致眩晕。

多发生于青壮年时期的
"梅尼埃病"会持续数小时
感觉眩晕、耳鸣和耳聋。内
淋巴液过剩可能是其病因。
此外，持续数日感觉眩晕的
前庭神经炎可能是感染病毒
导致的。

听觉的机制

鼓膜的振动经由 3 块听小骨传到充满内
耳骨迷路的外淋巴液中，最后传到耳蜗前庭
阶的顶部（图中的红色箭头）。紧接着，振
动返回，通过鼓（室）阶传到底部，使第二
鼓膜不再振动（蓝色箭头）。传到外淋巴液
的振动使得蜗管"底部"（基板）上下摇晃，
导致毛细胞倾斜，从而感知声音。

蜗管
覆膜
纤毛
蜗管的基板
鼓（室）阶
振动

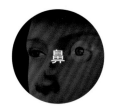

在宽敞的鼻腔中，气味感受器只有1张邮票那么大

鼻孔直径约1厘米，里面是一个深约10厘米，体积为10～15立方厘米的空间，这就是鼻腔。鼻腔入口附近长有鼻毛，以阻止异物进入鼻内。在手指够不到的深处，一块板状骨头将鼻腔隔开，它能降低吸入空气的速度，并阻止异物通过。

鼻腔内表面覆盖有黏膜，黏膜上分布着丰富的毛细血管和分泌浆液与黏液（鼻涕的成分）的腺体，能够调节吸入空气的温度与湿度，以防鼻腔内部比咽部更凉、更干燥。另外，鼻腺体每天分泌约1.5升液体，其中约有一半直接流入咽喉。

只在最初的第一秒能闻到气味

鼻腔黏膜的表面积比100元人民币的纸币大一些，约为150平方厘米。其中，感知气味的部分只有邮票那么大，约为5平方厘米。鼻腔深处有一块狭小的"天井"区（参照右页图A、B），只有这里才分布着嗅黏膜。嗅黏膜内含有检测气味分子的神经细胞。

平静呼吸时，正常人吸一次气大约需要2秒，呼一次气大约需要3秒。其中，只在吸气的第一秒才能产生嗅觉（此后就适应了）。当我们努力闻气味时，会"嗞嗞"地频频吸鼻子（嗅），以加大吸气频率和吸气量。

鼻窦内的空间是鼻腔的好几倍

从鼻腔能进入4种"大房间"。经过一条直径1～2毫米的通路所进入的"大房间"，就是鼻窦。鼻窦与脸颊深处（眼球下方）的空腔、眉毛到眉间深处的空腔相通（参照右页图B、C）。

鼻窦内也覆盖有黏膜。这些黏膜的最大作用是分泌和储存鼻涕。此外，在说话时，黏膜还能反射声音、发出回声和产生共鸣。当鼻子不通气时，就不能很好地反射声音、发出回声和产生共鸣，所以听起来会有鼻音。另外，鼻窦还具有缓冲头部撞击，减轻头部重量的作用。

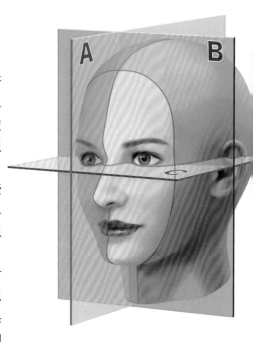

鼻子深处的大空洞

右页图片为从下图A、B、C三个方向切开头部的剖面图。A方向有两个剖面图，分别为从外侧和从内侧看的剖面。

在鼻腔（红色）中，只有狭小的"天井"部位才覆盖着感知气味分子的嗅黏膜。此外，上颌窦、额窦、筛窦与蝶窦这四个空腔共同构成了鼻窦（粉红色）。

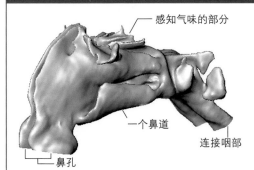

鼻腔的结构是怎样的？

感知气味的部分

一个鼻道

连接咽部

鼻孔

图片为根据CT图像制作的成人两侧鼻腔形状。CT是计算机断层扫描，可以将人体的某一部位进行多个断层的连续扫描，并形成一系列图像。褶状突起的部分是用鼻甲隔开的鼻道之一。

内部空气流动模拟实验的结果表明，鼻腔深处上面的风速变慢，有利于感知气味。此外，用鼻甲隔开还能降低风速，充分温暖并湿润吸入的空气。

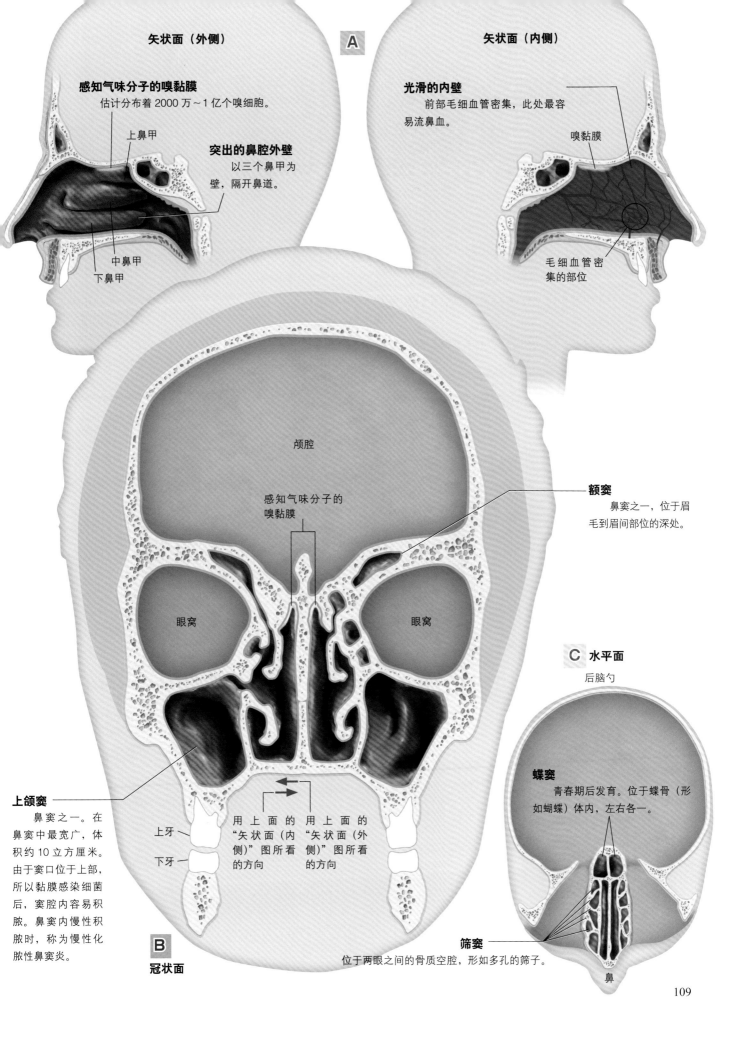

矢状面（外侧） A

感知气味分子的嗅黏膜
估计分布着 2000 万～1 亿个嗅细胞。

上鼻甲

突出的鼻腔外壁
以三个鼻甲为壁，隔开鼻道。

中鼻甲
下鼻甲

矢状面（内侧）

光滑的内壁
前部毛细血管密集，此处最容易流鼻血。

嗅黏膜

毛细血管密集的部位

颅腔

感知气味分子的嗅黏膜

额窦
鼻窦之一，位于眉毛到眉间部位的深处。

眼窝

眼窝

C 水平面

后脑勺

蝶窦
青春期后发育。位于蝶骨（形如蝴蝶）体内，左右各一。

上颌窦
鼻窦之一。在鼻窦中最宽广，体积约 10 立方厘米。由于窦口位于上部，所以黏膜感染细菌后，窦腔内容易积脓。鼻窦内慢性积脓时，称为慢性化脓性鼻窦炎。

上牙
下牙

用上面的"矢状面（内侧）"图所看的方向

用上面的"矢状面（外侧）"图所看的方向

筛窦
位于两眼之间的骨质空腔，形如多孔的筛子。

B
冠状面

鼻

舌的哪个部位对味道最敏感?

长期以来，大家都说舌（舌头）上有幅"味觉地图"——舌尖感甜、舌侧感酸、舌根感苦。其实，这幅"味觉地图"并不完全正确。

例如，有报告称，与舌尖和舌根相比，舌侧后部能检测到更低浓度的酸味物质。不过，舌侧后部对苦味比对酸味更敏感，它能觉察出的苦味物质的最低浓度，还不到"酸味物质最低检测浓度"※的1/100。

实际上，舌头的任何部位都对酸、甜、苦、咸敏感，敏感程度依次为①苦味、②酸味、③甜味或咸味。能检测到的苦味物质的最低浓度是酸味物质的几十分之一，是甜味物质和咸味物质的几百分之一。

那么，为什么这幅错误的"味觉地图"能够广为流传呢？ 原来，这幅"味觉地图"是根据1900年前后的研究结果绘制的，它非常通俗易懂，所以才广为流传。

日本东京医科齿科大学的杉本久美子教授长期从事味觉研究，她介绍说："在近年的研究中，'舌头部位对味道的感受性没有明显差异的观点'并未得到一致认可。"

味觉感受器集中在舌尖和舌头后部

舌头的不同部位对味道的敏感度不同。这是因为，味觉感受器（味蕾）在舌头上的分布并不均匀，它们大多集中在舌尖、舌根附近及舌侧后部等部位。味蕾由40~70

分布有味蕾的部位
（黄色）

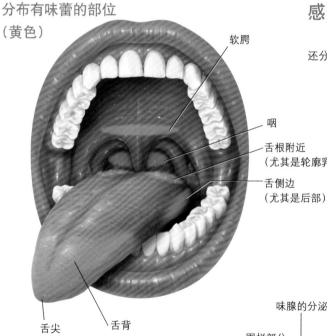

软腭

咽

舌根附近
（尤其是轮廓乳头）

舌侧边
（尤其是后部）

舌尖　　　舌背

感受味道的"舌乳头"的位置与结构

下面的口腔图中用黄色表示味蕾（味道感受器）在口腔中的分布。此外，还分别说明了4种舌乳头。

1个轮廓乳头上大约聚集了200个味道感受器

轮廓乳头位于舌根附近，约有10个，呈倒V字形排列，中央突起的圆柱部直径约2毫米，周围有深沟环绕，就像城堡或城镇的外围栏一样，因此称为轮廓乳头。轮廓乳头有点像疖子，常常被人误认为发生了病变。

1个轮廓乳头上大约聚集了200个味蕾，所以，即便只有极其微量的物质溶解到沟内，它也能感受到。

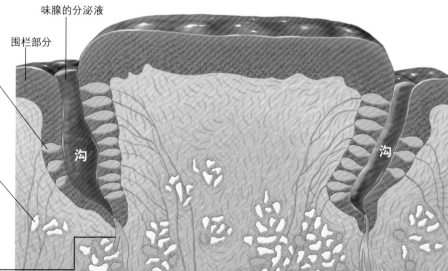

味腺的分泌液

围栏部分

味蕾
味觉感受器，含有40~70个细胞。检测味觉物质，并产生兴奋冲动，向神经释放信号。

味腺
聚集了产生分泌液的细胞。能用分泌液把味道物质从沟中冲走，并感受新的味道。

沟　　　　　沟

味腺的导管

个细胞构成，含有味细胞。味细胞检测到物质后，就产生兴奋冲动，并向神经释放电信号。

舌头上的味蕾，分布在乳头状突起（舌乳头）内（参照下图）。舌乳头共有 4 类，分别为丝状乳头、菌状乳头、轮廓乳头和叶状乳头。轮廓乳头约有 10 个，位于舌根附近，是味蕾最集中的部位，每个乳头上最多集中有 200 个味蕾。当我们向前伸出舌头并向旁边弯曲时，就能看到轮廓乳头的顶端。

咽部和上颚也能感受味道

从胎儿到婴儿期，味蕾的数量最多，大约有 1 万个。长大成人后，味蕾则减少到 3000～7000 个。成年人的味蕾，大约 80% 都分布在舌头上，其余 20% 左右则分布在咽、口腔上颚的柔软部位（软腭）。

即使只是喝水，咽部的味蕾也会做出反应，这种反应与"吞咽"有关联。

味细胞每 10 天左右更新一次，以保持敏感度。与细胞更新有关的各种酶中都含有锌，因此，当人体缺锌时，细胞更新速度就会变慢，导致味觉障碍。

※ 用于比较味觉敏感度的浓度下限（阈值）包括检测阈值和识别阈值。检测阈值是感受到某种味道所需要的最低浓度，识别阈值则是指识别出某种味道所需的最低浓度。一般来说，常用检测阈值来比较味觉的敏感度。

叶状乳头成行排列在舌的侧边

叶状乳头位于舌的侧边，形成褶状，分布有十几个味蕾。叶状乳头之间有沟，沟底有味腺。能用味腺的分泌液将沟内的味道物质冲走，从而感受新的味道，这一点与轮廓乳头相同。

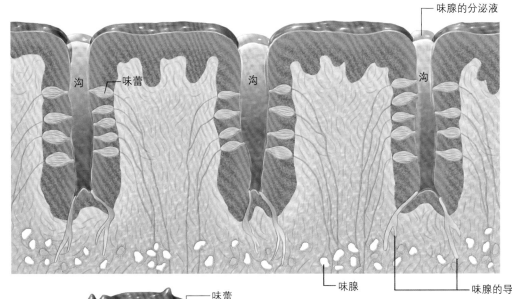

菌状乳头使得舌尖产生敏感度

菌状乳头多位于舌尖，呈蘑菇状，没有味腺。轮廓乳头与叶状乳头的味蕾都位于沟内，而菌状乳头的味蕾位于乳头上部，每个乳头约有 3～4 个味蕾。由于味蕾位于乳头上部，因此能非常迅速地检测到物质。

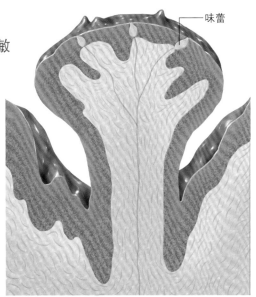

丝状乳头有助于用舌舔尝

无味蕾。遍布舌体表面，因此舌头表面粗糙不光滑，有助于用舌舔尝。

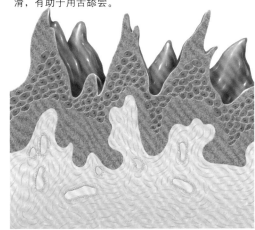

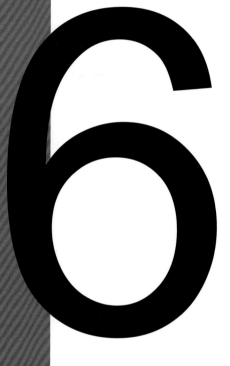

脑、神经、激素

上一章介绍了感觉器官。大脑担负着对感觉器官获取的外界信息进行处理的重任。大脑对收集到的庞大信息进行处理，产生知觉、感情和思考，并下达行动指令。此外，大脑还掌控着呼吸来维持生命活动，并依靠自主神经和激素分泌器官具有对内外刺激保持体内环境稳定的机制。通过第 6 章，让我们一起了解大脑、神经与激素分泌的机制吧!

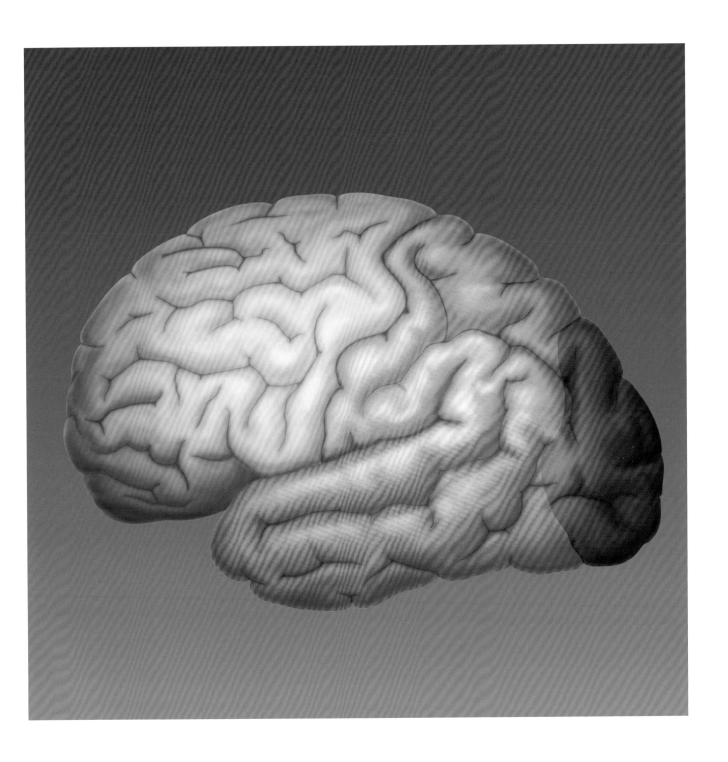

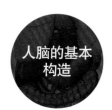

掌管生命维持、运动与精神活动的人体"司令部"

虽然统称为脑，但也分为各种部位。人类的"大脑"尤其发达。大脑表层是约占整个脑部重量（成人为 1200～1500 克）4～5 成的"大脑皮质"。视觉、听觉等感觉信息的处理、运动指令的发布及高级精神活动都是在大脑皮质中进行的（详见第 116 页）。

除了大脑，脑还包括间脑（被大脑包裹着）、中脑（位于间脑旁，略偏向后脑勺）、小脑（更靠近后脑勺）及延髓（与延伸到脑和全身各处的脊髓相连）。

成人的小脑重量为 120～150 克，仅占整个脑部重量的 10%，但大部分的脑神经细胞（神经元）都位于小脑中。一旦小脑受损的话，人就无法正常走路。这是因为双腿的肌肉只在接到小脑发布的指令后，才能协调地交替收缩。

此外，如果间脑和延髓受损的话，生命将很难维持下去。这是因为间脑通过自主神经（详见第 120 页）和分泌激素（详见第 122 页），控制着与消化、吸收和排泄相关的所有器官，延髓则"掌控"着呼吸、血液循环等。

▎全身血液的 15% 流向脑部

人脑的重量仅占体重的 2%～3%，但它所需要的血流量占心脏输出量的 15% 左右，所消耗的葡萄糖占人体总供应量的大约 20%。

因此，如果脑部血管破裂或堵塞的话，就会对人体造成严重的危害。一些部位非常容易出现脑血管疾病（右页下图）。

人脑的构造

图片为成人脑部的主要构造。右页下图描绘了容易出现各种脑血管障碍的部位与阿尔茨海默病。

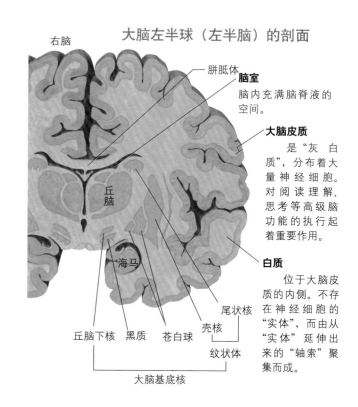

大脑左半球（左半脑）的剖面

右脑

胼胝体

脑室
脑内充满脑脊液的空间。

大脑皮质
是"灰白质"，分布着大量神经细胞。对阅读理解、思考等高级脑功能的执行起着重要作用。

白质
位于大脑皮质的内侧。不存在神经细胞的"实体"，而由从"实体"延伸出来的"轴索"聚集而成。

丘脑

海马

丘脑下核　黑质　苍白球　壳核

尾状核

纹状体

大脑基底核

大脑的中心部

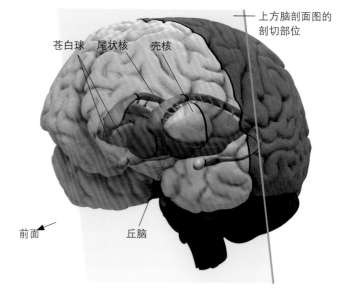

苍白球　尾状核　壳核

上方脑剖面图的剖切部位

前面

丘脑

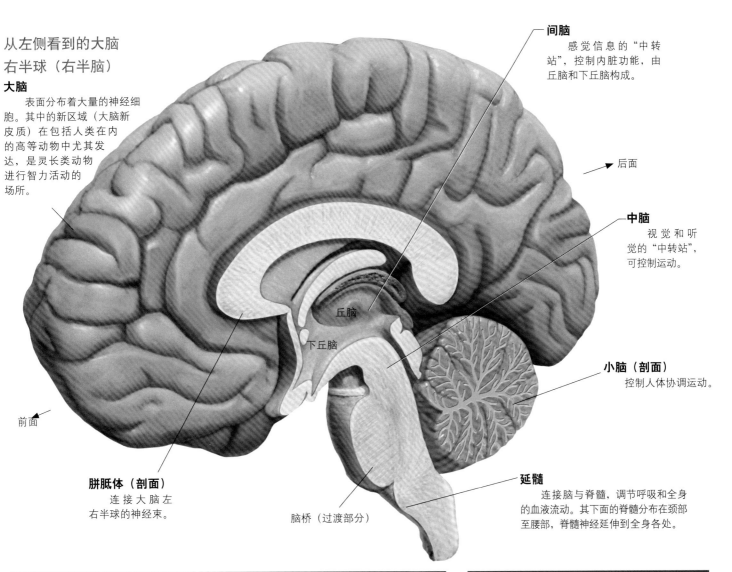

从左侧看到的大脑右半球（右半脑）

大脑

表面分布着大量的神经细胞。其中的新区域（大脑新皮质）在包括人类在内的高等动物中尤其发达，是灵长类动物进行智力活动的场所。

← 前面

胼胝体（剖面）
连接大脑左右半球的神经束。

脑桥（过渡部分）

丘脑
下丘脑

间脑
感觉信息的"中转站"，控制内脏功能，由丘脑和下丘脑构成。

→ 后面

中脑
视觉和听觉的"中转站"，可控制运动。

小脑（剖面）
控制人体协调运动。

延髓
连接脑与脊髓，调节呼吸和全身的血液流动。其下面的脊髓分布在颈部至腰部，脊髓神经延伸到全身各处。

容易发生脑出血的部位

脑内出血——易造成偏瘫等后遗症

穿过大脑、小脑与脑干的小动脉破裂所导致的疾病。高血压是发病的主要原因。约 40% 的患者发生在"壳核"部位，约 35% 的患者发生在"丘脑"部位。

大脑包裹着三层膜，分别是硬脑膜、蛛网膜和软脑膜。在图片所示的 4 种疾病中，只有脑梗塞是由血管堵塞导致的。蛛网膜下腔出血、硬膜下腔出血和脑内出血除发病部位不同之外，易发血管也不同。

脑梗塞——造成血管堵塞

血管因动脉硬化变得狭小并形成血栓，因缺氧和缺少营养物质而坏死。始于大脑底部，延伸至外侧表面的"大脑中动脉"是其易发部位。

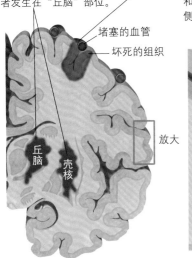

堵塞的血管
坏死的组织

丘脑
壳核

放大

软脑膜
蛛网膜
硬脑膜

蛛网膜下腔出血——死亡率达 30%

穿过蛛网膜与软脑膜之间（蛛网膜下腔）的粗动脉出血，并在短时间内大面积扩散，死亡率很高，大约为 30%，80%～90% 的患者都是因为动脉瘤破裂而引发的。

硬脑膜下腔出血——脑受压迫

硬脑膜与蛛网膜之间出血，脑受压迫。头部外伤是引发该病最主要的原因。

阿尔茨海默病

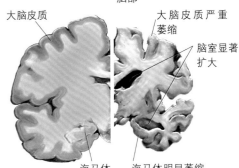

健康的人脑

大脑皮质

海马体

重度阿尔茨海默病患者的脑部

大脑皮质严重萎缩

脑室显著扩大

海马体明显萎缩

记忆力和判断力降低的认知功能障碍分两种，一种是由脑血管堵塞引起的，另一种是由阿尔茨海默病引起的。尽管科学家还不太清楚阿尔茨海默病的发病机制，但研究者认为，可能是由于大脑中沉积了"β-淀粉样蛋白"所导致的。β-淀粉样蛋白不断堆积，凝缩成巨大斑块的话，脑部就会出现"老年斑"，导致脑部神经细胞死亡，从而患上认知功能障碍。

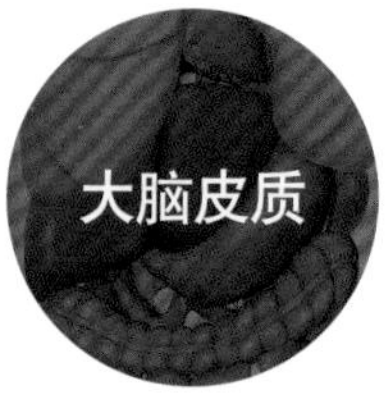

大脑表面的"广阔薄片"

大脑表面满是皱纹。这些皱纹是为了实现各种功能，而把高度发达的1张薄片（皮质）硬塞到颅骨内的有限空间的产物。

大脑皮质大致分为中央沟之前的"运动区"、中央沟之后的"感觉区"，以及两者之外的"联合区"，每个区域承担的功能各不相同。例如，位于脑后的感觉区（初级视皮层）受损的话，有时会导致视野缺损（详见第118页）。

联合区是人脑中高度发达的区域，负责进行高级处理，其中包括众所周知的高度发达区域，这些区域与抽象概念、语言、自我控制、社会性功能等人类特有的能力有关。

大脑皮质中每个区域的功能都不相同

图片把成人的脑分为左右两个半球，并用不同颜色区分大脑皮质。图上数字是德国解剖学家科比尼安·布洛德曼（1868~1918）划分的区域号码。布洛德曼仔细观察大脑皮质的6层结构，按照各层的厚度差异等，把人类的大脑划分为43个区（包括没有编号的区域在内共有52个区），并于1909年发表了这一结论，制作了一个综合性大脑图谱，这一图谱被称为"布洛德曼图"。直到今天，此图依然用来表示人脑的各个部位，图中用虚线表示各区域的边界。

人类的大脑有几个尤为发达的区域，主要包括顶下小叶、布罗卡区、韦尼克区、额极部、额扣带回等（图片中的白色区域）。

■ 额叶
■ 顶叶
■ 枕叶
■ 颞叶
■ 大脑边缘系统
（胼胝体的前侧、上侧、后侧附近也被称为扣带回）

失语症

图片描绘了位于大脑左半球的两个语言中枢的位置和经由此处的信息传输。

"布罗卡区"一旦因某种原因受损的话，就会患上不能说话或写字的失语症。不过，这对文字或语言的理解不受影响。

一旦"韦尼克区"受损的话，则会患上另一种失语症，不能理解自己所看到的和听到的词语意思，但能够自己说话和写字，但口误和笔误非常多。

前联合区受损导致的菲尼斯·盖奇的悲剧

大脑的"前联合区"（位于额叶中，布洛德曼图第6区之前的区域）是人脑中具有代表性的高度发达区域，掌管着高级精神活动。前联合区可以把通过眼睛和耳朵等获取的身体周围的状况、身体的内部环境（关于现在的信息），以及将来的计划（关于未来的信息）、记忆和知识（关于过去的信息）等连接到一起，并在汇总这些信息的基础上，采取适当的行动和感情付出。

1848年，美国铁路工人菲尼斯·盖奇在施工时不幸被一根铁棍击穿头颅，导致前联合区大部分受损。尽管伤情严重，但他幸运地活了下来。事故发生后，他变成了一个与之前截然不同的人，原本温厚善良的性格变得极其粗暴，还丧失了计划性。

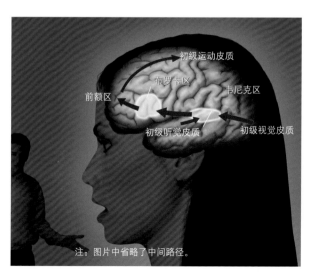

初级运动皮质
布罗卡区
韦尼克区
前额区
初级听觉皮质
初级视觉皮质

注：图片中省略了中间路径。

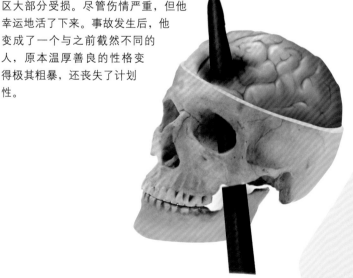

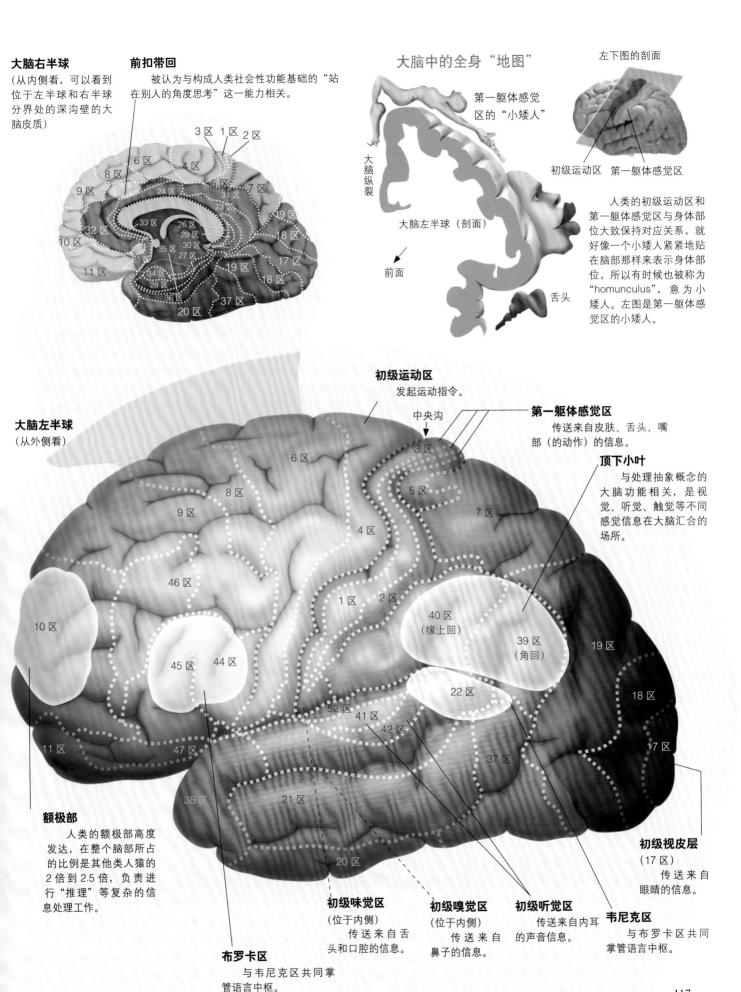

大脑右半球
（从内侧看，可以看到位于左半球和右半球分界处的深沟壁的大脑皮质）

前扣带回
被认为与构成人类社会性功能基础的"站在别人的角度思考"这一能力相关。

3区 1区 2区
6区 4区
8区
5区 7区
9区 24区 31区
23区
33区 26区 19区
32区 29区 18区
10区 30区
35区 27区 17区
25区 34区 19区
11区 28区 18区
36区 37区
20区

大脑中的全身"地图"

第一躯体感觉区的"小矮人"

左下图的剖面

大脑纵裂

大脑左半球（剖面）

前面

初级运动区　第一躯体感觉区

舌头

人类的初级运动区和第一躯体感觉区与身体部位大致保持对应关系，就好像一个小矮人紧紧地贴在脑部那样来表示身体部位，所以有时候也被称为"homunculus"，意为小矮人。左图是第一躯体感觉区的小矮人。

初级运动区
发起运动指令。

中央沟

第一躯体感觉区
传送来自皮肤、舌头、嘴部（的动作）的信息。

大脑左半球
（从外侧看）

6区
8区
5区
9区 3区
4区 7区
46区
1区 2区
顶下小叶
与处理抽象概念的大脑功能相关，是视觉、听觉、触觉等不同感觉信息在大脑汇合的场所。

10区
45区 44区
40区（缘上回）
39区（角回）
19区
52区 41区
22区
18区
42区
11区 47区
37区
17区
38区
21区

额极部
人类的额极部高度发达，在整个脑部所占的比例是其他类人猿的2倍到2.5倍，负责进行"推理"等复杂的信息处理工作。

20区

初级味觉区
（位于内侧）
传送来自舌头和口腔的信息。

初级嗅觉区
（位于内侧）
传送来自鼻子的信息。

初级听觉区
传送来自内耳的声音信息。

初级视皮层
（17区）
传送来自眼睛的信息。

韦尼克区
与布罗卡区共同掌管语言中枢。

布罗卡区
与韦尼克区共同掌管语言中枢。

117

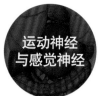

连接中枢系统、肌肉和感觉器官的"联络网"

脊髓位于脊柱（椎骨纵向排列而成）中央的脊管内，和大脑一样，是对来自身体各部的信息进行处理，并发出指令的神经中枢。

"周围神经"是连接脑和脊髓等中枢神经与身体各部的"网络"。周围神经分为运动神经、感觉神经和自主神经。运动神经负责把来自中枢神经的指令传递给身体肌肉，感觉神经负责把来自眼睛、鼻子、皮肤等的感觉信息传递给中枢神经，自主神经则负责调节内脏等的功能。

运动指令从大脑皮质的初级运动区出发，下行到脊髓并传递给运动神经。运动神经分别从脊髓延伸到肌肉，并向自己掌管的肌肉分配指令。例如，"坐骨神经"的运动神经长约1米，可把指令传递到脚尖。

虽然来自身体各部的感觉信息的传递路径各不相同，但都是经由脊髓传递到大脑皮质的感觉区。

几乎所有的运动神经和感觉神经都是在中途交换左右位置的，所以，左右半身是受大脑的相反一侧支配的。

疼痛信号传递到大脑的路径

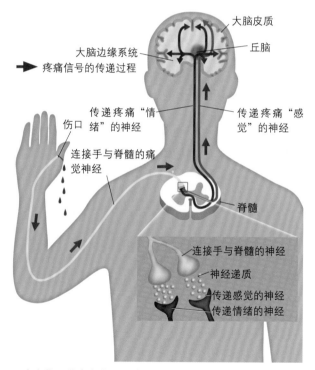

大脑皮质
大脑边缘系统
丘脑
➡ 疼痛信号的传递过程
传递疼痛"情绪"的神经
传递疼痛"感觉"的神经
伤口
连接手与脊髓的痛觉神经
脊髓
连接手与脊髓的神经
神经递质
传递感觉的神经
传递情绪的神经

来自伤口的疼痛信号通过连接手和脊髓的痛觉神经到达脊髓。这个神经末梢在脊髓分支，分别释放出神经递质，把信息传递到传递疼痛感觉的神经与传递疼痛情绪的神经。传递"感觉"的神经经由丘脑到达大脑皮质。另一方面，传递"情绪"的神经在丘脑中经由其他部位（与传递"感觉"的神经所经由的部位不同）到达大脑边缘系统。

反射

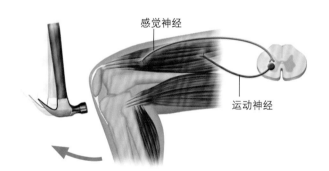

感觉神经
运动神经

脊髓之所以被称为"中枢"，是因为它代替大脑控制着部分身体功能和运动能力。当我们触摸到烫的物体时，马上会缩回手，这种"反射"机制与大脑没有关系，是无意识的动作。脊髓负责这种反射（而且，也有延髓和中脑参与的反射）。小腿自由下垂时，轻轻叩击膝关节下的肌腱时，膝关节会突然伸直，小腿会弹起来。这是突然被牵拉的肌肉自动收缩的反射，称为"牵张反射"。

半盲

虽然左半脑和右半脑中分别有处理眼睛的视网膜所捕获的视觉信息的大脑视觉区，但左脑的视觉区大致负责视野中的右半部分，右脑的视觉区大致负责视野中的左半部分（视神经的连接参照第101页）。若左脑的视觉区受损的话，即使眼睛正常，但会丧失视野的右半部分，变成"半盲"状态。

半盲患者的视野

运动指令的传递路径

　　图片描绘了运动指令的传递路径。指令从初级运动区出发，下行到脊髓，传递到运动神经，并分配给肌肉。

运动前区

　　以视觉等的信息为基础来准备运动的内容（程序）。

辅助运动区

　　与走路时的姿势控制及运动顺序有关。

初级运动区

　　位于中央沟前面的大脑皮质区域。这个区域的神经细胞延伸到脑干和脊髓，并在那里形成向运动神经传递信号的突触。初级运动区的作用受来自高级运动区等的输入信号的支配。

　　肌萎缩侧索硬化（Amyotrophic lateral sclerosis，ALS）是一种常在 60 岁后半期的人群中常见的大脑和脊髓的运动神经细胞受损的难治之症。运动神经掌管能够动作的肌肉（随意肌），若随意肌受损，就再也不能随心所欲地动作，肌肉也会变得纤细。由于自主神经和感觉神经是正常的，所以，原则上不会影响到心脏和消化器官等的功能，以及感觉记忆、思考等功能。如果病情恶化的话，患者将无法运动、发声、吞咽食物和呼吸（呼吸肌与自主神经和运动神经都有关系）。虽然有几个假说，但病因尚不明确。

小脑

　　小脑接收运动指令和来自全身的感觉信息。与在预测身体动作的同时进行细微调节的功能，以及与通常称为"身体记忆"的运动学习有关。

运动神经

肌肉

大脑基底核

　　与大脑皮质的各个区域、丘脑及脑干连接，让信号不断循环。研究认为，这些循环起着发送运动指令的开关作用。

延髓

脊髓

肌张力障碍／帕金森病

　　肌张力障碍通常在幼儿期或 30～40 岁年龄段发病，患者会无意识地反复扭转身体。可以说是大脑基底核掌管的关闭发出运动指令的开关出现功能异常所致。

　　帕金森病主要在 50～60 岁及以后发病，是一种运动极端减少的难治之症。中脑里的部分"黑质"受到了侵害，这是关闭运动开关的功能异常所导致的。

坐骨神经中的运动神经细胞

坐骨神经

长达 1 米的坐骨神经

　　图片描绘了大约小指到大拇指般粗细的"坐骨神经"（省略了一部分分枝）。在脊椎中，从腰部附近开始，坐骨神经最长的部分一直延伸到脚尖，长达 1 米。

肌肉

运动神经

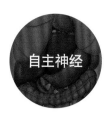

心脏和胃的活动也是经由自主神经受大脑控制的

自主神经是控制不受意识支配的心脏和胃等内脏功能的神经系统。自主神经包括交感神经和副交感神经，两者的作用正好相反。

交感神经在身体面临危险或承受压力时发挥作用。例如，人在紧张时会受到来自交感神经的刺激，导致心跳加快、血压升高、支气管扩张等，从而提高运动功能。这正是摆脱危机的最佳方法。在遇到压力的数秒内，交感神经就会发生反应。当压力消除后，交感神经又会迅速恢复到原来的状态。

与此相反，副交感神经具有让身体平静下来的作用。副交感神经一刻不停地"工作"着，以便让内脏等器官稳定地发挥作用。在洗澡后、就寝前或剧烈运动后等情况下，副交感神经会变得兴奋。

自主神经受间脑中的下丘脑支配。支配下丘脑的则是"大脑边缘系统"。大脑边缘系统在支配内脏的同时，也支配着本能和情感。当情绪高涨时，心脏会怦怦地跳动、呼吸加快，这都是由于自主神经的作用。

心身疾病

长期处于精神压力大的状态下，交感神经会一直处于兴奋状态，出现肩痛、腰痛、眩晕、头痛、消化系统异常、过敏性皮炎（特异反应性）、脱发等症状，但显著症状因人而异。在这些症状中，伴随抑郁症和焦虑症等精神疾病的症状外的其他症状称为"心身疾病"。心身疾病既有胃溃疡等能够确定病因的疾病，也有虽然有头痛和高血压等症状，但不能确定身体原因的疾病。在这种情况下，到心内科进行诊断的话，医生会考虑到压力的影响而做出"高血压（心身疾病）"的诊断。

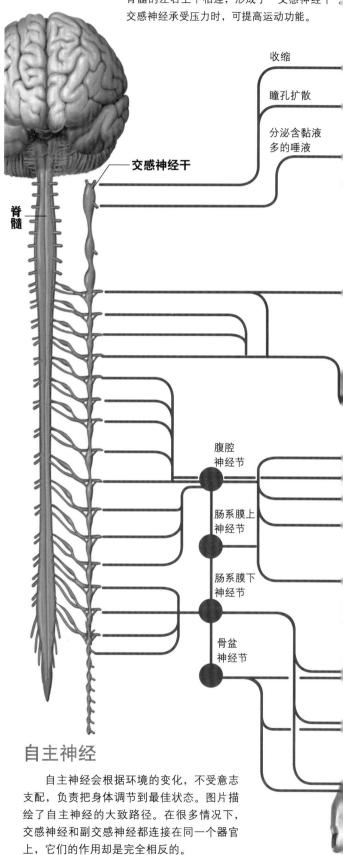

交感神经

交感神经来自脊髓的胸部到腰部附近，在脊髓的左右上下相连，形成了"交感神经干"。交感神经承受压力时，可提高运动功能。

脊髓

交感神经干

收缩

瞳孔扩散

分泌含黏液多的唾液

腹腔神经节

肠系膜上神经节

肠系膜下神经节

骨盆神经节

自主神经

自主神经会根据环境的变化，不受意志支配，负责把身体调节到最佳状态。图片描绘了自主神经的大致路径。在很多情况下，交感神经和副交感神经都连接在同一个器官上，它们的作用却是完全相反的。

副交感神经

副交感神经来自脑和脊髓，负责让身体平静下来，还可以促进内脏功能。

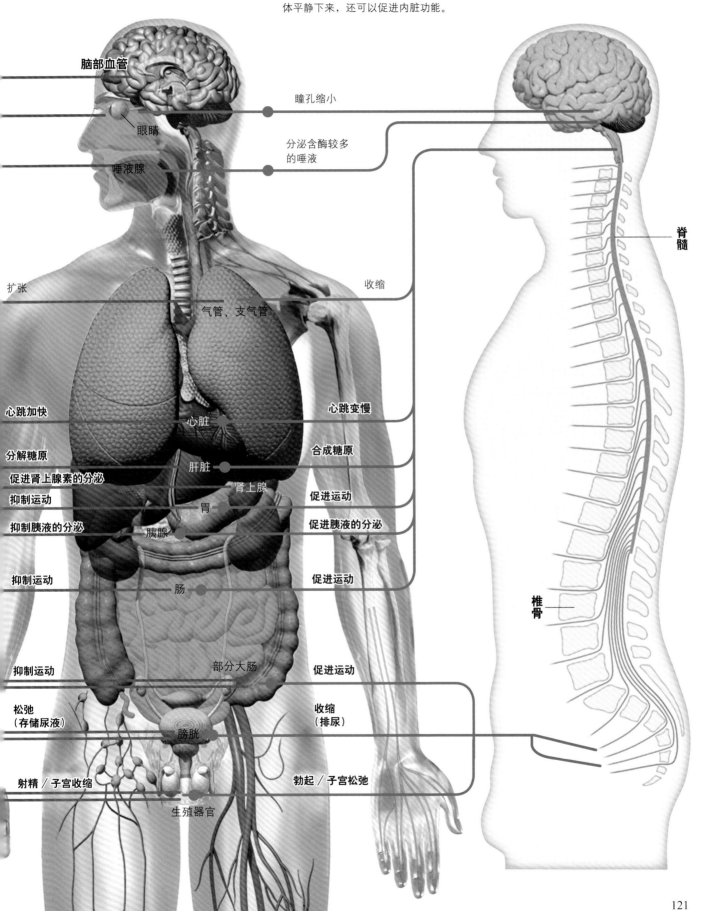

脑部血管

瞳孔缩小

眼睛

分泌含酶较多的唾液

唾液腺

扩张

气管、支气管

收缩

心跳加快

心脏

心跳变慢

分解糖原

肝脏

合成糖原

促进肾上腺素的分泌

肾上腺

抑制运动

胃

促进运动

抑制胰液的分泌

胰腺

促进胰液的分泌

抑制运动

肠

促进运动

抑制运动

部分大肠

促进运动

松弛
（存储尿液）

膀胱

收缩
（排尿）

射精／子宫收缩

生殖器官

勃起／子宫松弛

脊髓

椎骨

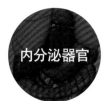
分泌激素，调节各种器官的功能

除了自主神经系统，人体还有其他调节内部环境的机制，这就是分泌激素的"内分泌系统"。激素是通过血管对特定器官和细胞施加影响的物质的总称。

人体的很多器官中都有分泌激素的细胞。位于下丘脑正下方的垂体、喉咙附近的甲状腺、肾脏上方的肾上腺等都是专门分泌激素的独立器官。

在具有分泌激素以外功能的器官中，也有一部分发挥着分泌激素的作用。例如，分散在胰腺中的"朗格汉斯岛（胰岛）"可以分泌调节血糖值的激素。而且，多种器官都会分泌激素，例如，生殖器中的卵巢和精巢会分泌性激素，胃会分泌胃泌素（一种促进胃酸分泌的激素）等。

▍垂体是掌管激素"社会"的"司令部"

在众多的"激素工厂"中，垂体是非常特别的。原因在于垂体通过分泌多种激素（如促激素），掌控着不同部位的其他激素"工厂"。换而言之，垂体是激素"社会"的"司令部"。

除了促激素，垂体还会分泌其他重要激素，如生长激素。正如它的名字一样，生长激素是掌管出生后成长的激素。如果缺少生长激素的话，就会患"侏儒症"；如果分泌过多的话，则会患"巨人症"。

122

内分泌器官的例子

作为专门分泌激素的器官，这里介绍了肾上腺、垂体、甲状腺。此外，还有分泌甲状旁腺激素（PTH，促使血钙水平升高）的"副甲状腺（甲状旁腺）"（位于甲状腺后部，共4个），以及分泌褪黑素（调节昼夜节律，形成生物钟）的"松果体"等。

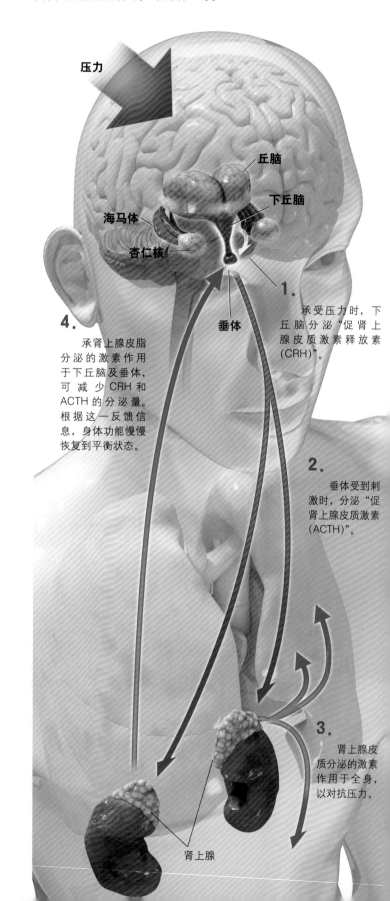

压力

丘脑

下丘脑

海马体

杏仁核

垂体

1. 承受压力时，下丘脑分泌"促肾上腺皮质激素释放素（CRH）"。

4. 承肾上腺皮脂分泌的激素作用于下丘脑及垂体，可减少CRH和ACTH的分泌量。根据这一反馈信息，身体功能慢慢恢复到平衡状态。

2. 垂体受到刺激时，分泌"促肾上腺皮质激素（ACTH）"。

3. 肾上腺皮质分泌的激素作用于全身，以对抗压力。

肾上腺

内分泌器官的例子

指挥内分泌器官的垂体

垂体是悬垂于下丘脑下部的小器官，如下表所示，可分泌多种作用于其他激素分泌器官的促激素。

垂体分为前叶、中叶和后叶。前叶和中叶与后叶的起源不同。前叶在下丘脑分泌激素的刺激下分泌促激素。在后叶，下丘脑分泌激素通过神经运输，并释放到血管中。

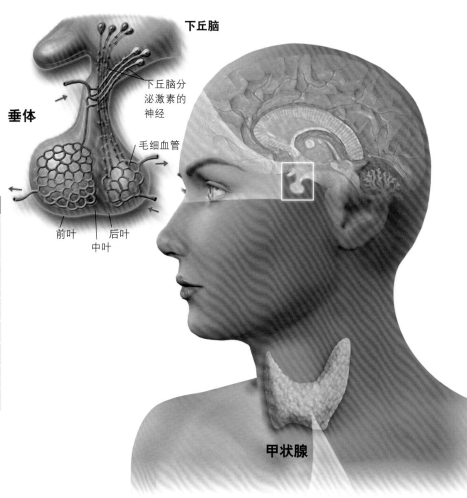

下丘脑

垂体

下丘脑分泌激素的神经

毛细血管

前叶　后叶
中叶

甲状腺

垂体分泌的激素	
前叶	促肾上腺皮质激素（ACTH）
	促甲状腺激素（TSH）
	促性腺激素 [促卵泡激素（FSH）、促黄体生成素（LH）]
	催乳素（PRL）
	生长激素（GH）
中叶	促黑素细胞激素（MSH）
后叶	催产素（OXT）
	血管加压素（VP）[抗利尿激素（ADH）]

肾上腺

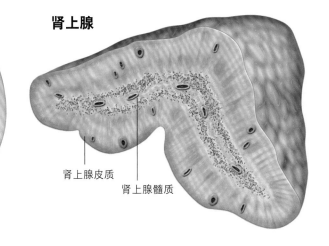

肾上腺皮质

肾上腺髓质

分泌对抗压力激素的肾上腺

肾上腺位于肾脏的上方，可以在皮质和髓质这两层分泌不同种类的激素。外面的皮质会分泌以胆固醇为"原料"所形成的类固醇激素，包括间接导致血压升高的醛固酮、升高血糖或消除炎症的"皮质醇"及属于性激素的"雄激素"等。内侧的髓质可以分泌提升心跳速度和血压的"肾上腺素"。这些激素都是随着来自身体内外的压力而释放出来的，对调节体内环境起着重要作用。而且，醛固酮并不是受垂体分泌的促肾上腺皮质激素（ACTH）的影响，而是受"肾素"（肾脏因体液量减少所释放的激素）的影响而释放的。

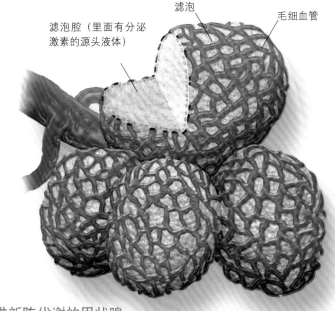

滤泡腔（里面有分泌激素的源头液体）

滤泡

毛细血管

促进新陈代谢的甲状腺

甲状腺位于喉咙前方，可以分泌促进身体新陈代谢的甲状腺素（甲状腺氨酸、三碘甲状腺氨酸），这些激素都是由食物中所含的碘为原料合成的。而且，甲状腺滤泡旁有滤泡旁细胞（也被称为旁滤泡细胞，C细胞），可以分泌"降（血）钙素"，这是一种可以使钙沉着于骨骼，降低血液中钙浓度的激素。

2 构成神经系统的细胞

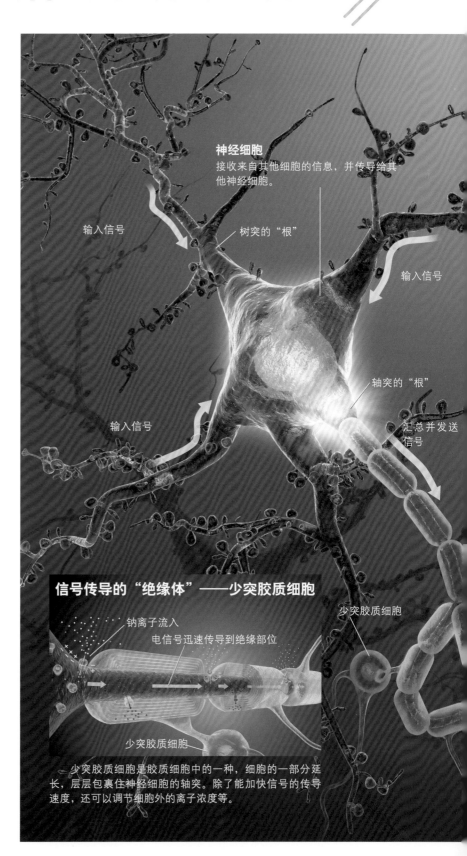

神经细胞
接收来自其他细胞的信息，并传导给其他神经细胞。

输入信号

树突的"根"

输入信号

输入信号

轴突的"根"

汇总并发送信号

信号传导的"绝缘体"——少突胶质细胞

钠离子流入

电信号迅速传导到绝缘部位

少突胶质细胞

少突胶质细胞

少突胶质细胞是胶质细胞中的一种，细胞的一部分延长，层层包裹住神经细胞的轴突。除了能加快信号的传导速度，还可以调节细胞外的离子浓度等。

据说人体是由 37 万亿个细胞构成的。这些细胞相互关联、相互协调，我们才得以作为人而存在。

脑和脊髓等神经系统由神经细胞和胶质细胞构成。神经细胞是神经系统活动的"主角"，胶质细胞嵌在神经细胞之间，是辅助神经细胞活动的细胞总称。

神经细胞分为有核的"细胞体"和从细胞体伸出的"突起"两部分，突起又分为"树突"和"轴突"两种。树突接收来自其他神经细胞的刺激（信息），轴突则负责把刺激传导给其他细胞。轴突的末端和其他细胞之间有传导刺激的特殊结构——突触。

在胶质细胞中，星形胶质细胞（astrocyte，astro 在希腊语中是星形的意思）是神经细胞等的"立足点"，负责整备用来传导信号的细胞内外的环境。据推测，星形胶质细胞的数量与神经细胞的数量相当。

此外，胶质细胞还有少突胶质细胞和施旺细胞等。这些细胞像"鞘"一样包裹在神经纤维（神经细胞突起中延长的部分）上。

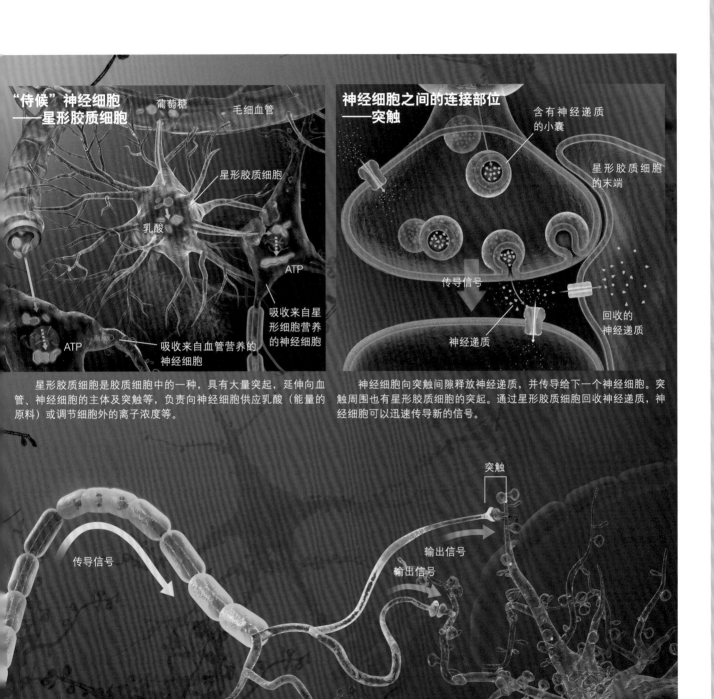

"侍候"神经细胞——星形胶质细胞

葡萄糖

毛细血管

星形胶质细胞

乳酸

ATP

吸收来自星形细胞营养的神经细胞

ATP

吸收来自血管营养的神经细胞

星形胶质细胞是胶质细胞中的一种，具有大量突起，延伸向血管、神经细胞的主体及突触等，负责向神经细胞供应乳酸（能量的原料）或调节细胞外的离子浓度等。

神经细胞之间的连接部位——突触

含有神经递质的小囊

星形胶质细胞的末端

传导信号

神经递质

回收的神经递质

神经细胞向突触间隙释放神经递质，并传导给下一个神经细胞。突触周围也有星形胶质细胞的突起。通过星形胶质细胞回收神经递质，神经细胞可以迅速传导新的信号。

传导信号

输出信号

输出信号

突触

输出信号

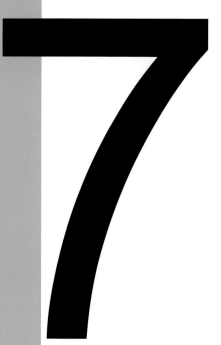

血液与免疫

我们的身体内遍布血管和淋巴管，里面流淌着维持生命活动必不可少的成分。血液和淋巴液的细胞成分是由骨髓中的一种细胞形成的，其中一部分形成了与侵入人体的"外敌"战斗的免疫细胞，并活跃在淋巴结等部位。第7章将为您介绍血液与免疫系统。

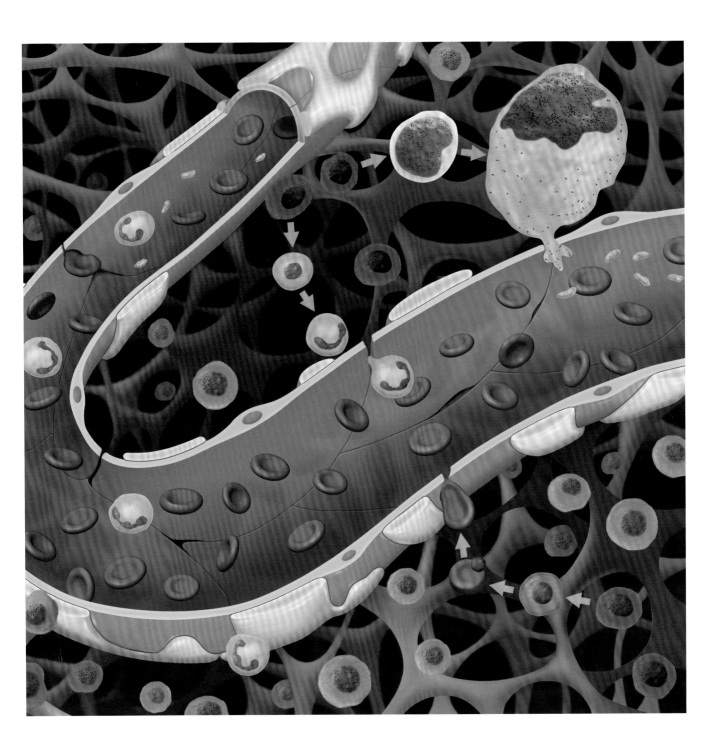

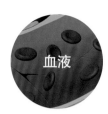

血液

具有多种功能的"流动器官"

血液约占体重的 8%。一个体重为 60 千克的成人体内有将近 5 千克（换算成体积的话，接近 5 升）的血液。血液由发黄的液体"血浆"和"细胞成分"组成。血浆占血液体积的 55%，成分主要是水。不过，血浆中含有营养素和调节人体功能的"激素"等重要物质。

血液中剩余 45% 的物质是细胞成分——运送氧的"红细胞"、击退侵入体内"外敌"的"白细胞"，以及具有止血作用的"血小板"。血液之所以是红色的，是因为红细胞是红色的。

这些血液成分是维持人类生命活动所必需的，因此，血液也被称为"流动器官"。在一般情况下，血液流失 25% 则有可能危及生命。

流经全身各处的血液会从身体的各个部位不断混入微量物质。这些微量物质是显示身体状态的参数，因此，通过验血，即采集血液并进行分析，就能初步了解身体的健康状况。

血浆（血液的液体成分，约占 55%）

在血液中加入抗凝剂，用离心机分离后，上部澄清的部分就是血浆。血浆中大约 91% 的成分是水，剩余的主要是各种蛋白质，包括维持血浆渗透压的白蛋白、辅助止血的纤维蛋白原等。

除了水和蛋白质，血浆中还含有各种物质，虽然它们的量很少，但起着非常重要的作用。例如，能量之源的糖、用做细胞膜材料的脂质、调节器官功能的激素，以及在生物体内担负着各种作用的无机质（钠、钾等矿物质）。此外，血浆中还含有血液在体内循环时从身体各处渗出的微量物质。

液体成分

白细胞
血小板
（少量）

细胞成分

红细胞
（约占 45%）

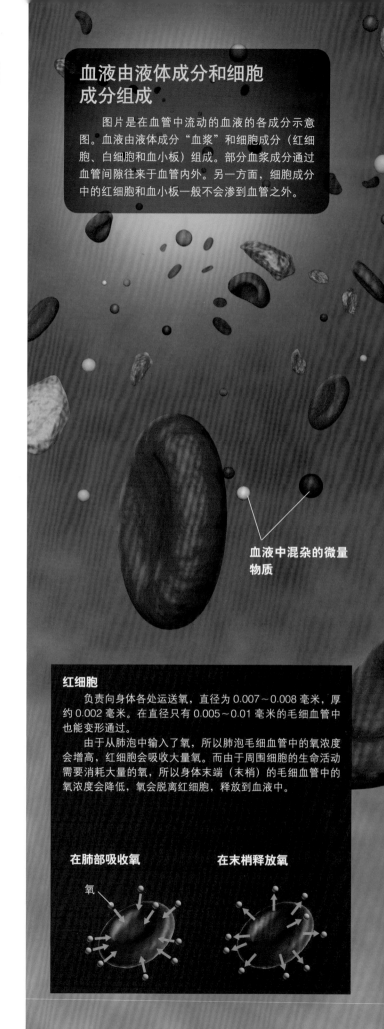

血液由液体成分和细胞成分组成

图片是在血管中流动的血液的各成分示意图。血液由液体成分"血浆"和细胞成分（红细胞、白细胞和血小板）组成。部分血浆成分通过血管间隙往来于血管内外。另一方面，细胞成分中的红细胞和血小板一般不会渗到血管之外。

血液中混杂的微量物质

红细胞

负责向身体各处运送氧，直径为 0.007～0.008 毫米，厚约 0.002 毫米。在直径只有 0.005～0.01 毫米的毛细血管中也能变形通过。

由于从肺泡中输入了氧，所以肺泡毛细血管中的氧浓度会增高，红细胞会吸收大量氧。而由于周围细胞的生命活动需要消耗大量的氧，所以身体末端（末梢）的毛细血管中的氧浓度会降低，氧会脱离红细胞，释放到血液中。

在肺部吸收氧　　　　　　在末梢释放氧

氧

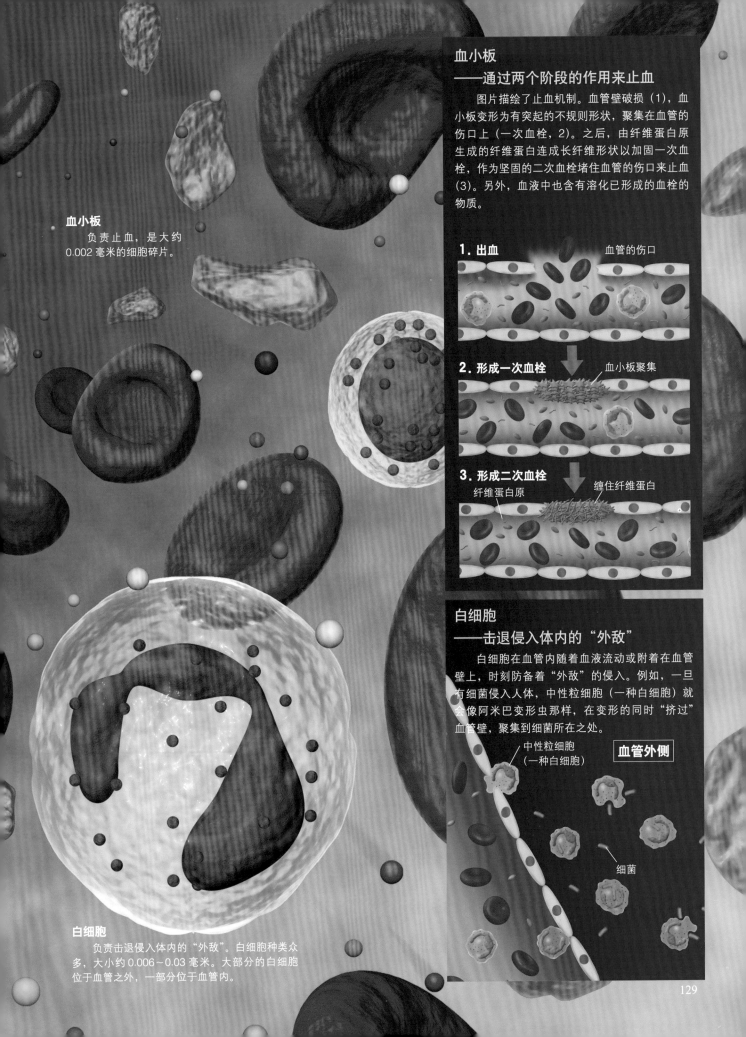

血小板
——通过两个阶段的作用来止血

图片描绘了止血机制。血管壁破损（1），血小板变形为有突起的不规则形状，聚集在血管的伤口上（一次血栓，2）。之后，由纤维蛋白原生成的纤维蛋白连成长纤维形状以加固一次血栓，作为坚固的二次血栓堵住血管的伤口来止血（3）。另外，血液中也含有溶化已形成的血栓的物质。

1. 出血　　血管的伤口

2. 形成一次血栓　　血小板聚集

3. 形成二次血栓
纤维蛋白原　　缠住纤维蛋白

血小板
负责止血，是大约 0.002 毫米的细胞碎片。

白细胞
——击退侵入体内的"外敌"

白细胞在血管内随着血液流动或附着在血管壁上，时刻防备着"外敌"的侵入。例如，一旦有细菌侵入人体，中性粒细胞（一种白细胞）就会像阿米巴变形虫那样，在变形的同时"挤过"血管壁，聚集到细菌所在之处。

血管外侧

中性粒细胞
（一种白细胞）

细菌

白细胞
负责击退侵入体内的"外敌"。白细胞种类众多，大小约 0.006～0.03 毫米。大部分的白细胞位于血管之外，一部分位于血管内。

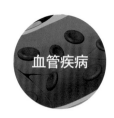

血液中的胆固醇值是脑梗和心梗的"信号"

血液在全身各处循环流动，因此血液里混有显示身体各部位健康状态的物质。而且，采血只需要一个注射器就足够了，因此，验血的成本相对非常低，在几乎不伤害身体的情况下，就能充分了解身体的健康状态。

在一般情况下，验血时，除了要检查红细胞、白细胞及血小板数量等血液主要成分是否正常，还要检测胆固醇值、血糖值等血液中所含的物质浓度。胆固醇是用做细胞膜原材料等的物质，是人体不可欠缺的物质之一。不过，如果因肥胖或缺乏运动导致血液中的胆固醇含量过多的话，就有可能增加患"动脉硬化"的风险。

胆固醇可以穿过血管内壁的细胞（内皮细胞）间隙而聚集在血管壁上。巨噬细胞（一种白细胞）负责将其清除掉。

但是，如果血液中的胆固醇浓度过高的话，就会源源不断地供应胆固醇，巨噬细胞就会来不及"清扫"。而且，吞噬了过多胆固醇的巨噬细胞会在"工作现场"死亡。这样一来，胆固醇和巨噬细胞的尸骸就会不断地堆积在血管壁上并堵塞血管。结果导致血管的内部空间变窄，血液流通不畅，与此同时，血管会变硬失去弹性，导致动脉硬化。

这种状态继续发展的话，就会造成血管的内皮细胞受损。这样一来，血小板就会聚集而来对这里进行紧急"处理"。这与第129页介绍的止血是同样的机制。结果，血液通道就会变得更加狭窄，最严重的情况会使血管完全堵塞（梗塞）。梗塞部位发生在心脏或脑部的话，则可能危及生命。

血液中的胆固醇值是了解身体健康状态的一个非常重要的指标。

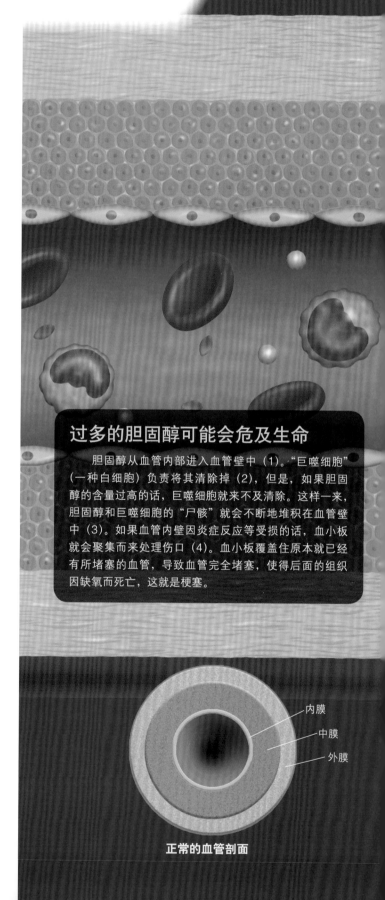

过多的胆固醇可能会危及生命

胆固醇从血管内部进入血管壁中（1）。"巨噬细胞"（一种白细胞）负责将其清除掉（2），但是，如果胆固醇的含量过高的话，巨噬细胞就来不及清除。这样一来，胆固醇和巨噬细胞的"尸骸"就会不断地堆积在血管壁中（3）。如果血管内壁因炎症反应等受损的话，血小板就会聚集而来处理伤口（4）。血小板覆盖住原本就已经有所堵塞的血管，导致血管完全堵塞，使得后面的组织因缺氧而死亡，这就是梗塞。

内膜
中膜
外膜

正常的血管剖面

什么是验血？ 验血要检测的各个项目。下表是血液检查的项目及其标准值。

检查项目	红细胞数	白细胞数	血小板数	肝功	胆固醇	血糖值
正常的标准值	男性：400 万～539 万个 /μL 女性：360 万～489 万个 /μL	3100～8400 个 /μL	14.5 万～32.9 万个 /μL	AST：30U/L 以下 ALT：30U/L 以下 γ-GTP：50U/L 以下	HDL：40～119mg/dL LDL：60～119mg/dL	空腹血糖（FPG）：99mg/dL 以下
内容	红细胞过多的话，则可能患多血症，过少的话，则可能患贫血。女性每月因月经失血，故标准值较低。	白细胞数量过多的话，则可能患肺炎等传染性疾病，或者可能因生成白细胞的细胞癌变而引发"白血病"。	血小板少的话，不容易止血。血小板极少，低于 1 万个 /μL 的话，即使没有受外伤，有时身体的内部也会出血。	都是通过测定从肝细胞漏出的酶的活性来检查肝脏是否异常。AST 和 ALT 都是转换蛋白质氨基酸的酶，γ-GTP 是分解酒精的酶。这些酶的数值高的话，则肝脏有可能出现异常。	HDL 和 LDL 是所谓的"好胆固醇"和"坏胆固醇"。HDL 的值越低，或 LDL 的值越高，患动脉硬化的风险越大。	血液中所含的葡萄糖浓度称为血糖值。餐后血糖值会升高，但在胰腺分泌的"胰岛素"的作用下会降低。血糖值高的话，则可能患"糖尿病"（胰岛素的作用会使血糖值降低）。血糖值高时，容易损伤血管。

备注：数据来源于日本精密体检协会（Japan Society of Ningen Dock）的主页。因检测机构不同，标准值的范围也不同，即使略微超出了标准值范围，有时也没有健康问题。μL 是指微升，1 微升 =1 立米毫米。

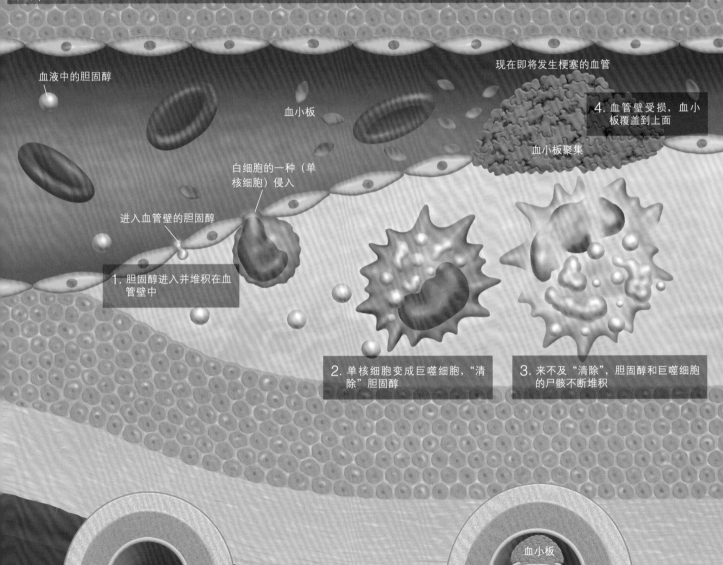

血液中的胆固醇

血小板

现在即将发生梗塞的血管

4. 血管壁受损，血小板覆盖到上面

血小板聚集

白细胞的一种（单核细胞）侵入

进入血管壁的胆固醇

1. 胆固醇进入并堆积在血管壁中

2. 单核细胞变成巨噬细胞，"清除"胆固醇

3. 来不及"清除"，胆固醇和巨噬细胞的尸骸不断堆积

血小板

胆固醇

胆固醇

开始堆积胆固醇的血管剖面

因血栓即将发生梗塞的血管剖面

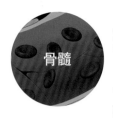

骨髓

红细胞、白细胞和血小板都是由同一种细胞形成的

血液是如何形成的？实际上，红细胞、白细胞和血小板都是在"骨髓"中形成的。骨髓是骨头内部的红黑色部分，想必很多人在吃带骨炸鸡时都见过骨髓吧。虽然全身的骨头中都有骨髓，但成人体内只有脊椎骨、胸骨、髂骨（骨盆）、肋骨等部分骨髓能够造血。

这些骨髓中分布着大量的"造血干细胞"。虽然红细胞、白细胞和血小板看上去毫无共同之处，但它们实际上都是由同一种造血干细胞形成的。造血干细胞可以通过细胞分裂而增加自身数量。另一方面，一部分造血干细胞会变成红细胞的前身，一部分会变成白细胞的前身，这称为"细胞的分化"。

在骨髓中经过分化成熟的红细胞、白细胞和血小板进入骨髓中的毛细血管（但部分白细胞尚未成熟。白细胞在骨髓外的成熟请参考第136页）。在通常情况下，红细胞和血小板无法穿过毛细血管壁。不过，由于骨髓中的毛细血管壁有较大的间隙，所以，它们可以穿过间隙而进入血管内。以这种方式形成的血液就开始了全身循环之旅。

而且，血液的部分血浆成分（液体）会穿过血管壁间隙，经常出入于血管外的细胞和细胞间隙中的"组织液"。

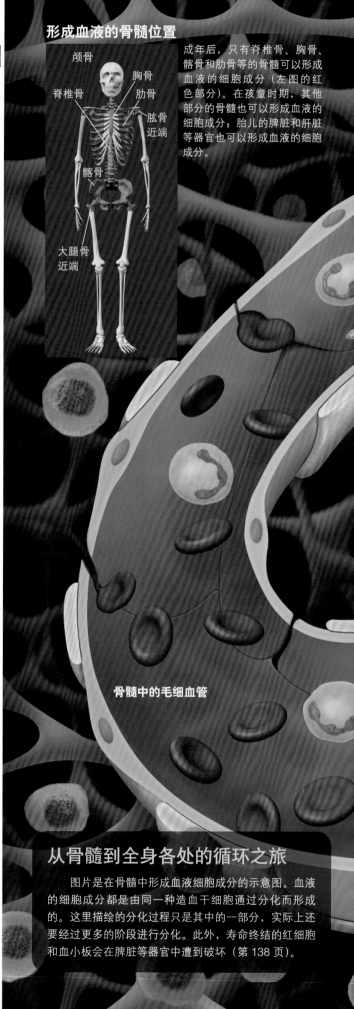

形成血液的骨髓位置

颅骨
脊椎骨
胸骨
肋骨
肱骨近端
髂骨
大腿骨近端

成年后，只有脊椎骨、胸骨、髂骨和肋骨等的骨髓可以形成血液的细胞成分（左图的红色部分）。在孩童时期，其他部分的骨髓也可以形成血液的细胞成分；胎儿的脾脏和肝脏等器官也可以形成血液的细胞成分。

骨髓中的毛细血管

从骨髓到全身各处的循环之旅

图片是在骨髓中形成血液细胞成分的示意图。血液的细胞成分都是由同一种造血干细胞通过分化而形成的。这里描绘的分化过程只是其中的一部分，实际上还要经过更多的阶段进行分化。此外，寿命终结的红细胞和血小板会在脾脏等器官中遭到破坏（第138页）。

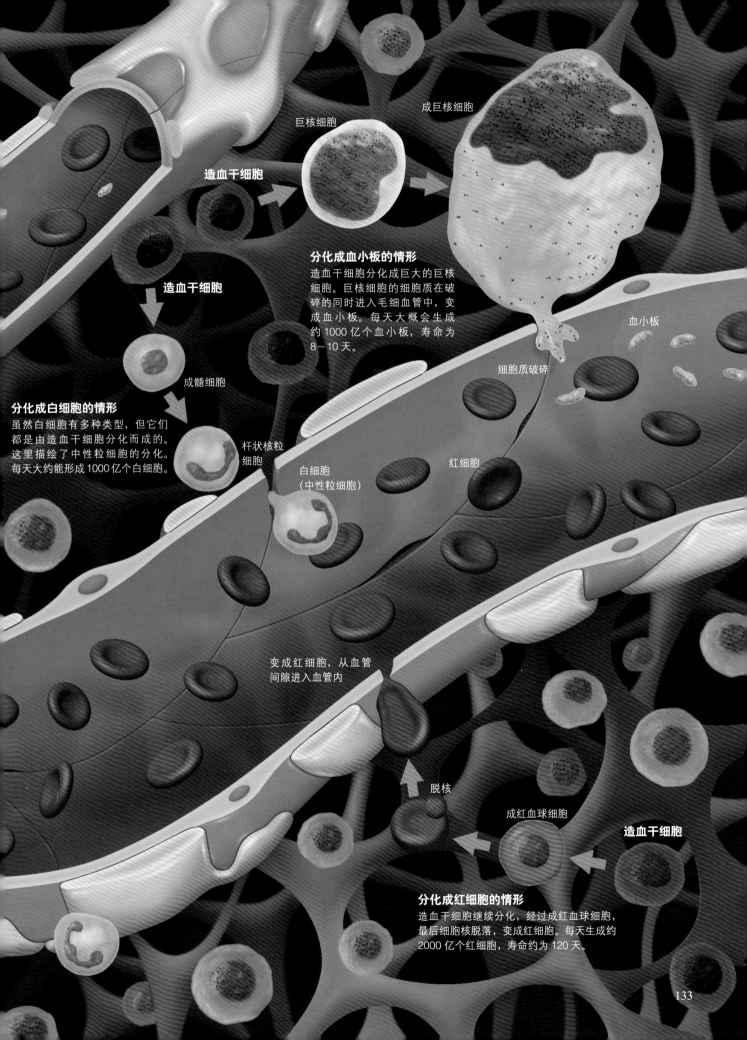

造血干细胞

造血干细胞

成巨核细胞

巨核细胞

分化成血小板的情形
造血干细胞分化成巨大的巨核细胞。巨核细胞的细胞质在破碎的同时进入毛细血管中，变成血小板。每天大概会生成约 1000 亿个血小板，寿命为8～10天。

血小板

细胞质破碎

成髓细胞

分化成白细胞的情形
虽然白细胞有多种类型，但它们都是由造血干细胞分化而成的。这里描绘了中性粒细胞的分化。每天大约能形成 1000 亿个白细胞。

杆状核粒细胞

白细胞
（中性粒细胞）

红细胞

变成红细胞，从血管间隙进入血管内

脱核

成红血球细胞

造血干细胞

分化成红细胞的情形
造血干细胞继续分化，经过成红血球细胞，最后细胞核脱落，变成红细胞。每天生成约 2000 亿个红细胞，寿命约为 120 天。

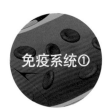

免疫系统是守护身体免受病原体侵害的"护卫队"

我们的身体经常面临着细菌和病毒等病原体的威胁。如果我们没有对抗这些敌人的"免疫系统"的话，可能很快就会被侵入的病原体"打败"。例如，感冒后，喉咙疼或流鼻涕时，其实我们体内正在进行激烈的防御战。喉咙疼痛和鼻涕是守护人体免受病原体侵害的免疫细胞在"誓死抵抗的证据"。如若没有免疫系统，一次小小的感冒就有可能危及生命。

掌管免疫系统的第 1 部队和第 2 部队

免疫系统分为"自然免疫"和"获得性免疫"两个阶段。自然免疫首先向入侵者发动攻击，获得性免疫则负责对自然免疫无法清除的病原体继续发动攻击。

活跃于自然免疫的细胞有巨噬细胞、粒细胞和树突细胞等吞噬细胞。吞噬细胞可以吞噬病原体，并将其在细胞内消化掉。

T 细胞和 B 细胞是获得性免疫的"主角"。巨噬细胞（一种吞噬细胞）和树突细胞可以向 T 细胞呈现消化掉的部分病原体。这样的话，T 细胞就能发挥作用。T 细胞分为杀伤性T 细胞和辅助性T 细胞。

守护身体的精锐部队——免疫细胞

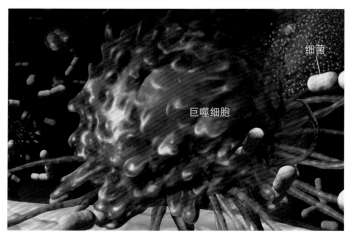

巨噬细胞

吞噬并消化细菌等病原体或破碎老旧的细胞，也负责向 T 细胞呈现消化的部分病原体。

在自然免疫中发挥作用的主要细胞

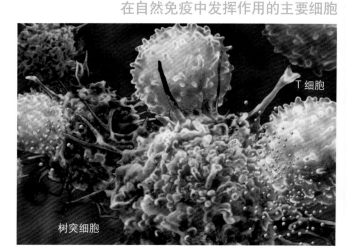

树突细胞

主要负责向 T 细胞呈现吞噬和消化掉的部分病原体，呈现能力比巨噬细胞高数十到数百倍。

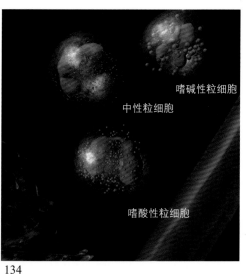

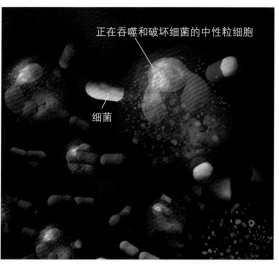

粒细胞

在白细胞中的数量最多，包括中性粒细胞、嗜碱性粒细胞和嗜酸性粒细胞，它们都可以吞噬和消化病原体。其中，中性粒细胞在粒细胞中所占的比例超过90%。在粒细胞中可以看到的颗粒是杀死病原体的酶。为了杀死病原体也使用了活性氧。

嗜酸性粒细胞的细胞内有伤害作用的蛋白质，分泌这些蛋白质可以杀死寄生虫。而且，嗜碱性粒细胞的颗粒会分泌组胺等物质，可以增大血管的渗透性，引发打喷嚏、鼻炎和哮喘等症状。

杀伤性 T 细胞负责发现并杀死感染了病原体的细胞，辅助性 T 细胞则负责激活以 B 细胞为首的其他免疫细胞。

B 细胞根据来自 T 细胞的信号，释放出"抗体"这一"武器"，从而攻击特定的病原体及其毒素等。

自然免疫是与生俱来的免疫，获得性免疫是后天"获得"的免疫，即识别入侵的敌人特点（抗原），并结合敌人情况组成"部队"进行攻击，一部分留作敌人下次入侵的准备，下页将进行详细介绍。

T 细胞感染——艾滋病／病毒性白血病

艾滋病（获得性免疫缺陷综合征）是由于辅助性 T 细胞感染了 HIV（人类免疫缺陷病毒）而引发的疾病。在很多情况下，患者数年几乎没有任何症状，但因守护身体免受病原体侵害的 T 细胞逐渐减少，患者会失去对抗病原体的能力，开始出现持续发热和感觉疲倦等症状，受到通常不会感染的病原体侵蚀，导致艾滋病发病。

成人 T 细胞白血病（adult T-cell leukemia, ATL）是因辅助性 T 细胞感染 HTLV-1（人类 T 细胞白血病病毒 1 型）所引发的疾病。白血病是"血液癌症"，即不能正常发挥作用的白细胞等异常增殖的疾病，ATL 是已查明的病毒感染为致病因素的唯一一种白血病。感染 HTLV-1 后，来自病毒的 DNA 会插入 T 细胞，患者在几十年后发病。不过，白血病的发病率只占 HTLV-1 感染者的 5%，大部分人都会没有任何症状地度过一生。

HIV 可以破坏淋巴细胞，HTLV-1 则导致淋巴细胞异常增殖，从结果上来看，这两种病毒都会在数年到数十年后导致免疫系统受损。

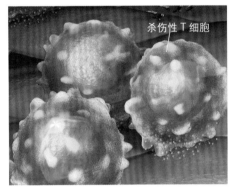

杀伤性 T 细胞

　　T 细胞之一，与树突细胞接触获得抗原信息后，找出感染了细菌或病毒等病原体的自身细胞或发生癌变的自身细胞并将其杀死。

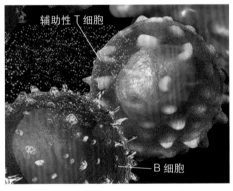

辅助性 T 细胞（Th1、Th2 细胞）

　　T 细胞之一，与树突细胞接触获得抗原信息后，帮助 B 细胞或杀伤性 T 细胞活化和增殖。Th1 细胞与防御感染细菌或病毒有关，Th2 细胞与清除寄生虫和出现过敏有关。

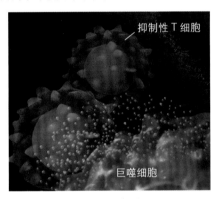

抑制性 T 细胞（Treg 细胞）

　　T 细胞之一，通过抑制辅助性 T 细胞和杀伤性 T 细胞的功能来抑制免疫反应。

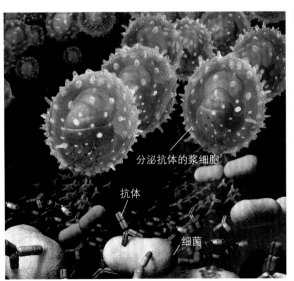

B 细胞

　　与突出到细胞膜上的抗原受体结合，向细胞内传送信号的同时，根据来自辅助性 T 细胞的分化信号开始分化，形成掌管记忆的"记忆 B 细胞"和形成抗体的"浆细胞"。抗体是原本在细胞膜上的受体从膜型转变成分泌型的产物。

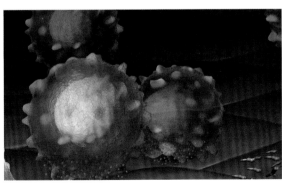

自然杀伤 T 细胞（NKT 细胞）

　　结合 NK 细胞与 T 细胞两者功能的免疫细胞，与对细菌的生物防御机制和清除癌细胞有关。

事先准备好大量的抗体

免疫细胞也统称为"白细胞"，它们全都是由"造血干细胞"增殖分化而成的（参考第132页）。

白细胞中的B细胞和吞噬细胞是在骨髓等含有造血干细胞的组织内形成的。另一方面，T细胞的前身细胞是随着血液循环被运送到心脏上方的"胸腺"，在那里成长为T细胞的。

"剪切"基因，应对未知的敌人

活跃于获得性免疫系统的T细胞和B细胞中有识别异物（抗原）的"受体"。此外，B细胞中还有受体分泌到细胞外的"抗体"这一"武器"。

实际上，在病原体侵入时，我们的身体并不是每次都从零开始制造应对病原体的受体和抗体。虽然每个T细胞和B细胞只能生产一种T细胞受体或抗体，但为了顺利应对世界上不可胜数的病原体，它们借助于"基因重组"这一方法，事先预备了大量抗体。

清除攻击自己的细胞

形成种类繁多的T细胞和B细胞后，要对细胞进行"筛选"。为了避免把自己误认为是敌人而进行攻击，就需要清除掉对自己有反应的细胞。这种机制称为"阴性选择"。

而且，T细胞也有筛选对自己稍微有反应的细胞的过程。这是因为，如果不能对携带自身抗原并向T细胞呈现的分子做出反应的话，则无法发挥作用，这种机制称为"阳性选择"。

留下克隆体，准备应对今后的敌人入侵

如上所示，人体的免疫系统精心准备了多种多样的T细胞和B细胞。但实际上，只有识别出入侵病原体（抗原）的T细胞和B细胞才能真正投身于"战斗"。它们被激活后，就会进行克隆扩增，暴发性地增加，与病原体展开"战斗"。

"攻击"结束后，剩余的克隆体就会作为记录下病原体信息的"记忆细胞"存储在体内。通过这种方式，当同一种病原体再次侵入时，就能够尽早发动攻击。这就是一旦感染过一次，第二次就能轻松解决，即"免疫"这一说法的起源。

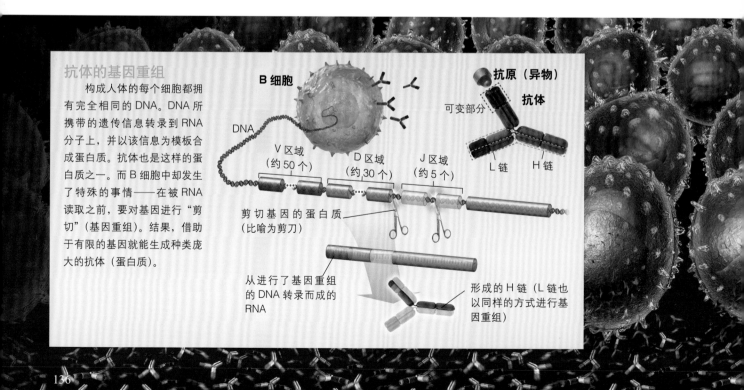

抗体的基因重组

构成人体的每个细胞都拥有完全相同的DNA。DNA所携带的遗传信息转录到RNA分子上，并以该信息为模板合成蛋白质。抗体也是这样的蛋白质之一。而B细胞中却发生了特殊的事情——在被RNA读取之前，要对基因进行"剪切"（基因重组）。结果，借助于有限的基因就能生成种类庞大的抗体（蛋白质）。

B细胞

DNA

V区域（约50个）　D区域（约30个）　J区域（约5个）

剪切基因的蛋白质（比喻为剪刀）

从进行了基因重组的DNA转录而成的RNA

形成的H链（L链也以同样的方式进行基因重组）

抗原（异物）

抗体

可变部分

L链　H链

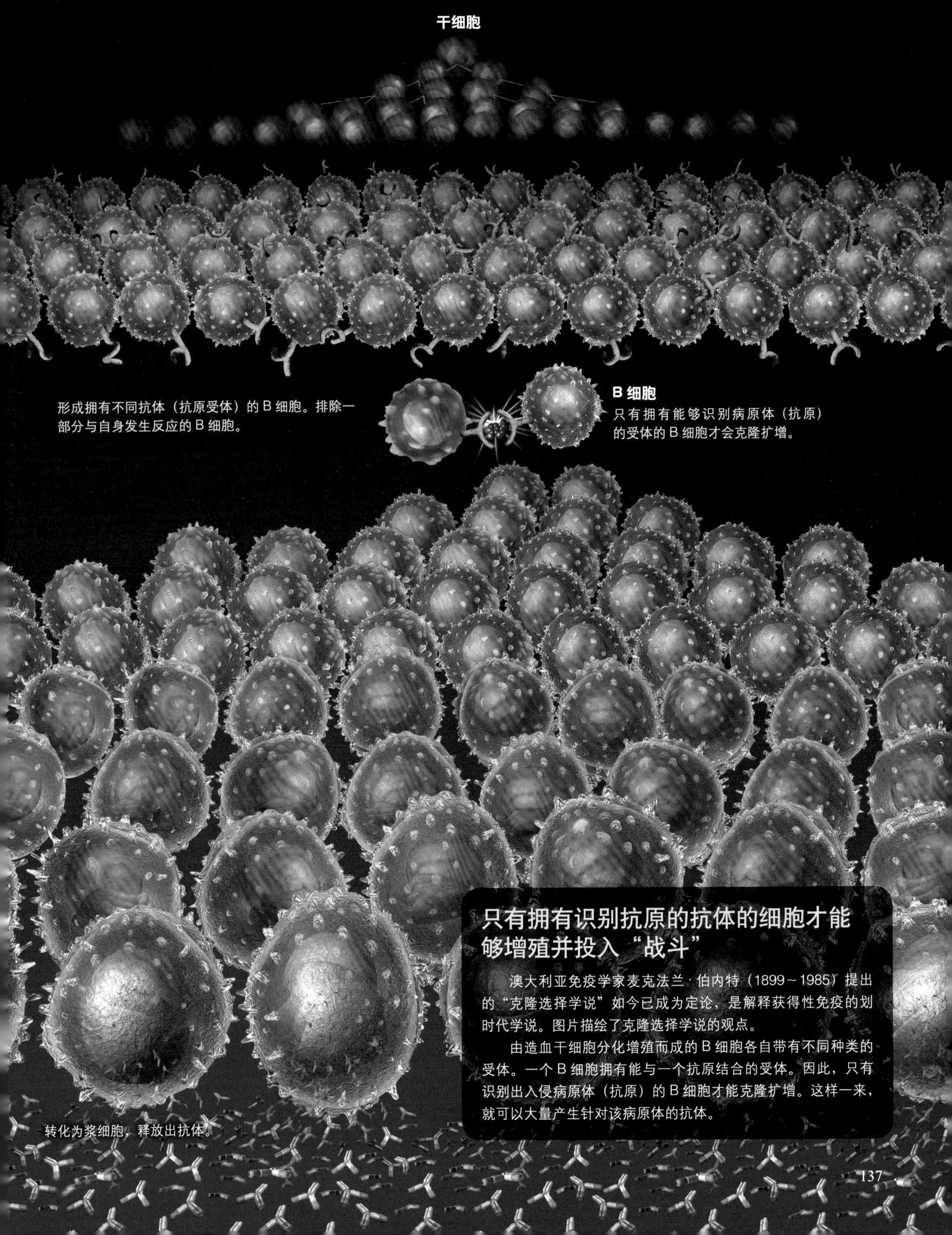

干细胞

形成拥有不同抗体（抗原受体）的 B 细胞。排除一部分与自身发生反应的 B 细胞。

B 细胞
只有拥有能够识别病原体（抗原）的受体的 B 细胞才会克隆扩增。

转化为浆细胞，释放出抗体。

只有拥有识别抗原的抗体的细胞才能够增殖并投入"战斗"

　　澳大利亚免疫学家麦克法兰·伯内特（1899～1985）提出的"克隆选择学说"如今已成为定论，是解释获得性免疫的划时代学说。图片描绘了克隆选择学说的观点。
　　由造血干细胞分化增殖而成的 B 细胞各自带有不同种类的受体。一个 B 细胞拥有能与一个抗原结合的受体。因此，只有识别出入侵病原体（抗原）的 B 细胞才能克隆扩增。这样一来，就可以大量产生针对该病原体的抗体。

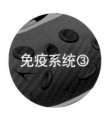
"战斗据点"分散在体内各处

诞生于胸腺和骨髓（中枢淋巴组织）的免疫细胞后来分布在身体何处呢？

除了血管，人体内还像树枝那样遍布"淋巴管"。淋巴管在体内的各个组织中以"毛细淋巴管"的形式开始，逐渐汇集成"淋巴管"，最后在锁骨下方与静脉连接到一起。

淋巴管内的"淋巴液"是在末梢组织中回收的从毛细血管中渗出的部分组织液。其中也含有免疫"主角"B细胞和T细胞等的细胞成分（淋巴细胞），它们以缓慢的速度流动，被锁骨下方的静脉"回收"。

战斗据点——外周淋巴组织

T细胞和B细胞最常见的部位是位于淋巴管中间的淋巴结、位于胃左侧的拳头大的蚕豆形的脾脏、咽喉黏膜发达的扁桃体及肠壁的派尔集合淋巴结等外周淋巴组织。

在外周淋巴组织中，受到抗原提示，B细胞进入"临战状态"，"战斗"结束后，B细胞作为记忆细胞被保存，从而使人体获得免疫。在感冒时淋巴结会肿大，正是因为血细胞和淋巴细胞等在此聚集。

免疫系统的组织

胸腺和骨髓是使血细胞分化的器官，称为"中枢淋巴组织（初级淋巴组织）"。在这里分化的T细胞和B细胞随着血液和淋巴液在体内循环，在外周淋巴组织（二次淋巴组织）中呈现抗原。外周淋巴组织是指扁桃体、淋巴结、脾脏和小肠的派尔集合淋巴结等，拥有聚集了大量免疫细胞，尤其是B细胞的淋巴小结。在外周淋巴组织中，受到抗原刺激分化而成的杀伤性T细胞会移动到感染了病菌的部位。

血液循环与淋巴系统

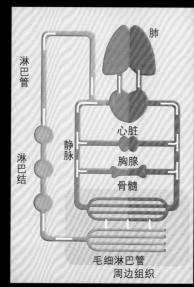

肺
淋巴管
淋巴结
静脉
心脏
胸腺
骨髓
毛细淋巴管
周边组织

淋巴管始于毛细淋巴管。与毛细血管相比，毛细淋巴管内皮细胞的结合更弱，物质更容易进入其中。从毛细血管渗到身体组织中的部分组织液进入毛细淋巴管中，称为淋巴液。淋巴液是淡黄色液体，也含有以免疫系统的"主角"B细胞和T细胞为主要成分的细胞成分。淋巴液非常缓慢地流动，被锁骨下方的静脉"回收"。

T细胞与B细胞的名称

T细胞和B细胞的名称来源于生成它们的器官名称。T细胞的"T"来自胸腺（Thymus）。有观点认为，B细胞的"B"来自骨髓（Bone-marrow），但也有观点认为，"B"来自科学家起初发现B细胞的鸟类的"法氏囊（Bursa）"。

胸腺

法氏囊

与人类一样，鸟类的T细胞也是在胸腺中分化的，但鸟类的B细胞是在法氏囊中分化的。

鸡

扁桃体
　聚集了淋巴小结的免疫组织，对从口腔或鼻腔侵入的病原体进行免疫应答。

胸腺
　使 T 细胞分化，并进行筛选的器官。

淋巴管
　里面流有淋巴液的管道，遍布全身。

肝脏
　在胎儿时期，使造血干细胞分化成血细胞的脏器。其毛细血管壁上有"库普弗细胞"，负责处理血液中的异物。

肠
　攻击随着食物等侵入体内病原体的器官。肠道里也有分泌酶并分解病原体的上皮细胞。此外，在黏膜上的淋巴小结聚集的"派尔集合淋巴结"中，M 细胞可吸收肠道中的病原体并将其传递给树突细胞。

骨髓
　从造血干细胞分化出所有血细胞的地方，也对 B 细胞进行筛选。

淋巴结
　沿着淋巴管散布的米粒或大豆那么大的器官。人体内有 300～600 个淋巴结，聚集着大量的 B 细胞（浆细胞和记忆 B 细胞）等免疫细胞，负责攻击和清除混入淋巴液中的老旧废物和病原体，是生物防御系统的重要组织。

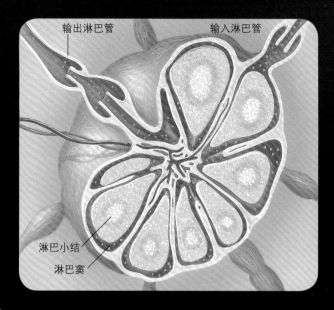

输出淋巴管　　　　　　　输入淋巴管

淋巴小结

淋巴窦

脾脏
　脾脏具有与破坏血细胞及免疫相关的功能。重 100～150 克，呈扁平椭圆形。脾脏分为脾白髓和脾红髓。脾白髓的淋巴小结内有 B 细胞。包围中央动脉的淋巴组织中主要是 T 细胞。脾红髓是脾白髓以外的部分，负责储存血液，破坏老化或受损的红细胞，并对其成分进行处理。

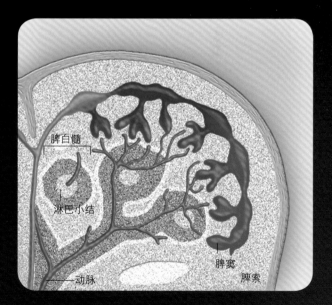

脾白髓

淋巴小结

动脉

脾窦

脾索

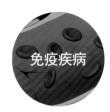

免疫系统"失控"

免疫系统能够清除侵入体内的细菌和病毒等"外敌"，守护身体。一旦免疫系统异常，就会引发各种疾病。

"过敏"是免疫系统对食物等本来不需要攻击的异物发生反应的疾病。花粉、螨虫、大胡蜂的毒、药物、食品、皮肤接触某些金属等是容易引发过敏的物质（变应原）。

过敏的症状多种多样，既有流鼻涕和轻微湿疹等较轻的症状，也有危及生命的严重症状，特别是突然出现全身症状的"过敏性休克"的危险度非常高。如果有某种过敏反应，如感觉呼吸困难等的话，患者迅速到医院接受适当治疗尤为重要。

T 细胞的"错误攻击"

为什么会出现过敏反应呢？我们的免疫系统会根据外敌的种类而

对寄生虫的免疫反应导致的过敏

图片描绘了免疫细胞根据外敌的种类而切换排除方法的机制。细菌或病毒侵入人体时，初始 T 细胞（未成熟的辅助性 T 细胞）发育成 Th1 细胞，出现炎症从而清除异物（A）。另一方面，当寄生虫侵入人体时，初始 T 细胞发育成 Th2 细胞，通过打喷嚏或抓痒来清除寄生虫（B）。Th1 细胞和 Th2 细胞通过相互释放"细胞因子"来抑制各自的功能。

各种异物的大小比较

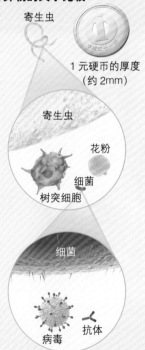

寄生虫

1 元硬币的厚度
（约 2mm）

寄生虫

花粉

细菌

树突细胞

细菌

病毒 抗体

也有肉眼可以看到的寄生虫。与此相对，树突细胞和花粉大约 0.02 毫米，细菌大约 0.001 毫米，病毒和抗体只有细菌的千分之一左右。

A. 排除病毒或细菌的免疫反应

病毒 细菌

树突细胞

初始 T 细胞（未成熟的辅助性 T 细胞）

A1. 初始 T 细胞接收到来自吞噬了病毒或细菌的树突细胞的信息，转化为 Th1 细胞。

Th1 细胞

Th1 细胞与 Th2 细胞相互抑制彼此的作用。

干扰素（一种信息传递物质）

形成 IgG 抗体的 B 细胞

巨噬细胞

IgG 抗体

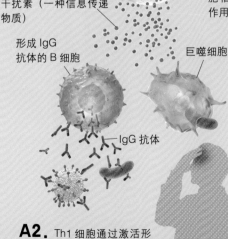

A2. Th1 细胞通过激活形成 IgG 抗体的 B 细胞或巨噬细胞来排除病毒和细菌。

B. 排除寄生虫的免疫反应（过敏的原因之一）

寄生虫

树突细胞

B1. 初始 T 细胞接收到来自吞噬了寄生虫碎片的树突细胞的信息，转化成 Th2 细胞。

Th2 细胞

白细胞介素 4（一种信息传递物质）

嗜碱性白细胞

肥大细胞

形成 IgE 抗体的 B 细胞

IgE 抗体

组胺

B1. Th2 细胞激活嗜碱性粒细胞和肥大细胞，通过发痒或打喷嚏来排除寄生虫。

切换排除外敌的方法。当细菌或病毒等侵入人体时，"Th1细胞"会作为"司令部"来排除异物（1型免疫反应，A）。但是，当寄生虫侵入人体时，"Th2细胞"会作为"司令部"来清除寄生虫（2型免疫反应，B）。原本应对寄生虫侵入的防御系统（Th2细胞）如果对花粉和螨虫的尸骸等发动"错误攻击"的话，就会引发过敏反应。

皮肤粗糙与过敏

肠道里生活着大量的有用细菌，负责消化和吸收食物，肠道也有抑制免疫反应的机制。当变应原从皮肤或气管黏膜进入体内后，就会引发支气管哮喘或过敏性皮炎（特异反应性）等。与健康状态相比，患这些疾病后，因过敏反应导致的炎症一直持续，就会破坏皮肤和黏膜屏障。因此，容易陷入炎症与过敏反应的恶性循环。

研究认为，食物成分从嘴周围或手部皮肤进入体内也被认为是食物过敏的发病原因之一。实际上，据说很多食物过敏的儿童都患有过敏性皮炎（特异反应性）等，皮肤变得粗糙。

攻击自身成分的自身免疫性疾病

1型糖尿病和类风湿关节炎等自身免疫性疾病是免疫系统失控所导致的另一种疾病（下图）。自身免疫性疾病是指因对构成自己身体的蛋白质发生免疫反应所导致的疾病。

虽然T细胞会清除对自己发生反应的免疫细胞（参考第136页），但并不能完全清除掉，一部分被运送到身体的各个角落。在各种契机下，这些T细胞会被激活，从而引发自身免疫性疾病。

卫生状况与患者人数

研究指出，过敏和自身免疫性疾病在发达国家中不断增多。有观点认为，免疫系统的失控是一种文明病，其原因是"过于清洁的环境"。如果在幼儿时期体内进入较多细菌和病毒的话，就会形成容易生成Th1的体质，否则会形成容易生成Th2细胞的体质。而且，由于近年来肠道菌群也随外部环境的变化而变化，所以人们容易出现过敏或患自身免疫性疾病。

攻击自己身体的组织——自身免疫性疾病

具有代表性的自身免疫性疾病

系统性红斑狼疮
因免疫细胞对自身的DNA发生反应，导致全身出现炎症反应的疾病，包括全身疲倦、肌肉疼痛、关节疼痛、贫血等症状。

巴泽多病
由于抗体错误地强烈刺激甲状腺而导致甲状腺激素过度分泌的疾病，可引发高血压或导致体重减轻等。

桥本甲状腺炎
因免疫细胞攻击甲状腺而导致甲状腺功能下降的疾病，可造成体重增加、情绪抑郁及全身疲倦等。

重症肌无力
因抗体攻击神经组织与肌肉的连接部位而导致来自神经的刺激难以传递到肌肉的疾病。可造成肌肉力量降低，病情严重时，患者会无法自主呼吸，甚至死亡。

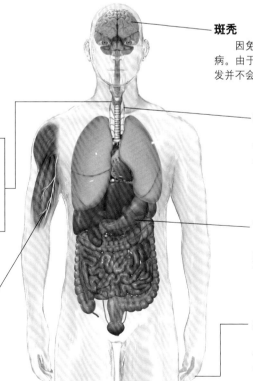

斑秃
因免疫细胞错误攻击毛根组织所导致的疾病。由于没有攻击生成毛根的干细胞，所以毛发并不会永久脱落。

多发性硬化症
因免疫细胞攻击包裹神经细胞的"髓磷脂"而导致的疾病，会出现神经传导异常、神经过敏、运动障碍等。

1型糖尿病
因免疫细胞攻击生成胰岛素的胰腺的β细胞而导致血糖值总是居高不下的疾病，可导致失明或四肢坏死。

类风湿关节炎
因免疫细胞攻击骨与骨的连接部位（关节）而导致关节疼痛或手脚关节变形的疾病。

图片展示了主要的自身免疫性疾病及其病灶部位。自身免疫性疾病有可能在全身的所有器官发病。

3 免疫系统是如何形成的？

免疫系统是如何进化的？生命是什么？这是一个很难回答的问题，迄今为止依然没有统一的定义。不过，在构成生命的过程中，"区分内（自己）和外（非自己）"无疑是非常重要的。这个区分自己与非自己的系统就是免疫系统。也许，生物的进化可以说是免疫系统的进化。

人类借助巨噬细胞等吞噬细胞掌管的"自然免疫"和 T 细胞、B 细胞掌管的"获得性免疫"这"两道屏障"来守护自己的身体。

用右页左上方的系统树来表示的话，软骨鱼类右侧的物种拥有上述两道屏障的免疫系统。脊椎动物分为有颌的"有颌类"和无颌的"无颌类"。现存的物种中，只有八目鳗（七鳃鳗）类和盲鳗类属于无颌类。虽然这两类动物与我们一样都是脊椎动物，但它们没有由 T 细胞和 B 细胞"掌管"的获得性免疫。

"跳跃基因"形成抗体

那么，有颌类是基于怎样的机制拥有了获得性免疫？又是如何掌握称得上获得性免疫"核心"的"基因重组"（第 136 页）这一机制的呢？其原因或许在于"转座子"（也被称为"跳跃基因"）。转座子是能够在生物的基因组（全基因信息）中自由"移动"的特殊 DNA。

研究表明，基因重组时的基因剪切与转座子从基因组脱离的机制相同。也就是说，在处于无颌类和软骨鱼类之间的进化阶段的鱼类细胞中，偶然插入了转座子来分割成为抗体基因"祖先"的基因，结果使得生物拥有获得性免疫。

不过，近年来的研究表明，无颌类利用与我们人类完全不同的基因剪切机制，形成类似 T 细胞和 B 细胞的细胞。换言之，它们拥有某种获得性免疫。好像很多生物都有对曾经感染过的病原体有免疫力并可预防第二次感染的机制。

细菌也对曾经感染过的病毒有"记忆"

近年来的研究发现，单细胞生物的细菌也具有某种获得性免疫。这就是如今的热门话题"基因组编辑"所使用的"CRISPR-Cas"系统（右上图）。基因组编辑是一种从庞大的基因组中找出目标基因，并精确改变基因序列的技术。

下面，我们来看一下 CRISPR-Cas 的作用。细菌也会像人类一样感染病毒。首先，病毒携带 DNA "入侵"时，细菌会把病毒的 DNA 放到自身 DNA 中的 "CRISPR 区域"（①）。因此，试图感染细菌的病毒的 DNA 会被储存在这一区域。

之后，当受到同一种病毒的再次攻击时，就会转录储存在 CRISPR 区域的病毒 DNA，形成"指导 RNA（guide RNA）"（②）。通过这种方式形成的指导 RNA 能够结合到病毒的 DNA 上。

接下来，指导 RNA 与可切断 DNA 的 Cas 蛋白质合为一体，从而切断病毒的 DNA。这样一来，病毒的 DNA 就会被破坏，能防止感染。

像这样，所有生物都是通过精密的免疫系统来保护自身不受侵害。

软骨鱼类中突然出现的获得性免疫

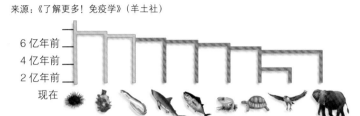

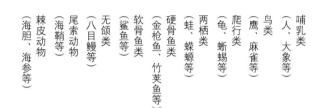

		棘皮动物（海胆、海参等）	尾索动物（海鞘等）	无颌类（八目鳗等）	软骨鱼类（鲨鱼等）	硬骨鱼类（金枪鱼等）	两栖类（蛙、蝾螈等）	爬行类（龟、蜥蜴等）	鸟类（鹰、麻雀等）	哺乳类（人、大象等）
自然免疫	吞噬细胞	有	有	有	有	有	有	有	有	有
	杀伤性细胞	有	有	有	有	有	有	有	有	有
获得性免疫	T细胞	无	无	无	有	有	有	有	有	有
	B细胞	无	无	无	有	有	有	有	有	有
	淋巴结	无	无	无	无	无	因物种而异	因物种而异	有	有

上图汇总了海胆和海参等棘皮动物之后的进化系统树与免疫系统的进化。

无颌类之前的动物只有自然免疫系统，软骨鱼类则拥有胸腺、脾脏、T细胞和B细胞，以及与哺乳动物几乎相同的完善的获得性免疫系统。研究发现，在无颌类与软骨鱼类分离的时期，获得性免疫系统得到突飞猛进的发展。

单细胞生物细菌也拥有"免疫记忆"

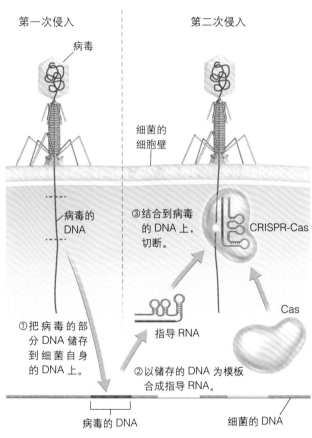

细菌通过"CRISPR-Cas"系统来保护自己免受病毒感染。首先，细菌把病毒的部分DNA吸收到自身的DNA上（①）。当病毒再次入侵时，细菌就会转录这个DNA并合成RNA（②）。这个RNA可以结合到病毒的DNA上，与Cas蛋白质合为一体，从而切断病毒的DNA（③）。通过这一系统，细菌就可以破坏过去曾经感染过的病毒的DNA。

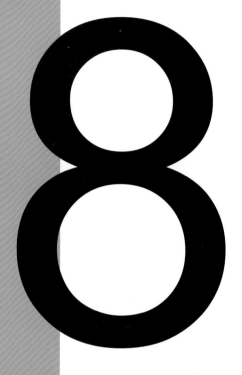

8 人体是怎样形成的？

我们的身体由脑、心脏、肠、生殖器、眼睛、手、脚等多种器官和组织构成。追根溯源，人体是由卵子和精子结合而成的一个受精卵发育而成的。受精卵在母体内不断分裂，逐渐分化出不同功能的细胞，并最终发育成复杂的身体。第8章将追溯受精卵在母体内的成长过程。

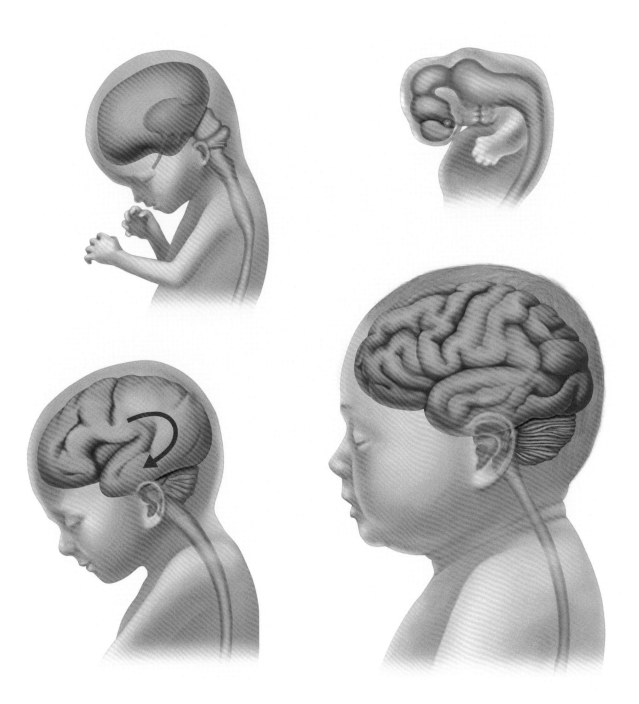

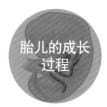

新生命的诞生历程——受精卵生长发育为胎儿！

本页描绘了胎儿生长发育的大概过程。母亲的卵子与父亲的精子相遇后，精子的头部"扎"入卵子内，两者的细胞核紧紧地融合在一起，这个过程是新生命诞生最精彩的瞬间。之后，受精卵不断分裂，细胞数目逐渐增多。这种发育初期的生物体称为"胚胎"。

受精大约 6 天后，胚胎附着在母体子宫壁（内膜）上，随后深深埋入子宫壁内，这一过程称为"着床"。胎盘形成后，胎儿依靠胎盘从母体摄取氧气和营养物质，继续生长发育。在胚胎发育的初期，我们可以看到一些生命进化的痕迹：早期胚胎具有鳃弓（头部稍稍偏下，类似鳃的结构）和尾巴。不过，在受精大约 8~9 周后，鳃弓和尾巴都会消失，胚胎终于初具人形。在这一期间，胎儿体内的器官和组织发育得非常迅速。

胎儿的成长过程

图片描绘了胎儿的发育过程。我们将在后文对各发育阶段进行详细说明。图片所标注的天数是指受精后的大概天数。另外，各图的比例尺有所不同。

注：胎儿（胚胎）的图片主要参考了《朗曼医学胚胎学第 10 版》（*Langman's Medical Embryology, 10th*）、《我们出生之前：胚胎学和出生缺陷要领第 4 版》（*Before We are Born: Essentials of Embryology and Birth Defects, 4th*）、《人体发育三维图鉴》等书中的插图和照片。

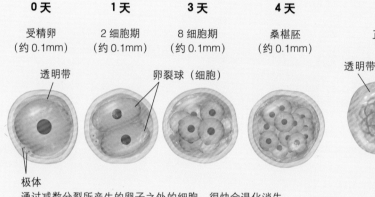

0 天	1 天	3 天	4 天	5～6 天
受精卵（约 0.1mm）	2 细胞期（约 0.1mm）	8 细胞期（约 0.1mm）	桑椹胚（约 0.1mm）	正在孵化的胚泡

透明带

卵裂球（细胞）

透明带破裂，释放出囊胚（孵化）

透明带

极体
通过减数分裂所产生的卵子之外的细胞，很快会退化消失。

这一时期的胚泡外面包裹着一层"透明带"，因此，体积几乎没有变化，结果导致分裂出来的细胞体积变小。这一时期的细胞分裂称为"卵裂"，所生成的细胞称为"卵裂球"。此外，并非所有的卵裂球都按照 2 个→4 个→8 个→16 个的顺序同时逐次倍增，有时也会出现奇数个细胞。

透明带破裂，释放出胚胎。这一阶段的胚胎称为"胚泡"。胚泡内形成充满液体的空腔（胚泡腔）。内部的细胞（内细胞群）后来发育成胎儿，表层的细胞（滋养层）则发育成胎盘的一部分。

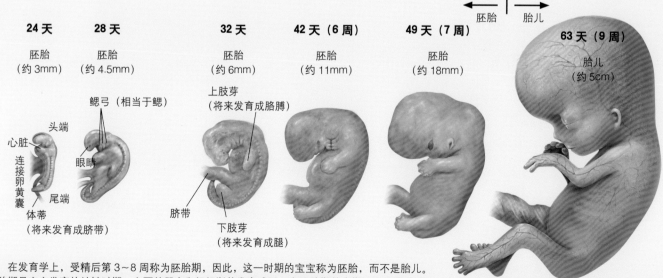

胚胎｜胎儿

24 天	28 天	32 天	42 天（6 周）	49 天（7 周）	63 天（9 周）
胚胎（约 3mm）	胚胎（约 4.5mm）	胚胎（约 6mm）	胚胎（约 11mm）	胚胎（约 18mm）	胎儿（约 5cm）

头端
心脏
连接卵黄囊
体蒂（将来发育成脐带）
尾端

鳃弓（相当于鳃）
眼睛

上肢芽（将来发育成胳膊）
脐带
下肢芽（将来发育成腿）

在发育学上，受精后第 3~8 周称为胚胎期，因此，这一时期的宝宝称为胚胎，而不是胎儿。胚胎期是宝宝发育的关键时期，主要的器官和组织渐趋发育成形。在胚胎期的末期，宝宝在外观上已经初具人形。此时一旦受到有害物质等的侵害，容易导致胚胎发育受损伤或出现畸形。

注：胎儿（胚胎）的大小用顶臀长来表示。顶臀长是指胎儿头顶到臀部的长度。

受精 23 周（妊娠 25 周）后，如若早产，通过在新生儿重症监护室（NICU）的精心护理，新生儿通常也能存活。一般来说，从受精到出生的平均时间为 38 周。

"妊娠 3 周"与"受精后 3 周"是不一样的

妇产科通常按照"妊娠 × 周"来计算胎儿的发育时间。其实，"妊娠 × 周"与"受精后 × 周"是不一样的。妊娠发生在母亲体内，很难准确知道哪一天是受精日。因此，通常是从最后一次月经的第一天开始计算妊娠周数。月经是指没有怀孕（着床）时，子宫内膜脱落并伴随出血的现象。

一般来说，受精发生在末次月经初日开始的 2 周后。例如，妊娠 10 周相当于受精后 8 周。也就是说，两者大约相差 2 周。本文按照胚胎发育学（受精卵发育成生物体过程的研究领域）的计算方法，从受精日开始计算，采用"受精后 × 周"的说法。请大家注意，这种计算方法与妇产科所采用的"妊娠 × 周"有所不同。

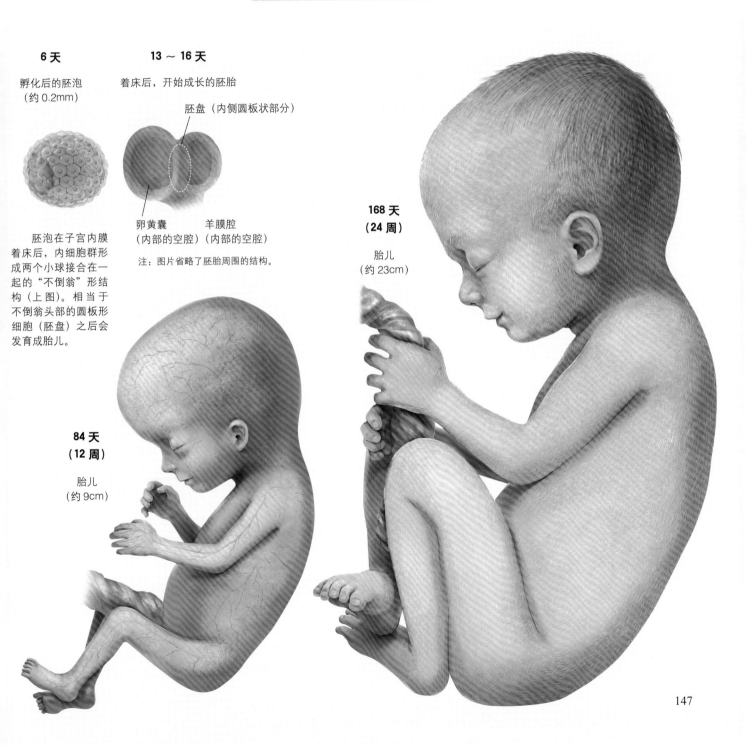

6 天

孵化后的胚泡
（约 0.2mm）

胚泡在子宫内膜着床后，内细胞群形成两个小球接合在一起的"不倒翁"形结构（上图）。相当于不倒翁头部的圆板形细胞（胚盘）之后会发育成胎儿。

13 ～ 16 天

着床后，开始成长的胚胎

胚盘（内侧圆板状部分）

卵黄囊　　　　羊膜腔
（内部的空腔）（内部的空腔）

注：图片省略了胚胎周围的结构。

84 天
（12 周）

胎儿
（约 9cm）

168 天
（24 周）

胎儿
（约 23cm）

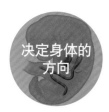

胎儿身体发育的第一步！
决定身体的上下方向

人类（哺乳动物）的胎儿（胚胎）必须附着在子宫内膜上，通过从母体摄取营养来生长发育。胚胎吸附在子宫内膜上，并深深埋入其中（着床）后，胚胎与母体之间就形成胎盘的原型，开始从母体血液中获取营养等。

着床后的胚胎（胚泡）内部出现空腔（1）。胚泡里的内细胞群（又称胚结）形成两个内有空腔的细胞球连在一起的宛如"不倒翁"的结构（2）。相当于不倒翁头部的圆板形部位称为"胚盘"，将来会发育成胎儿。

受精后第 3 周，决定身体的上下方向

受精后第 3 周，胚盘发生巨大的变化：表面出现最初的线状结构——原条（3-1、3-2）。

以原条为基础，后发育出脊椎与脊髓（沿着脊椎延伸的神经组织）。也就是说，原条的形成意味着身体"中轴"的确立，当然，也意味着胎儿身体上下方向（头端—尾端）的确立。本书将在第150页详细介绍胎儿身体的前后侧（腹部—背部），卵黄囊一侧（图中的黄色部分）会发育成身体前侧，羊膜腔一侧会发育成身体后侧（同一图的蓝色部分）。

细胞分成三类，并决定了今后的命运

原条形成时，胚盘中靠近羊膜腔一侧细胞层的部分细胞（图片中的蓝色部分）穿过原条"钻入"卵

黄囊一侧的细胞层（图片的黄色部分）与羊膜腔一侧的细胞层之间（3-1、3-2 中的曲箭头表示细胞的移动）。于是，在其"落脚之处"就形成了新的细胞层（中胚层，图片中的蓝色部分与黄色部分之间新形成的细胞层）。这样一来，胚盘就分化成三层结构，即内胚层（靠近卵黄囊一侧）、外胚层（靠近羊膜腔一侧）以及中胚层（处于内外胚层之间）。

内胚层将形成消化器官、呼吸

器官等，中胚层将形成肌肉、骨骼等，外胚层则形成表皮、神经等。虽然我们很难根据图片想象胎儿将来的样子，但是，实际上各种细胞今后的命运在这一阶段已经大致明确了。内胚层、中胚层、外胚层这三层结构的形成，意味着胎儿迈出了身体发育的第一步。

开始决定细胞今后的命运

受精后第 3 周左右，胚盘（将来发育成胎儿）上出现了最初的线状结构——原条。原条沿着头尾轴生长（3-1、3-2）。

胚盘中靠近羊膜腔一侧（图片中的蓝色部分）的细胞穿过原条"钻入"靠近卵黄囊一侧的细胞层之间（图中的曲箭头）。于是，胚盘形成了外胚层（靠近羊膜腔）、中胚层（新形成的细胞层）和内胚层（靠近卵黄囊）这三层结构。各层（胚层）的细胞将来会发育成什么，其今后命运在此刻也得以确定。

3.

第 3 周初的胚胎剖面

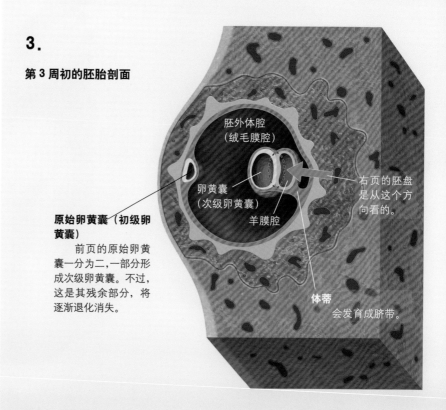

胚外体腔
（绒毛膜腔）

卵黄囊
（次级卵黄囊）

羊膜腔

右页的胚盘是从这个方向看的。

原始卵黄囊（初级卵黄囊）

前页的原始卵黄囊一分为二，一部分形成次级卵黄囊。不过，这是其残余部分，将逐渐退化消失。

体蒂

会发育成脐带。

1.

刚着床时的胚胎（胚泡）剖面

内细胞群（胚结）
　其中的一部分发育成胎儿。

胚泡腔

滋养膜
　其中的一部分发育成胎盘。

合体滋养层
　由大量细胞融合而成，将来母体血液会流入其中，形成胎盘的原型。

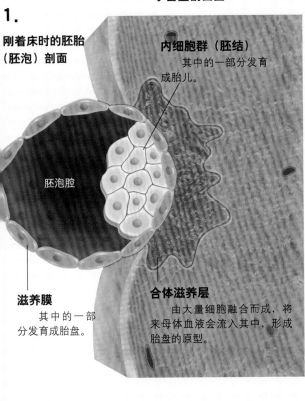

2.

着床 5 天后的胚胎剖面

初级卵黄囊

羊膜腔

结缔组织中出现的空隙
　逐渐变大，相互融合，形成更大的空隙（将来发育成绒毛膜腔）。

合体滋养层
　母体血液流入其中。

母体的血液

胚盘
　红色虚线内的部分，呈圆板形，但在图片上看到的是其剖面，之后发育成胎儿。

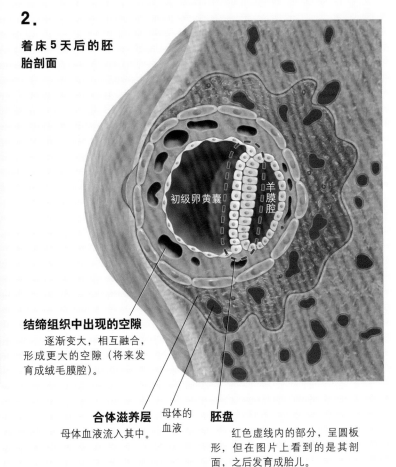

胚盘放大图
　在左页的图中，沿着胚盘平行切割羊膜腔，从绿色箭头方向所看到的剖面。卵黄囊位于胚盘之下。

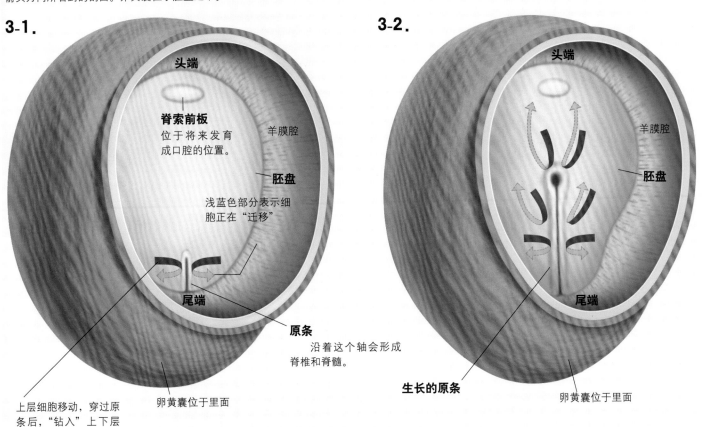

3-1.

头端

脊索前板
位于将来发育成口腔的位置。

羊膜腔

胚盘

浅蓝色部分表示细胞正在"迁移"

尾端

原条
　沿着这个轴会形成脊椎和脊髓。

上层细胞移动，穿过原条后，"钻入"上下层之间（在落脚处形成中胚层）。

卵黄囊位于里面

3-2.

头端

羊膜腔

胚盘

尾端

生长的原条

卵黄囊位于里面

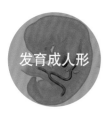

发育成人形

受精后第4周，终于看上去像一个生物了

从受精后第4周开始，扁平圆盘形的胚盘（参见前页）终于摇身一变，看上去有点像一个生物了。

在发育学上，这一时期的宝宝还不能称为胎儿，而是称为胚胎。这时，不仅胚胎两端（头端与尾端）发生卷折（1-b、2-b、3-b中的弯曲箭头），而且身体的左右方向也发生卷折。卵黄囊的一部分被卷入胚胎中，之后会发育成食管、肠等消化管（2-b、3-b的前肠、中肠、后肠）。

这一阶段是宝宝发育的关键时期，心脏等器官或组织发育迅速，日趋成形。反过来说，在受精后第3~8周，若宝宝受到有害物质等的侵入，很容易造成损伤或出现畸形。

尾巴和鳃是生命进化的痕迹

这一时期的胚胎具有尾巴等结构，与其他脊椎动物的胚胎非常相似。研究认为，这是脊椎动物从共同祖先进化而来的证据。例如，2-a与3-a中的部分鳃弓相当于鱼类等的鳃（在水中获取氧气的呼吸器官）。不过，人体胚胎并不用鳃弓进行鳃呼吸。

随着胚胎不断发育，部分鳃弓将来会发育成颚或耳廓（从头部伸出的耳朵部分，详细情况参见第165页）。生命进化的结果是：人类等生物巧妙地将鳃弓转化成其他组织，挪作他用了。

受精后第4周，胚胎形状发生巨大变化

图片描绘了胚胎在受精后第4周的成长情况。1-a、2-a、3-a是胚胎整体，1-b、2-b、3-b是羊膜腔、胚胎、卵黄囊的简化剖面（相当于沿着杂志平面切割上方的胚胎）。

1-a. 受精后24天的胚胎

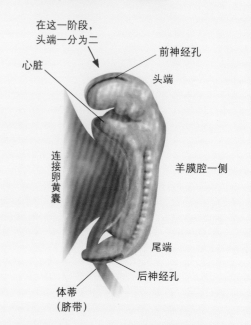

在这一阶段，头端一分为二
前神经孔
心脏
头端
连接卵黄囊
羊膜腔一侧
尾端
后神经孔
体蒂（脐带）

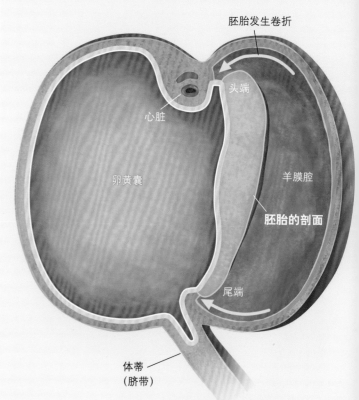

胚胎发生卷折
心脏
头端
卵黄囊
羊膜腔
胚胎的剖面
尾端
体蒂（脐带）

1-b. 受精后24天的胚胎剖面

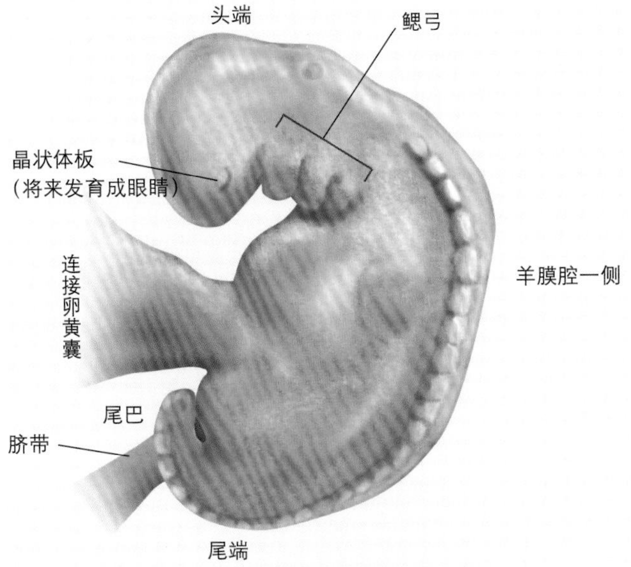

2-a. 受精后 26 天的胚胎

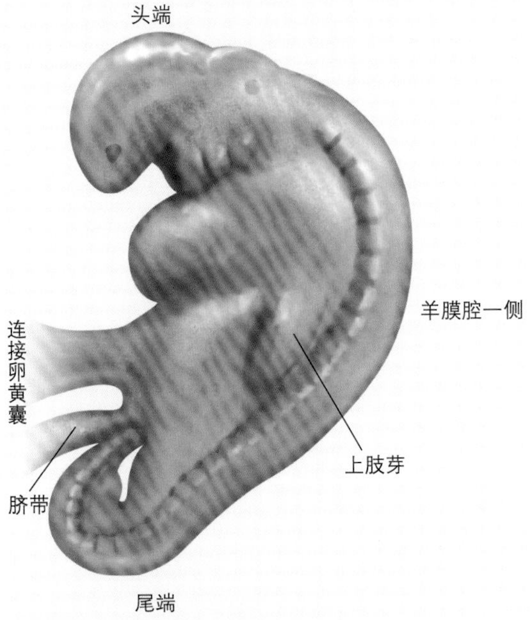

头端

鳃弓

晶状体板
（将来发育成眼睛）

羊膜腔一侧

连接卵黄囊

脐带

尾巴

尾端

3-a. 受精后 28 天的胚胎

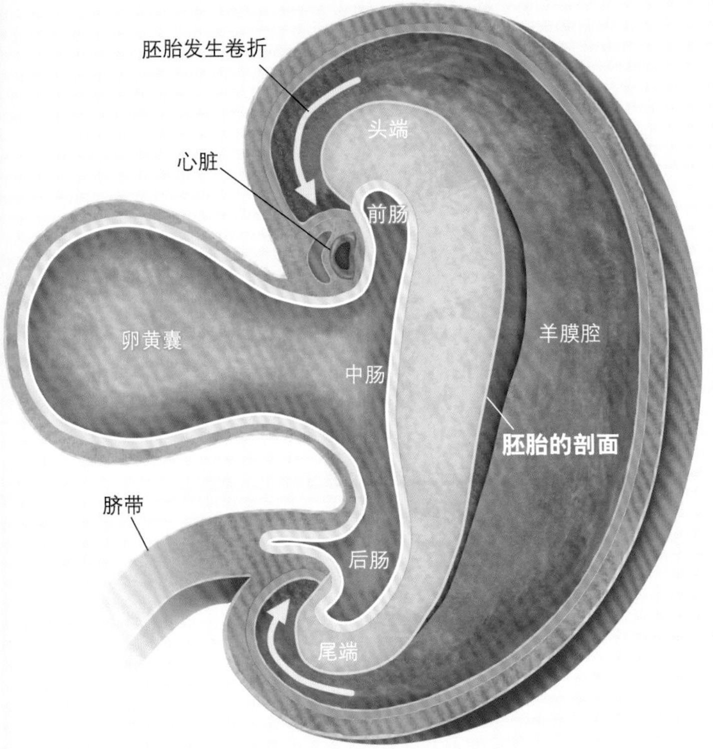

头端

羊膜腔一侧

连接卵黄囊

脐带

上肢芽

尾端

胚胎发生卷折

心脏

头端

前肠

卵黄囊

羊膜腔

中肠

胚胎的剖面

脐带

后肠

尾端

2-b. 受精后 26 天的胚胎剖面

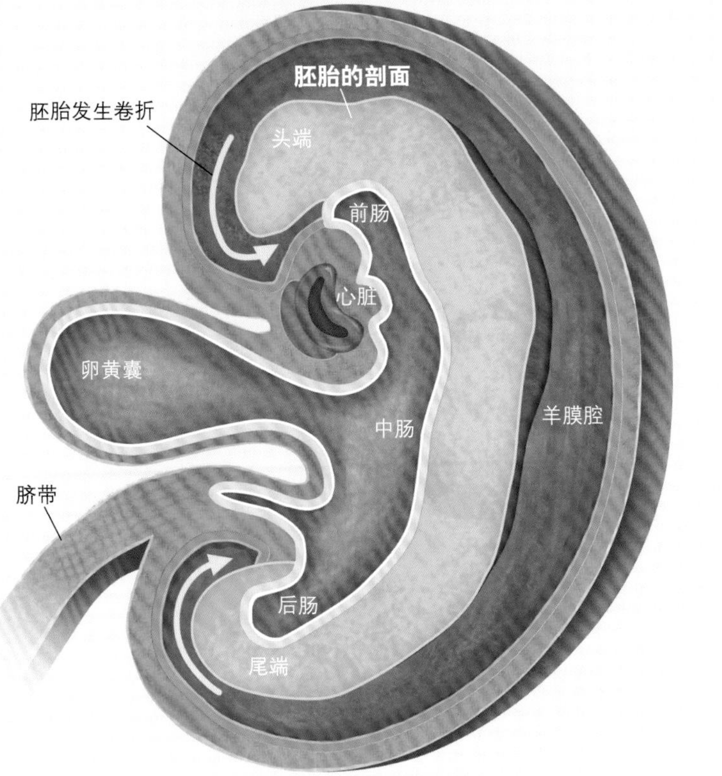

胚胎发生卷折

胚胎的剖面

头端

前肠

心脏

卵黄囊

中肠

羊膜腔

脐带

后肠

尾端

3-b. 受精后 28 天的胚胎剖面

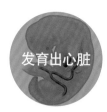

弯曲的粗管，
心脏初具雏形

接下来，我们将共同见证主要器官与组织是如何发育成形的。首先，让我们一起关注把血液运送到全身各处的生命之泵——心脏。研究发现，在众多器官中，心脏是胎儿体内最早开始发挥功能的器官。

受精后3周，将来发育成心脏的两个管子（左、右心管）粘在一起，形成了一个粗管（心管）。受精后的第4周初，这个粗管开始搏动（1）。也就是说，心脏开始工作了。

由于粗管的生长空间受到限制，因此，它开始弯曲（2）。众所周知，成人的心脏是左右不对称的，可以说，粗管弯曲是导致心脏不对称的根源。之后，粗管下端（尾端）相对上移，在受精后第4周末，心脏初具雏形（4）。

肺是由食管分支形成的

胎儿生活在羊水中，通过脐带从母体获取氧气，并不需要用肺进行呼吸。不过，新生儿出生后必须立即用自己的肺进行呼吸，因此，在发育初期，肺就开始形成。受精后第4周，食管（前肠，1）出现突起，这是气管的前身。气管最初与食管连在一起，不过，它们之间很快就出现了"隔阂"，最后分别形成气管和食管（2）。

首先，气管分成两支，之后分别发育成左、右肺。受精后5周，右侧分为三支，左侧分为两支（3），也就是左右不对称的。

在发育之初，胎儿的肺就是不对称的，左肺略小于右肺。相比于右肺分为三叶，左肺则只有两叶（参见右页右下方成人的肺），这要"归咎"于它的"邻居"——心脏。因为心脏位于左胸，因而导致左肺在发育之初就没有足够的生长空间。

后来，上述右侧的三支气管又经历多次分支，形成上叶、中叶和下叶，左侧的两支气管形成上叶、下叶（4、5）。这些管道末端则形成袋状结构——肺泡。出生后，新生儿通过肺泡来交换氧气和二氧化碳。

第4周初

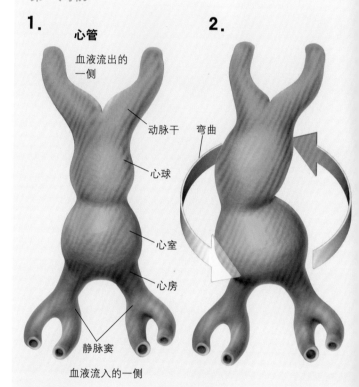

1.

心管

血液流出的一侧

动脉干

心球

心室

心房

静脉窦

血液流入的一侧

2.

弯曲

1.

食管（前肠）

气管（肺芽）

将来发育成右肺

2.

食管与气管分离

气管

将来发育成左肺

注：之后省略食管。

3.

气管

初级支气管芽

次级支气管芽

受精后4周左右

5周左右

多次分支形成的肺

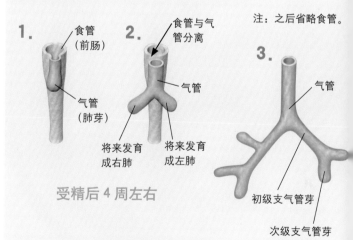

图为肺在受精后第4~8周的发育情况及成人的肺。支气管多次分支，形成了肺。

受精后第 4 周，心脏初具雏形

　　图片描绘了心脏的发育情况以及成人的心脏。成人心脏分为 4 个"小房间"（右心室、左心室、右心房、左心房）。但是，心脏在发育之初只有两个"小房间"（一个心房、一个心室）。受精后第 4 周左右，"小房间"开始分割，受精后第 8 周左右，分割成 4 个"小房间"。

第 4 周末

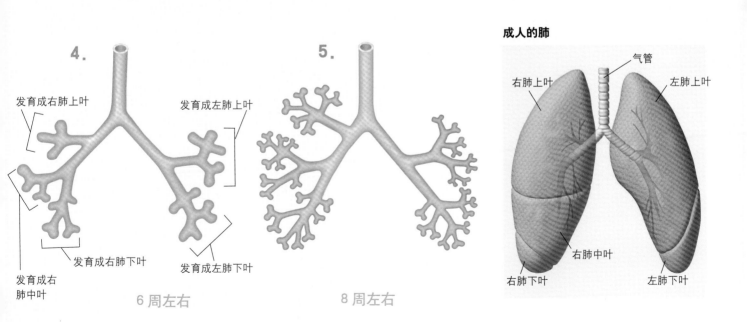

3.

下部上升

4.

右心房的前身　　左心房的前身

右心室的前身　　左心室的前身

成人的心脏

右心房　　左心房

右心室　　左心室

4.

发育成右肺上叶　　发育成左肺上叶

发育成右肺下叶　　发育成左肺下叶

发育成右肺中叶

6 周左右

5.

8 周左右

成人的肺

气管

右肺上叶　　左肺上叶

右肺中叶

右肺下叶　　左肺下叶

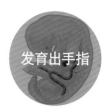

手指与脚趾源自指间细胞的程序性死亡

通过前文，我们了解到受精卵不断分裂，产生了数量庞大的细胞，发育成胎儿的各种器官和组织。从另一面来看，细胞的死亡也能形成组织。手与脚的形成是最具代表性的例子。

受精后第4周末，胚胎上出现了一个小突起，这个突起就是胳膊与腿的原型。胳膊（上肢芽）先出现，大约两天后，腿（下肢芽）出现。因此，在后来的发育过程中，下肢的发育也比上肢晚两天左右。

在最初阶段，上肢与下肢的肢端（手和足）上根本没有指头，是钝圆形的。随着胎儿不断发育，手足开始变得扁平（1），慢慢地，指（趾）间出现蹼状物（2、3）。

之后，蹼状部位的细胞不断死亡，蹼状物消失，指（趾）间出现缝隙（4）。可以说，这种方式的细胞死亡是细胞所含遗传信息中预定的，受到严格程序的控制。

程序性细胞死亡不会引发有害的炎症

细胞的程序性死亡（细胞凋亡）与细胞受损导致的坏死是两种截然不同的死亡方式，细胞所经历的过程也不同。细胞坏死是细胞被动地死去，这时，细胞膨胀，细胞膜破裂，内含物被释放到胞外，并常引起炎症反应。

程序性死亡则是细胞主动地死去。首先，细胞接收到特定信号后，马上启动死亡程序。于是，细胞体积开始收缩，细胞核破碎，有时细胞本身也会破碎成泡状的凋亡小体。这些细胞或碎片很快就被巨噬细胞（一种免疫细胞）等吞噬掉，因此不会引发炎症反应。

除手指与脚趾形成之外，在胎儿或动物的发育过程中也经常能看到细胞程序性死亡的现象。例如，蝌蚪变成青蛙，其变态过程中尾部的消失就伴随着大量细胞的程序性死亡。

细胞的死亡造就了手指与脚趾的形成

图片为受精后32～54天的胎儿及其手指与脚趾的形成过程。正因为指间细胞出现程序性死亡（右页上图），手指与脚趾才得以形成。

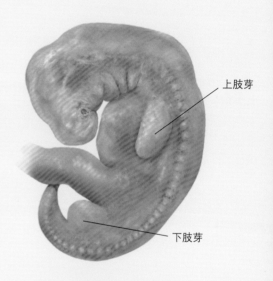

上肢芽

下肢芽

1. 受精后 32 天

手指的形成过程

受精后 32 天

脚趾的形成过程

受精后 36 天

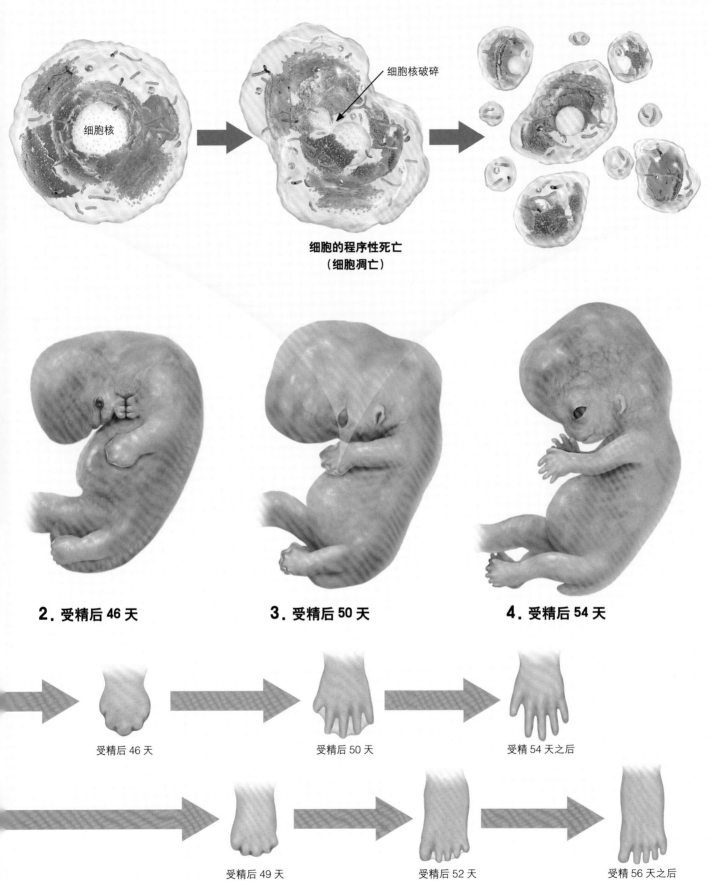

细胞分裂为许多泡状的凋亡小体

细胞核破碎

细胞核

细胞的程序性死亡
（细胞凋亡）

2. 受精后46天　　　**3. 受精后50天**　　　**4. 受精后54天**

受精后46天　　　　受精后50天　　　　受精后54天之后

受精后49天　　　　受精后52天　　　　受精后56天之后

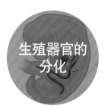

在发育初期，胎儿的生殖器官没有性别差异

在受精的瞬间，宝宝的性别就已经决定了。人体细胞的细胞核中有46条（23对）携带遗传信息的染色体，其中23条来自精子，23条来自卵子。在46条染色体中，有2条性染色体，通常用X和Y来表达。男性的2条性染色体是异型的，即1条X染色体和1条Y染色体。女性的2条性染色体是同型的，即有两条X染色体。

卵子肯定有1条X染色体，有些精子带1条X染色体，另一些精子则带1条Y染色体。如果带X染色体的精子成功受精的话，则宝宝的性别为女性（XX）。如果带Y染色体的精子成功受精的话，则宝宝的性别为男性（XY）。

不过，直到受精后第7周左右，胎儿的生殖器官完全没有男女差异。也就是说，从外观上看，胎儿是亦雌亦雄的。不过，随着胎儿不断发育，性染色体为XY型的胎儿发育成男孩，性染色体为XX型的胎儿则发育成女孩。

睾丸和卵巢是从共同的性腺分化出来的

直到受精后第7周，男女胚胎都有着无性别特征的"未分化性腺"。如果胚胎为男性，其未分化性腺分化为产生精子的睾丸，中肾旁管（又称米勒管，发育成女性输卵管和子宫等）则退化消失。

精原细胞是精子的"先祖"，具有很强的分裂能力，可以产生大量能发育成精子的细胞。虽然胎儿的睾丸中就已经形成了精原细胞，但是，精原细胞在进入青春期之前一直保持静止。也就是说，在青春期之前，形成精子的过程是停滞的。

如果胚胎为女性，其未分化的性腺则分化为产生卵子的卵巢。将来发育成男性的输精管（将精子运送至尿道的管道）的中肾管则退化消失。在卵巢中，形成了卵母细胞（将来发育成卵子）和原始卵泡（由包围卵母细胞的细胞生成，参见第57页）。

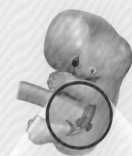

受精后第7周的胎儿
外观上看不出男女差别，性腺尚未分化。此外，还有中肾管、中肾旁管等。

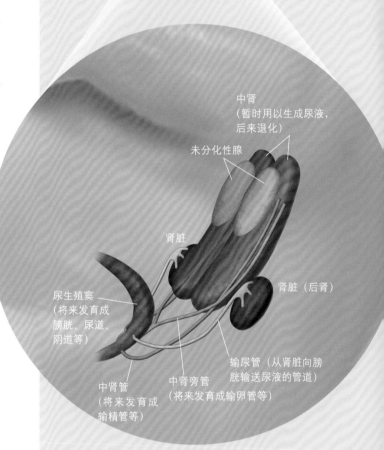

中肾
（暂时用以生成尿液，后来退化）

未分化性腺

肾脏

肾脏（后肾）

尿生殖窦
（将来发育成膀胱、尿道、阴道等）

中肾管
（将来发育成输精管等）

中肾旁管
（将来发育成输卵管等）

输尿管（从肾脏向膀胱输送尿液的管道）

生殖器官的分化

图片为受精后第7周的胎儿（没有性别差异）与受精后第12周的胎儿（具有明显的性别差异）的生殖系统与泌尿系统的器官和组织。肾脏（过滤血液，形成尿的器官）、膀胱（存储尿的器官）等泌尿系统的器官与组织的发生、发育和生殖系统密切相关。

第 12 周的男性胎儿

　　未分化性腺演变成睾丸，中肾旁管退化消失，中肾管发育成输精管。最初睾丸位于腹腔，后来下降到阴囊位置。

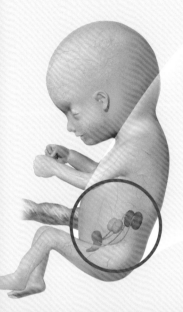

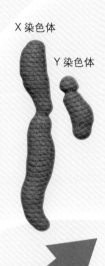

X 染色体

Y 染色体

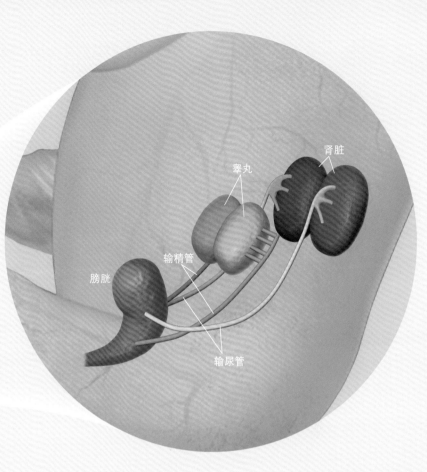

肾脏

睾丸

输精管

膀胱

输尿管

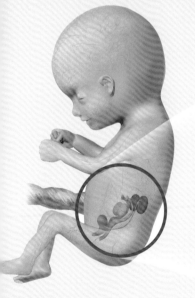

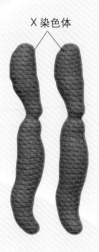

X 染色体

第 12 周的女性胎儿

　　未分化性腺演变成卵巢，中肾管退化消失，中肾旁管上段和中段发育成输卵管，左右两侧的中肾旁管下段融合为一，发育成子宫。

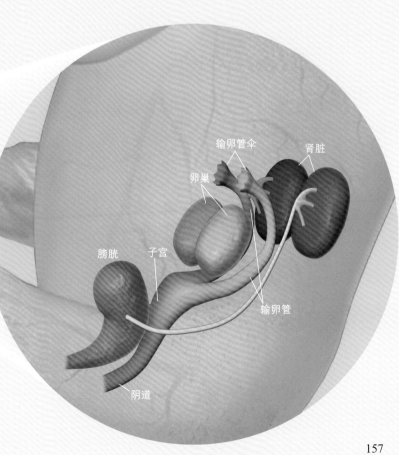

输卵管伞

肾脏

卵巢

膀胱

子宫

输卵管

阴道

157

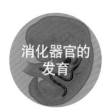
错综复杂的消化器官最初只是一根非常简单的管道

成人消化器官的结构非常复杂。小肠[1] 在腹腔内蜿蜒盘绕，大肠[2] 围绕在小肠外面。肠道周围还有肝[3]、胆囊[4]、胰腺[5] 等器官。

令人感到不可思议的是，如此错综复杂的消化系统器官在胎儿发育初期只是一根非常简单的管道。如第 150 页所示，这个管子是由卵黄囊的一部分被"吸纳"进胎儿

体内所形成的（下图）。随着胎儿不断发育，消化管（胃和肠）时而伸展、时而弯曲，巧妙地栖身于狭小的空间里。

胃形成于受精后第 4 周。最初，消化管（前肠）的一部分略微膨大（1）。之后，一侧快速成长，形成膨大的一面（5 中胃膨大的一侧为胃大弯，相对较小的一侧为胃

小弯）。从正面看，胃呈顺时针旋转，就像人侧卧的样子。

肠（小肠和大肠）的发育极为迅速，导致腹部空间（腹腔）一下子不够用了。因此，一部分肠被挤到脐带里（2、3）。后来，随着腹部空间不断扩大，被挤到脐带的肠又重新回到了腹腔（4）。受精后第 11 周，大肠包围在小肠外面，盲肠

消化系统的发育

下方图片描绘了消化系统在受精后第 5~11 周的发育。右侧为受精后 4 周的胚胎剖面图。在胚胎卷折的过程中，卵黄囊的一部分被卷入胚胎中，成为消化系统的原型。

卵黄囊被卷入胚胎中，形成消化管
（受精后 4 周的胚胎）

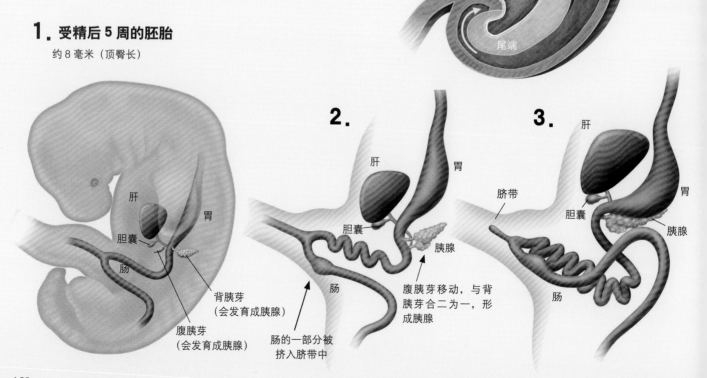

1. 受精后 5 周的胚胎

约 8 毫米（顶臀长）

（大肠的一部分，上接小肠）下移，形成接近成人的肠道结构（5）。

胰腺有两个原基，合并形成了胰腺

受精后第 3 周末，肠部出现一个突起，后来这个突起发育成肝。在胎儿期，肝已经具备造血能力（在这之前由卵黄囊等负责造血）。不过，肝的造血功能在出生后很快就消失了，脊髓担负起造血重任。

受精后第 5 周，在不同的部位分别出现两个胰芽（1）。一个在胃部偏下、肠的背侧（背胰芽），一个位于肠的腹侧（腹胰芽）。后来，腹胰芽旋转至背胰芽下方，两者接合（2），最终形成胰腺。

※1：消化和吸收食物的器官。
※2：上接小肠，下接肛门。主要功能是吸收水分，形成粪便。
※3：处理和储存营养物质，合成胆汁（帮助消化和吸收脂肪的液体）、分解有毒物质等。
※4：存储胆汁，并将其释放到小肠（十二指肠）的囊状器官。
※5：生成胰液（具有很强的消化能力），并将其释放到小肠（十二指肠），以及分泌调节血糖的胰岛素。

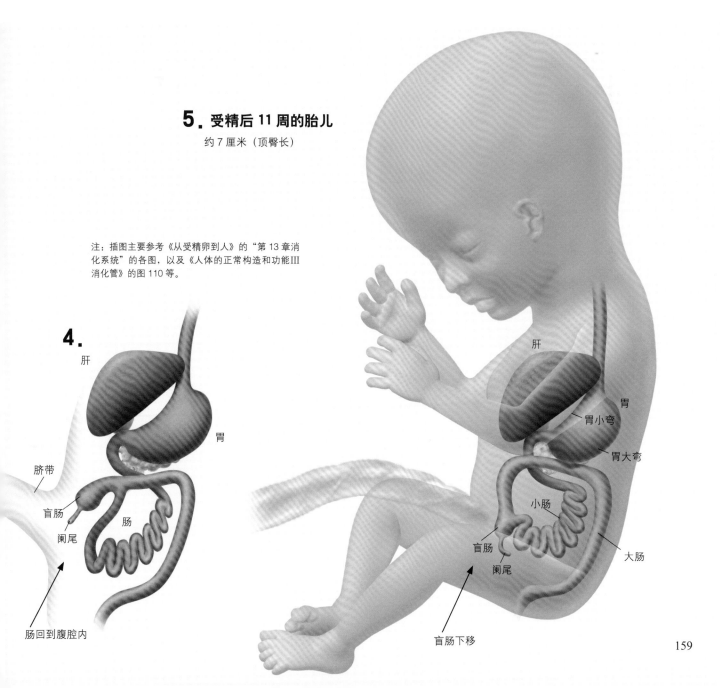

5. 受精后 11 周的胎儿
约 7 厘米（顶臀长）

注：插图主要参考《从受精卵到人》的"第 13 章消化系统"的各图，以及《人体的正常构造和功能Ⅲ消化管》的图 110 等。

4.

肝

胃

脐带

盲肠

阑尾

肠

肠回到腹腔内

肝

胃

胃小弯

胃大弯

小肠

盲肠

阑尾

大肠

盲肠下移

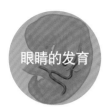

直到受精后第 10 周，胎儿的眼睛都是睁着的

对于人类来说，眼睛是最重要的感觉器官之一，它是可以调节焦距、感知微弱光线的精细光感应器。胎儿的眼睛是怎样发育成形的呢？其实，胎儿的眼睛是由一部分脑向脸部表面靠近而形成的。

受精后第 4 周，脑（前脑，参见第 162 页图片）的组织向左右两侧伸出，靠近面部的表皮层，形成视泡（1）。在视泡对面部表皮层细胞的诱导作用下，表皮层出现了晶状体板（将来发育成晶状体）。晶状体相当于一个透明的凸透镜，可以对射入眼内的光线进行折射，通过改变厚度来调节焦距。

此后，晶状体板的中心部向内凹陷，视泡将其包裹在内，形成视杯（2）。有趣的是，凹陷的晶状体板最后被完全埋到面部里面了（3）。

视杯将来分化出视网膜、虹膜等（3~5）。视网膜就像照相机的图像传感器或感光底片，专门负责感光成像。虹膜中央有瞳孔，可以通过调节瞳孔的大小来调节进入眼内光线的多少，相当于照相机的光圈。

最初，胎儿的眼睛根本没有眼睑，直接裸露在外。直到受精后第 6 周才发育出眼睑，第 10 周上下眼睑粘结在一起。在之后的一段时间里，眼睛一直处于闭合状态。直到受精后第 24 周眼睑才分开，胎儿开始眨眼。

眼睛的发育

图片展示了发育中胎儿眼睛的剖面图。受精后第 7 周时，眼睑尚未形成，第 15 周时眼睑已经形成。

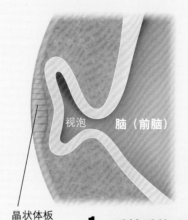

视泡

脑（前脑）

晶状体板

1. 受精后第 4 周

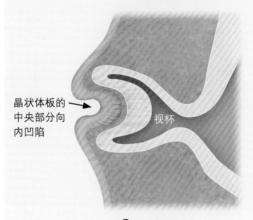

晶状体板的中央部分向内凹陷

视杯

2. 第 5 周

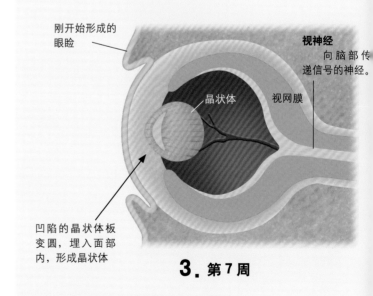

刚开始形成的眼睑

视神经
向脑部传递信号的神经

视网膜

晶状体

凹陷的晶状体板变圆，埋入面部内，形成晶状体

3. 第 7 周

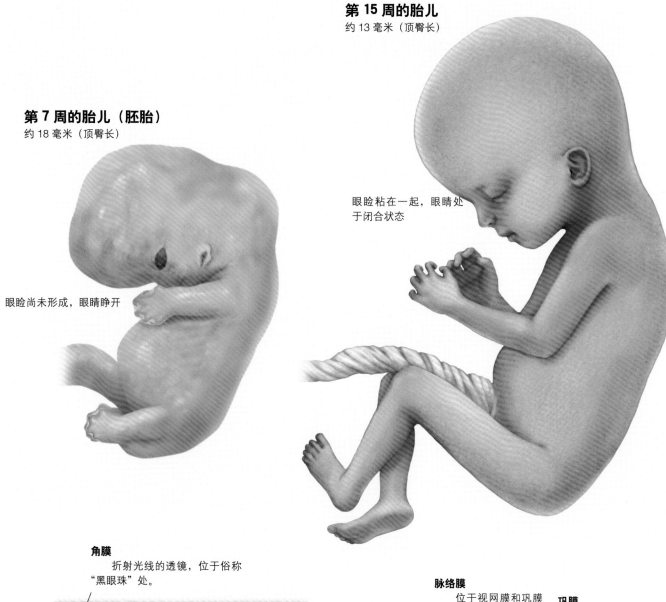

第 15 周的胎儿
约 13 毫米（顶臀长）

第 7 周的胎儿（胚胎）
约 18 毫米（顶臀长）

眼睑粘在一起，眼睛处
于闭合状态

眼睑尚未形成，眼睛睁开

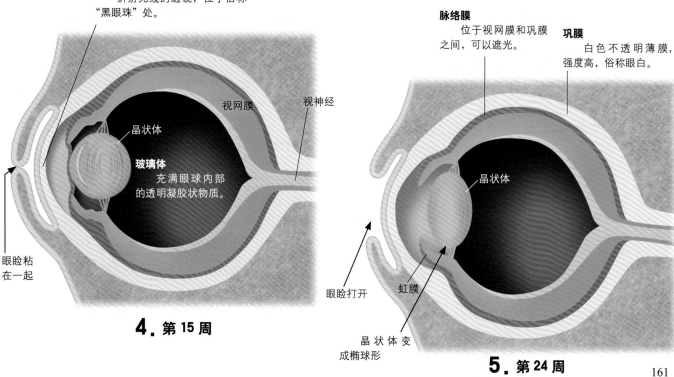

角膜
　折射光线的透镜，位于俗称
"黑眼珠"处。

脉络膜
　位于视网膜和巩膜
之间，可以遮光。

巩膜
　白色不透明薄膜，
强度高，俗称眼白。

视网膜

视神经

晶状体

玻璃体
充满眼球内部
的透明凝胶状物质。

晶状体

虹膜

眼睑粘
在一起

眼睑打开

晶状体变
成椭球形

4. 第 15 周

5. 第 24 周

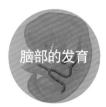

在发育初期，脑的表面没有皱褶，后来皱褶出现了，增大了脑的表面积

脑是由从胎儿头端向尾端延伸的神经管发育而成的。神经管是将会发育成脑、脊髓（脊椎内部的中枢神经组织）等中枢神经系统及眼睛等的管状组织。

神经管的前端向左右凸起，形成了大脑

受精后 4~5 周，神经管的头端出现多个凸起（1）。在最前端呈左右凸起的是端脑，以后发育成大脑。大脑由左右两半球组成，是实现语言和思考等高级功能的部位。成人的大脑约占脑重量的 85%。

之后，端脑不断向后生长，逐渐覆盖了后方的间脑※（2、3）。大脑长到枕部后，继续向下，然后向前向外生长（3 的红色箭头），于是在脑的侧面就形成了颞叶（4 中

脑的发育

图片为胎儿的脑部发育，不同的颜色代表不同的部位。从图中可以看到，大脑（端脑）的发育非常明显。

1. 受精后 6 周

神经管上最先出现三个突起，从头端开始，依次为前脑、中脑、菱脑。前脑后来分化为端脑和间脑，菱脑后来分化为后脑和末脑。

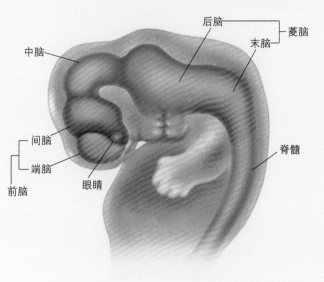

中脑
后脑 ⎫
末脑 ⎬ 菱脑
间脑
端脑
前脑
眼睛
脊髓

2. 受精后 3 个月

后脑发育成小脑和脑桥（连接小脑左右两侧的部位），末脑发育成延髓（调解呼吸和血液循环等）。

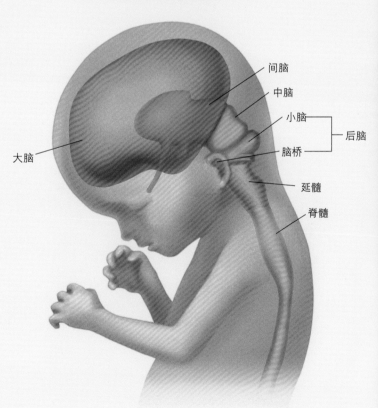

间脑
中脑
小脑 ⎫
脑桥 ⎬ 后脑
大脑
延髓
脊髓

橙色区域，与语言和听觉等有关）。

最初，大脑表面非常光滑（2），不过，随着胎儿不断发育，大脑表面开始出现沟壑与鼓包，变得皱皱巴巴（3、4）。

大脑表层称为大脑皮质，负责实现脑的高级功能。尽管人的头部大小有限，但通过形成大量皱褶可以增大大脑皮质的表面积。

图1中的后脑发育成小脑等。小脑位于大脑的后下方，可以调节身体平衡，协调运动。随着胎儿的发育，小脑表面出现大量细小的皱褶（2～4）。

※：后来发育成丘脑（嗅觉之外感觉的传导中继站）和下丘脑（调节体温等生理活动的中枢）等。

4. 受精后 9 个月（新生儿）

大脑表面的皱褶不断增多，表面积逐渐扩大。

3. 受精后 6 个月

大脑向下，然后向前向外发育，形成颞叶。

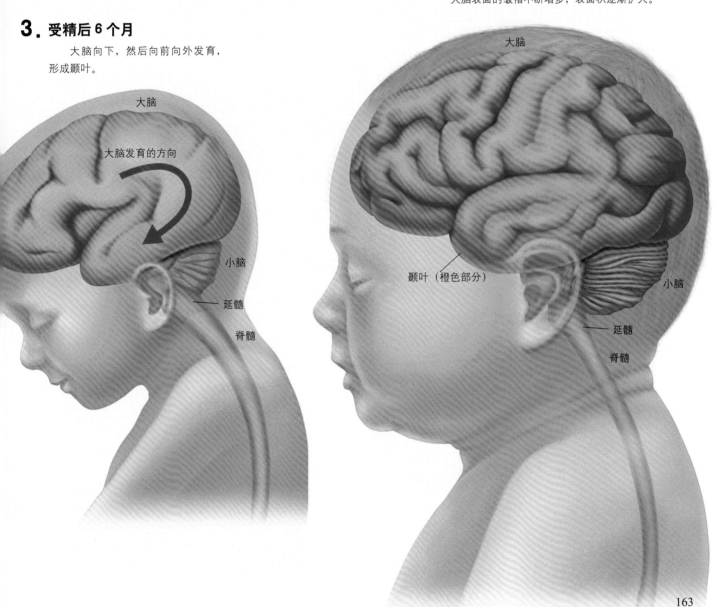

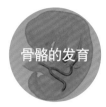
由软骨发育而成的骨骼

　　骨骼是人体的重要组成部分。那么，骨骼是如何在胎儿体内发育成形的呢？就像"合抱之木，生于毫末"那样，复杂的骨骼系统也不是"一天建成"的，而是先形成软骨，然后软骨慢慢变硬，最后才变成真正的骨骼（软骨内成骨）。

　　成骨细胞是形成骨的主要功能细胞。首先，成骨细胞以胶原蛋白为材料搭建出"地基"（类骨质），然后把钙盐沉积在其中，最后就形成了硬骨。

　　以长骨为例，软骨到硬骨的"变形"首先从软骨雏形（形状与将形成的长骨类似）的中间部位开始（参见下图），形成骨化的骨干。在胎儿出生前后，骨骺部的软骨也开始被硬骨取代。即便在出生后，骨干和骨骺之间还有软骨存在。软骨细胞不断分裂增殖，因此长骨不断增长。不过，也有一些骨骼在形成过程中不经过软骨阶段，而是直接发育成硬骨，如头部的扁骨等，这种方式称为膜内成骨。

胎儿的头骨之间有缝隙，其原因是什么？

　　胎儿的头骨由多块扁骨组成。出生时，各个骨头之间并没有紧密挨在一起，而是留有缝隙（右图），头顶的前囟（俗称天窗）尤其大。因为此处没有骨块存在，所以新生儿的头顶摸起来很柔软。

　　出生时，这些扁骨互相叠压在一起，因此，胎儿的头部可以变形，以便顺利通过狭窄的产道。不过不用担心，出生后，叠压在一起的骨头很快就会回到原来的位置。

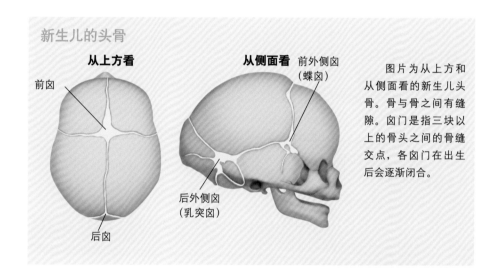

新生儿的头骨

从上方看　　　从侧面看　前外侧囟（蝶囟）

前囟

后外侧囟（乳突囟）

后囟

图片为从上方和从侧面看的新生儿头骨。骨与骨之间有缝隙。囟门是指三块以上的骨头之间的骨缝交点，各囟门在出生后会逐渐闭合。

胎儿骨骼的发育

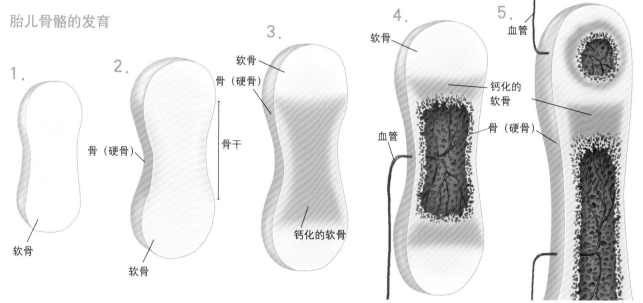

1.
软骨

2.
骨（硬骨）
软骨
骨干

3.
软骨
骨（硬骨）
钙化的软骨

4.
软骨
血管
钙化的软骨
骨（硬骨）

5.
血管

　　图片描绘了胎儿骨骼的发育。首先形成软骨雏形（1），然后，在软骨雏形的中间部位（骨干）形成坚硬的硬骨（2）。骨干的软骨钙化，软骨细胞死亡（3），血管进入其中，软骨被硬骨取代（4）。骨化逐渐向骨骺蔓延。出生后，骨骺附近也开始出现血管，逐渐骨化（5）。

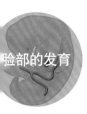

眼睛、鼻子和耳朵经过"大迁移"，终于挪到现在的位置

面部发育图

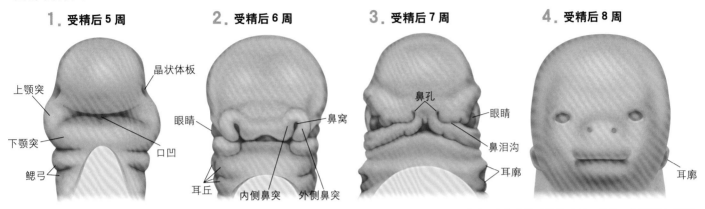

1. 受精后5周

上颚突
晶状体板
下颚突
口凹
鳃弓

2. 受精后6周

眼睛
鼻窝
耳丘
内侧鼻突　外侧鼻突

3. 受精后7周

鼻孔
眼睛
鼻泪沟
耳廓

4. 受精后8周

耳廓

　　胎儿（胚胎）的脸部正面图。受精后5周（1），看上去还不太像人脸。受精后6周（2），虽然看上去像脊椎动物的面部，但是，眼睛朝向侧面，鼻孔左右相距太远，鼻子与口腔通过沟壑连在一起，很难说看上去像人形。不过，随着胎儿不断发育，眼睛和鼻孔都迁移到了脸部中央，人形隐约可见（3）。受精后8周左右，面部轮廓初具雏形，看上去终于像人脸了（4）。

　　最后，让我们了解一下胎儿的面部发育过程。受精后5周，别说像人脸了，连动物的脸都不像（上方图1）。勉强能辨认出将来发育成口腔的一个孔穴（口凹，口咽膜破裂后，口凹和前肠相连通）以及晶状体板（将来发育成眼睛，参见第160页）。

　　受精后6周，看上去多少有点像脊椎动物的面部（2），出现了鼻窝（发育成鼻孔），而且鼻窝周围隆起（内侧鼻凸和外侧鼻凸）。在这一阶段，鼻孔（鼻窝）与口（口凹）通过沟壑连在一起。此外，眼睛几乎位于正侧面。

　　有趣的是，在鳃弓（第1鳃沟两侧的第1鳃弓与第2鳃弓）上出现了6个隆起，称为耳丘（参见左下图）。它们后来长在一起，形成耳朵（从头部突出的耳廓）。如图所示，在这一阶段，耳丘的位置远远低于眼部。但随着胎儿的发育，耳朵不断上移。

　　受精后7周，眼睛稍微前移

（3）。左右远离的鼻孔开始慢慢相互靠近，看上去有点像人形了。鼻子与眼睛之间有一道沟（鼻泪沟），后来这条沟被埋入面部，发育成鼻泪管。鼻泪管是连接眼角与鼻腔的管道。人哭泣时，常常会流鼻涕，就是因为一部分眼泪通过鼻泪管流入鼻腔所造成的。

　　受精后8周，眼睛的迁移距离较大，几乎挪到面部的正前方。耳朵也上升到接近眼睛的高度，可以说，这时的胎儿终于有"人模人样"了（4）。就这样，面部器官经过"大迁移"，最终发育成形。

　　读完这一章后，你是否觉得震撼，原来受精卵发育成人的过程是如此复杂！如果大家能通过这一章内容，体会到人体的奇妙和演化之不可思议，对生命陡增敬意，我们将感到无比荣幸。

耳朵的形成

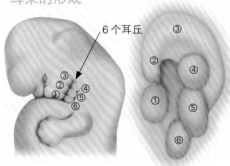

6个耳丘
①②③④⑤⑥

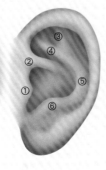

耳廓由胎儿（胚胎）鳃弓上的6个隆起（耳丘）发育而成。圆圈内的数字表示其在不同图中所对应的部位。

受精后6周的胚胎　　开始发育的胎儿耳廓　　出生后的耳廓

人类的体毛为何会消失?

智齿、眉毛、男性的乳头、阑尾，这些器官为何会存在？让我们来走近不可思议的人体进化吧！

如果其他动物看到人类的话，一定会觉得这是一种奇怪的动物。人类身体被体毛覆盖的部分极少，像这样体毛分布极不均衡的哺乳动物，恐怕除了人类再无其他了。我们的体毛会以如此奇怪的方式分布生长，究竟有什么特殊的意义呢？另外，人体中有很多作用不明的器官，如眉毛、男性的乳头、阑尾等，它们究竟为何存在？但是，如果我们去分析一下这些器官的形成过程就会发现，人体进化的历史其实就隐藏于其中！

协助 **犬塚则久**
日本古脊椎动物研究所代表

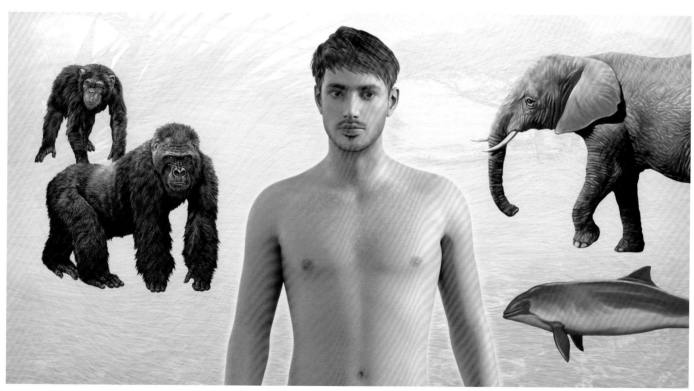

哺乳动物基本上全身都被体毛覆盖。黑猩猩、大猩猩等与人类关系较近的类人猿，虽然脸部和胸部的体毛较为稀疏，但相比于人类仍有大量体毛。厚的皮毛有助于保持体温，不知为何人类却没有。另一方面，像海豚和海牛这样生活在水中的动物，以及大象那样生活在炎热地区的巨大动物也有不带皮毛的。人类失去体毛，是由人类祖先曾经居住的环境造成的吗？

人类是经过漫长进化而诞生的动物。所谓进化，就是经过漫长的岁月，生物躯体的形态和功能等出现逐渐变化的过程。

那么，生物是如何进化的呢？19世纪，英国生物学家查尔斯·达尔文（Charles Darwin，1809～1882）提出了"自然选择学说"。现代进化论也是以达尔文的思想为基础建立的。

退化也是进化

所有生物的细胞内都存在被称为DNA的遗传物质，DNA会由父母遗传给子代。但如果DNA复制出现错误，遗传信息会被"改写"，这就是我们所说的"基因突变"。

当突变有利于生物生存和繁殖时，拥有这种突变基因的个体能够留下更多的后代。相反，当突变不利于生存和繁殖时，这种个体能留下的后代就会相对较少。这种来自自然界的安排，称作自然选择。当长年累月重复这样的事时，生物为了更加适应环境就会不断进化。人类也不例外。

所谓的"退化"，其实也是进化的一种形式。退化本质上是在进化的过程中某些器官逐渐萎缩，机能减退，甚至完全消失。例如，蛇没有肢体是因为肢体发生了退化。蛇的祖先是爬行动物的一种，是有肢体的。此外，人类没有像猴子一样的尾巴，这也是退化的一个例子。如今仅残留的尾骨可作为人类曾有过尾巴的证明（见右上图）。

> ⊙ **人体中能看到残存的"尾巴"**

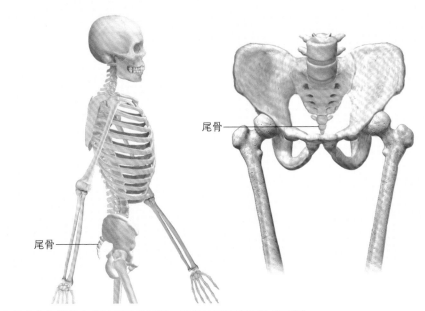

尾骨

尾骨

人体中作为曾经存在过尾巴的证明，脊椎的下端残留着"尾骨"。

从进化论来看"人类的体毛为何会消失"

人类与其他哺乳动物最大的区别之一就是"没有体毛"。更准确地说，人类体表有一层稀疏的汗毛，但不像其他哺乳动物那样体毛浓密到能够掩盖体表。哺乳动物也被称为"兽类"（即全身长毛、四足行走的哺乳动物），通常哺乳动物体表都被厚厚的毛覆盖。

与此相对，人类的头发、眉毛、睫毛等却异常浓密，青春期后还会长出胡须、腋毛、阴毛等。

实际上，人类的祖先全身被体毛覆盖，但随着进化，体毛逐渐消失了。这一说法的依据就是，人类胎儿在母亲妊娠9个月左右的时候，全身仍然覆盖着被称为"胎毛"的软毛。胎毛通常在婴儿出生前脱落，即使有残留，也会在出生后不久脱落。但也有极少的人的胎毛不会脱落，反而变浓密。在这种情况下，婴儿的脸和身体都会被体毛覆盖，被称为"多毛症"。

本属于『兽类』的人类为何没有体毛？

原日本东京大学医学部助手、古脊椎动物研究所负责人犬冢则久博士这样说道："多毛症就是我们常说的返祖现象。人类同其他哺乳动物一样还残存着生长出浓密体毛的基因。通常，促体毛生长的基因在调节基因的作用下，其活性受到抑制。但是，当某些原因导致调节基因的抑制作用失效后，本来不应长出体毛的部位就会生长出浓密的体毛。"

虽然存在这种例外情况，但基本上人类身体的绝大部分体毛稀疏，生长浓密的毛发仅局限在某些特定部位。人体为何会进化为这副模样仍是一个谜，经过长年的研究，犬冢博士对围绕这一问题的很多假说给出了解释。

通常我们认为，达尔文是最早开始思考"人类的毛发为何会消失"这一问题的人。最初他以自己的自然选择说为理论基础，思考毛发消失的原因。但他发现，无论是抵抗热带地区的炎炎烈日，还是适应极地和高原的寒冷环境，体毛退化都毫无益处。因此，自然选择学说似乎并不能很好地解释这一现象。但达尔文发现，无论在什么地方，男性的毛发相较于女性都更为浓密。注意到这一点，达尔文开始思考人类体毛消失的根本原因在于我们现在所讲的"性选择学说"，这一学说认为，一些进化来源于性选择倾向，即对异性更有魅力的性状能更多地遗传给后代。

基于达尔文的"性选择学说"，犬冢博士为我们解释了人类体毛消失的原因："原先人类的祖先无论男女，体毛都十分浓密。但是由于当时的男性更喜欢体毛较为稀疏的女性，这样一来首先是女性的体毛逐渐减少了。而且，当时的女性喜欢胡须浓密的男性。其结果就是人类的体毛逐渐稀疏，而只有男性保留下胡须这一性状。"

确实，青春期以后作为第二性征（生殖器官不同产生的性别差异）而长出的男性胡须，也许可以说是通过性选择而获得的性状。但是，关于人类失去毛发的原因，这一说法并没有得到众多研究者的支持。犬冢博士也表示："能够通过性选择来说明的，仅限于狮子的鬃毛和孔雀的羽毛之类的第二性征。不能解释人类在幼年时无论男女，全身的毛都很稀疏的现象。"

人类的祖先原本生活在水中！？

关于人类体毛退化的原由，有3种人类起源的假说与之相关，分别是"水猿假说""幼态持续假说（胎儿化说）"和"热带草原假说"。

"水猿假说"认为："人类的祖先原本主要生活在水中，体毛便随之消失了"。像海豚、鲸、海牛等生活在水中的哺乳动物大多没有体毛（或体毛稀少）。体毛本来具有利用毛发间隙的空气保温绝热的优点，但在水中时，水会进入毛发的间隙中，不利于在水中生存。因此，体毛对于这种生物来说不再是优点，便逐渐退化消失了。而我们人类的祖先也正是如此。

不但如此，这种说法还认为，人类的头发之所以残留下来，是因为虽然是在水中生活，但头部仍会露出水面。

这一说法因爱尔兰作家伊莱恩·摩根（Elaine Morgan，1920～2013）在其著作中介绍而广为人知，但现在几乎没有研究者支持这一说法。

那么，"幼态持续假说"讲的是什么内容呢？幼态持续是指保持幼年的形态发育至成年（达到性成熟）。作为幼态持续的典型例子，我们不得不提到有"六角恐龙"之称的美西钝口螈（*Ambystoma mexicanum*）。同为两栖动物，蝾螈等在幼体时长有鳃（外鳃），但当变为成体后，鳃就会消失，改为通过肺呼吸。但美西钝口螈即使变为成体，鳃也不会消失。

从这一点来看，人类的进化似乎也可以用"幼态持续"现象来解释。这一说法的根据是，人类的成年个体与黑猩猩等类人猿的成年个体相比，反而与它们的孩子更为相似。例如，成体黑猩猩的嘴是向前突出的，而幼年黑猩猩的嘴并不太突出，具有接近人类的特征。

类人猿的婴儿比成年个体的体毛更稀疏，因此可以用幼态持续来解释人类体毛稀疏。但是，用幼态持续学说也不能解释所有的特征。犬冢博士认为："我认为幼态持续说的可靠性并不高。"

没有体毛能够更容易调节体温

第三种"热带草原假说"主张

"人类祖先结束了树上的生活，开始在热带草原上生活，因此失去了体毛"。在三种假说中，它最为研究者所支持。

生活在热带草原那样的烈日下，必须要防止体温过高。人类通过出汗，借助汗液的蒸发来降低体温。汗液蒸发时，能够带走皮肤表面的热量。此时没有浓密体毛更有助于汗液蒸发。因此，人类的体毛变稀疏，这就是热带草原假说的主张。

分泌汗液的汗腺分为"外泌汗腺"和"顶泌汗腺"两种。外泌汗腺排出的汗液水分较多，有助于调节体温。顶泌汗腺则分泌含有脂质和蛋白质等物质的汗液。大多数哺乳动物的

人类是以儿童形态成长的灵长类动物？

汗腺以顶泌汗腺为主，而人类则是外泌汗腺更发达。另外，这个假说认为，人类头发保留下来是为了保护头部免受来自太阳的紫外线和热量的伤害。

但是，犬冢博士认为，热带草原假说也存在不完美的地方。"首先，

我们仍不知道人类是在什么时候失去全身体毛的。也就是说，我们并不能确定人类祖先进入热带草原和失去体毛是否是在同一时间点发生的。"

如上所述，关于人类体毛消失的原因众说纷纭，但无人能给出确定的结论。犬冢博士表示："即使某种假说获得了大多数研究者的认同，但只要发现的新化石指向了不同的结论，就会轻易地被推翻。"看来阐明人类体毛消失原因的那一天距离我们还很遥远。

眉毛为何会存在？

青春期时为什么会长腋毛和阴毛呢？这些体毛也被称为"杂毛"，特

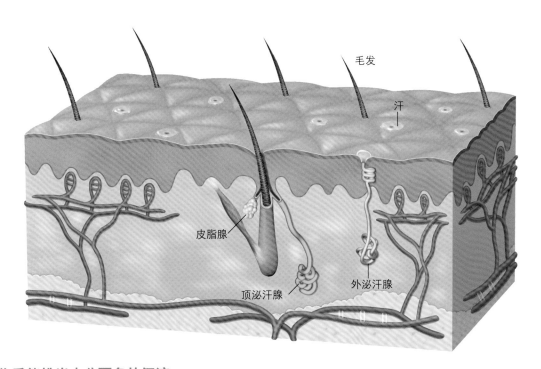

⊙ 人类进化后能排出水分更多的汗液

人体的汗腺分为"顶泌汗腺"和"外泌汗腺"。外泌汗腺分泌的汗液含水量高，有降低体温的作用。从顶泌汗腺流出的汗液则含有很多脂质和蛋白质，能够散发出气味。

外泌汗腺是独立存在的，而顶泌汗腺是连着毛发根的。也就是说，顶泌汗腺集中在毛发浓密的地方。

别是女性想必都有为了脱毛费尽心思的经历吧。但有这样一个假说解释了这种看似无用的体毛存在的意义。

小猴常常通过紧紧抓住母猴身上的毛来附着在妈妈身上。同样，人类祖先的婴儿用手抓住腋毛，用脚抓住阴毛，这时婴儿的嘴正好位于母亲乳头的位置。因此，这两个部位的体毛便保留了下来。但是犬冢博士说："这个说法实际上是强行将猴的幼仔会用手足紧紧抓住行走中的母猴这一习性，生搬硬套到人类腋下和阴阜生长着体毛这一事实上。即使是四肢行走的猴子，也是在静止不动时哺乳的。"

比起这种说法，腋毛和阴毛的作

◎ 副乳是进化的残留

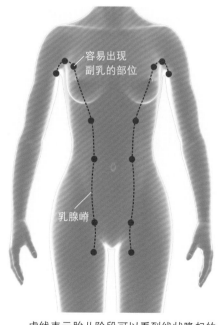

容易出现
副乳的部位

乳腺嵴

虚线表示胎儿阶段可以看到线状隆起的"乳腺嵴"的位置。它位于身体两侧从腋下直至腹股沟。红点表示的部分是容易产生副乳的地方。

脸上残留的毛可以防止异物进入感觉器官

用可能更多在于对异性产生性吸引力。说到底，腋下和阴部可以理解为躯体与手脚连接的根部。这些部位聚集着能够分泌产生气味汗液的顶泌汗腺。这些地方的体毛较为浓密的话，汗液就比较容易聚集在这里，从而散发出更强的气味。这样一来，就能对异性产生吸引力。

"人与其他动物相比，拥有更为发达的视力，作为代价，嗅觉就退化了很多。不过，作为人类曾经更为依赖嗅觉的遗存，也许它以体毛的形式保留了下来。"犬冢博士如是说。

我们再来看看睫毛和眉毛究竟又有怎样的存在意义。一般认为，睫毛有防止异物进入眼睛的作用，而眉毛则有防止额头上的汗流入眼中的作用。此外，鼻毛和耳毛也有防止异物进入的作用。人类面部集中了眼睛、鼻子、耳朵等感觉器官，而残留在面部的毛发，可以说是这些感觉器官的"纱窗"一般的存在。

犬冢博士说："有的说法认为，脸上的毛是类似于老鼠和猫脸上长的触毛退化后的产物。触毛是指一旦接

触到这种毛，与之连接的神经就会敏感地做出反应的体毛。通过触毛来感知周围的环境，即使是在夜晚或地下这种黑暗的环境中也能够正确地判断能否通过这一区域。"

男性为何有乳头？

到此为止，我们一直在说体毛的事情，但其实在人体中，还有着很多不知其有何功能的器官和组织存在。让我们来思考一下这些器官或组织存在的意义吧！

在人体中，男性的乳头可以说是明显没有存在意义的代表器官之一，它不能产生乳汁，却依然存在于男性身上。

妊娠 2 个月左右，从胎儿身体两侧的腋下到腹股沟会形成被称为"乳腺嵴"的线状隆起，这一结构随后会在女性身上变成乳腺（分泌母乳的器官）。这条线很快就会消失，只剩下胸部部分的隆起隐藏在皮肤下方。胚胎发育到这一阶段时，男女是没有差别的。

女性在青春期以后，乳腺在激素的作用下发育，而男性则保持原来的形态。也就是说，由于形成胎儿的过程中的这一部分结构，无论男女都是相同的，所以男性也有乳头。

顺便一提，人类的乳房通常左右共一对，但偶尔会在其他地方出现小的乳房或乳头，因此被称为"副乳"。正是由于形成胎儿时，乳腺嵴的一部分没有消失，保留下来变成了副乳。

见过狗和猫就知道，哺乳动物的

⊙ 3 种哺乳动物的甲

爪（狗）

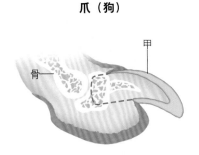

甲

骨

指甲（人类）

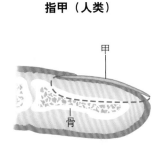

甲

骨

蹄（马）

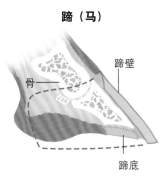

蹄壁

骨

蹄底

在哺乳动物中可以看到的 3 种甲的剖面（虚线是甲的形状）。左边是在狗和其他很多哺乳动物身上都能看到的"爪"；中间是见于包括人类在内的灵长类动物的"指甲"；右边的是在马和鹿身上的"蹄"。

本图参考《兽医解剖学（第二版）》（日本近代出版社，1998 年 9 月发行）图 10-16 制作。

乳头不止一对。现代人类的副乳也可以认为是曾经一胎多子的人类祖先作为哺乳动物拥有多个乳房的遗存。也就是说，副乳也像多毛症一样，是一种返祖现象。

副乳在女性中发生率约为 5%，男性中也有 1% ～ 2%。有一些副乳较小，很难与痣分辨。但与痣不同，副乳的颜色较浅，向上突起且中间有凹陷。如果在腋下到腹股沟的连线上有像痣一样的东西，那说不定就是副乳。

为何有指甲?

很多人都不清楚指甲存在的作用是什么。人类的指甲不像猫科和猛禽类的爪那样锐利，可以用来攻击或紧紧抓住猎物。明明派不上什么用场，还得定期修剪，大家会觉得是一件麻烦事吧。

其实，哺乳动物的甲有好几种类型。大多数哺乳动物、爬行动物、鸟类的爪都是弯曲且顶端为尖锐的"钩

⊙ 阑尾是不断退化的器官?

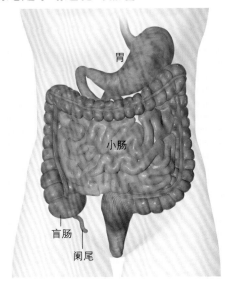

胃

小肠

盲肠

阑尾

吃下去的食物按胃、小肠、大肠的顺序移动。从小肠到大肠的第一个部分是盲肠。阑尾是从盲肠的前端长出的细长部分。

子"。这种形状有利于捕捉猎物、挖地等活动。另外，像松鼠这样的小型动物，也可以通过爪子紧紧钩住树干爬树。

包括人类在内的灵长类动物的"爪"基本上是"平甲"。大多数灵长类都生活在树上，进化出适于抓树枝的指甲。犬冢博士说："如果把手指比作黑板擦，指甲就相当于黑板擦坚硬的背板。如果手指没有坚硬扁平的指甲，手指柔软的部分会变形，手指

的力量就会流失。"人类作为不在树上生活的灵长类动物，过去为爬树提供帮助的平甲，对双手精巧地使用道具也提供了一些帮助。

手术切除的阑尾是无用的器官?

盲肠（大肠与小肠连接的最初部分）延伸出的细长"阑尾"又如何呢

（上页图）。食草动物的盲肠十分发达，它具有消化植物纤维素（食物纤维的一种）的功能。阑尾一直被认为是盲肠前端退化缩小的部分。

只有一小部分哺乳动物具有阑尾，如老鼠、猫、麝香猫和一部分灵长类动物。人类的盲肠和阑尾被认为是退化器官的典型例子，特别是阑尾，有时会引起"阑尾炎"，因此一直被认为是毫无作用。

如果阑尾炎恶化，阑尾破裂后还会引起腹膜炎。对于阑尾炎的治疗，现在选择使用抗生素不进行手术治疗的人逐渐多起来，但也有很多人通过手术治疗切除引起炎症的阑尾。这是因为，即使切除了阑尾，对健康也没有太大的影响。

不过近年来，人们对阑尾的看法逐渐发生了转变，阑尾似乎并非一无是处。有研究表明，位于阑尾的淋巴组织具有产生免疫细胞，从而调节肠内细菌平衡的作用。

智齿是正在退化的器官

人体中退化后的器官几乎不起作用，有些甚至会对健康造成恶劣影响。其中之一，就是位于口腔最深处、被称为"智齿"的臼齿（第三磨牙）。

人类的祖先自从开始使用火和工具后，食用坚硬食物的情况逐渐减少。因此咀嚼的重要性被淡化，颌骨随之退化，逐渐变短了。与其他类人猿相比，人类的嘴相对不那么突出也是因为这个原因。

上下颌骨共能长出 4 颗智齿，有的人只会长出其中的一部分，有的人则一颗都不长。由于人类的颌骨仍在退化，智齿也逐渐无法包容在颌骨中了。

智齿有时会横向或倾斜生长。这种情况很容易造成龋齿和牙周病等不良影响，因此常常会被拔除。

人体存在可作为手术移植物的 骨骼和肌腱

人体内有些骨和肌腱（位于肌肉的两端，连接骨和肌肉的组织）即使没有也不会出现任何障碍。例如，在外伤手术中，当骨和肌腱不足时，有时会进行将自身骨和肌腱作为移植物

⊙ 会横着生长的智齿

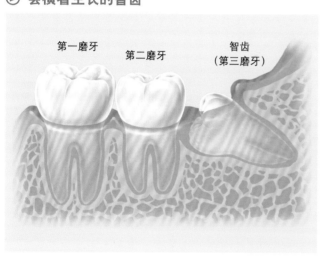

第一磨牙　　第二磨牙　　智齿（第三磨牙）

"智齿"是指十几岁以后长出的第三磨牙。由于智齿经常横着或斜着长，这样容易引起蛀牙和牙周病，所以经常需要拔除智齿。但也有人不长智齿。

⊙ 手术中用于移植的"腓骨"是器官退化的典型例子

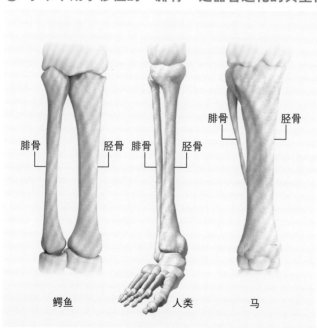

腓骨　胫骨　腓骨　胫骨　　腓骨　胫骨

鳄鱼　　　人类　　　马

本图对 3 种动物后腿的腓骨和胫骨进行比较。这两根骨，在两栖动物中粗细相当；但在爬行动物中，腓骨略细。人的腓骨明显退化，变得很细，实际上几乎没有起到支撑体重的作用。马的腓骨进一步退化，几乎成为胫骨的小分支。

的"自体移植"手术。由于退化，这些作为移植物的骨和肌腱几乎丧失了功能，即使摘除也不会产生任何问题。

这类可作为移植物的骨中，有一种被称为腓骨（左下图）。腓骨是膝关节和踝关节之间的两根骨头中外侧的一根细骨。几乎全部的人体重量由位于内侧较粗的胫骨支撑。因此，腓骨中，除了肌腱和韧带（在关节等处起连接骨头的作用的组织）附着的上端和下端以外，即使取下也没有问题。

但是两栖动物和爬行动物则不同，它们的胫骨和腓骨的大小几乎一样。这是因为两栖动物和爬行动物的脚从身体侧面向外伸展，这样的腿在行走时，肘部和膝盖以下会有扭动的动作。这种运动会使胫骨和腓骨几乎同等受力，因此大小相同。

哺乳动物由于肘部和膝部向躯干下延伸，所以后腿膝部以下不会旋转。于是，腓骨由于长期不受力而逐渐退化。因此人类的腓骨比胫骨细。比人类更擅长奔跑的马和鹿等动物的腓骨则更进一步退化，变得更小。

⊙ 为手术移植使用的掌长肌腱

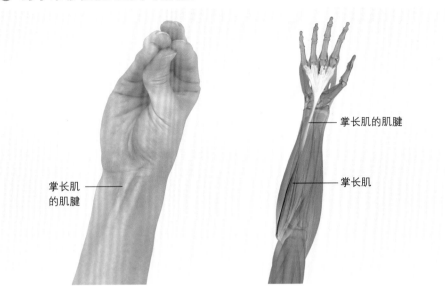

如图左，将手掌收拢、手腕向内弯曲，手腕内侧会出现线状的掌长肌肌腱。长掌肌如今也在退化，有的人做图左一样的动作也不会显现出肌腱。

位于手腕正中的"掌长肌腱"常被作为移植物使用的肌腱（上图）。2018 年 10 月，美国职业棒球大联盟的大谷翔平选手为了治疗肘部韧带损伤，进行了被称为"Tommy John 手术"的尺骨附属韧带重建术。这是将受损的韧带部分切除，然后使用掌长肌的肌腱进行自体移植。

本来掌长肌是用于弯曲手指根部的肌肉，但由于它的作用被其他肌肉取代，所以逐渐退化了。因此，原本就不存在掌长肌的人也并不少见。

进化顺势而动，退化时常发生

本文从进化的角度对人体那些不知为何存在或消失的组织和器官进行了初步说明。所谓进化，就是生物为了适应生存的环境，将现有的东西不断改良的过程，从某种意义上讲，进化是在以"见招拆招"的方式进行。因此，如果环境再次改变，已形成的器官可能就失去了作用，随之出现退化，这也是时常发生的事。

人类今后会向怎样的方向进化呢？未来的人类究竟是什么样子呢？这预测起来确实很困难，但大家不妨参考本书的内容想象一下吧！

翻译 / 魏俊霞

大谷翔平选手肘部的手术使用了可以切除用于移植的『自体肌腱』

原版图书编辑人员

主　编　木村直之
编　辑　疋田朗子
撰　稿　今井明子（166～173 页）

图片版权说明

插图版权说明